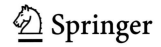
Springer

化学换肤操作方法及流程
Chemical and Physical Procedures

主 编

（巴西）玛丽亚·克劳迪娅·阿尔梅达·伊萨

（Maria Claudia Almeida Issa）

Department of Clinical Medicine – Dermatology Fluminense Federal University Niterói, RJ, Brazil

（巴西）布尔塔·塔穆拉

（Bhertha Tamura）

Clínicas Hospital of São Paulo of the University of São Paulo São Paulo, SP, Brazil

Barradas and Bourroul's Ambulatório de Especialidades in São Paulo São Paulo, SP, Brazil

Sorocaba's Ambulatório de Especialidade in Sorocaba São Paulo, SP, Brazil

主 译

李卫华　徐海环　刘 洋

北方联合出版传媒（集团）股份有限公司

辽宁科学技术出版社

沈阳

© 2021 辽宁科学技术出版社

著作权合同登记号：第 06-2019-47 号。

图书在版编目（CIP）数据

化学换肤操作方法及流程 /（巴西）玛丽亚·克劳迪娅·阿尔梅达·伊萨（Maria Claudia Almeida Issa），（巴西）布尔塔·塔穆拉（Bhertha Tamura）主编；李卫华，徐海环，刘洋主译 . — 沈阳：辽宁科学技术出版社，2021.9

　　ISBN 978-7-5591-1992-6

　　Ⅰ . ①化⋯ Ⅱ . ①玛⋯ ②布⋯ ③李⋯ ④徐⋯ ⑤刘⋯ Ⅲ . ①皮肤—美容术—技术操作规程 Ⅳ . ① R622-65 ② R751-65

　　中国版本图书馆 CIP 数据核字（2021）第 049370 号

出版发行：辽宁科学技术出版社

　　　　　（地址：沈阳市和平区十一纬路 25 号　邮编：110003）

印 刷 者：辽宁新华印务有限公司

经 销 者：各地新华书店

幅面尺寸：210mm × 285mm

印　　张：15

插　　页：4

字　　数：350 千字

出版时间：2021 年 9 月第 1 版

印刷时间：2021 年 9 月第 1 次印刷

责任编辑：凌　敏

封面设计：魔杰设计

版式设计：袁　舒

责任校对：栗　勇

书　　号：ISBN 978-7-5591-1992-6

定　　价：168.00 元

联系电话：024-23284363

邮购热线：024-23284502

E-mail:lingmin19@163.com

http://www.lnkj.com.cn

《化学换肤操作方法及流程》系列丛书旨在成为美容皮肤学的临床实践指南。美容皮肤学的方法在临床上应用广泛，也非常实用，可以协同其他局部或口服药物治疗，不仅用于光损伤的皮肤，还可以用于其他皮肤病，例如痤疮、酒渣鼻、瘢痕等。此外，在全脸治疗中，剥脱、激光、填充剂和肉毒毒素的使用越来越多，成功地替代或推迟了对整形手术的需求。总而言之，这些技术不仅可以提供立竿见影的效果，而且还可以帮助患者得到长期的益处，既可以预防 / 治疗皮肤病，又可以使皮肤年轻健康。这套丛书将详细讨论美容皮肤学的常用治疗方法，包括多种药用化妆品的规范使用、皮肤保健品的新进展以及一些新兴的技术和方法。

主译简介

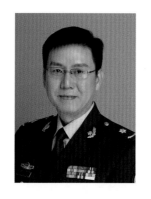

李卫华 天津武警特色医学中心整形外科学科带头人，整形外科副主任医师，毕业于第四军医大学，整形外科硕士，全军科学技术委员会整形外科分会常务委员。参加整形美容临床工作 23 年，成功完成各类整形美容手术上万例，在国家级核心期刊上发表学术论文 30 余篇，SCI 论文 2 篇，承担武警部队科研课题 5 项，天津市自然科学基金课题 1 项，获武警部队科技进步二等奖 1 项、三等奖 2 项，曾荣获个人三等功 1 次和"武警后勤学院优秀医生""天津市卫生行业诚信个人"等称号。擅长颜面部的综合整形手术，尤其是对鼻、唇及烧伤瘢痕的重建修复手术有较高造诣。
技术交流：QQ：1901737894；微信：lwhzxys

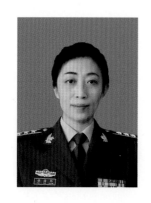

徐海环 现任武警特色医学中心皮肤科主任，皮肤病与性病学硕士，天津大学生物医学工程专业博士，中国人民解放军皮肤病学专业委员会青年委员。从事皮肤激光美容临床工作 20 余年，擅长光老化、痤疮、色素异常等皮肤病的治疗，能够娴熟开展各类美肤激光、化学换肤、皮肤外科、表皮移植等手术，临床经验丰富。发表学术论文 20 余篇，出版论著 5 部，参与 2 项国家自然科学基金项目，获得军队科技进步奖二等奖 1 项，武警部队医疗成果三等奖 1 项。

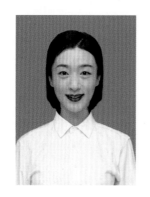

刘　洋 毕业于大连医科大学，皮肤病与性病学硕士，武警特色医学中心主治医师，擅长痤疮、感染性皮肤病、色素性皮肤病、损容性皮肤病的诊治。先后于天津医科大学总医院、长征医院进修学习，参编《朱德生皮肤病学》，发表多篇学术论文。

译者名单

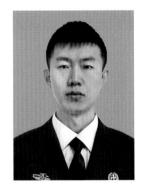

刘吉元 中国人民解放军联勤保障部队第 923 医院皮肤科主治医师，毕业于第二军医大学临床医学专业，皮肤病与性病学硕士，从事临床工作近 10 年，擅长色素性皮肤病、真菌性皮肤病的诊治，对于色素性皮肤病及瘢痕性皮肤病的光电治疗有丰富的临床经验，能较熟练开展皮肤外科手术。以第一作者及通讯作者身份在《临床皮肤科杂志》《解放军预防医学杂志》《海军医学杂志》《武警医学》等专业核心期刊发表多篇论著文章。

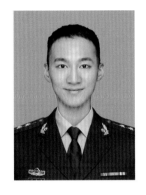

王思竣 现任武警福建省总队厦门支队皮肤科医师，毕业于中国人民武装警察部队后勤学院，先后在中国人民解放军海军军医大学、中国人民解放军联勤保障部队第 900 医院进修学习，积累了大量基层部队皮肤病诊疗经验。擅长感染性皮肤疾病的诊治。

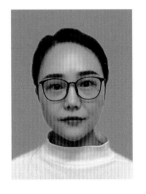

张晓乐 武警特色医学中心皮肤科医师，皮肤美容医师，毕业于陕西中医药大学，皮肤病与性病学硕士，从事皮肤诊疗工作 5 年，擅长感染性皮肤病、痤疮、激光美容、过敏性皮肤病、湿疹、银屑病以及面部损容性皮肤病的诊疗，有较丰富的临床经验。

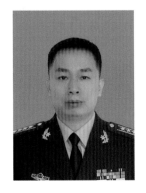

赵明亮 现任武警特色医学中心神经外科副主任医师，第三军医大学神经生物学博士。长期开展干细胞组织修复的基础研究及临床转化工作，参与国家自然科学基金 2 项，主持天津市自然科学基金 2 项，发表学术论文 20 余篇，先后获得了武警部队科学技术进步一等奖 1 项，天津市科学技术进步二等奖 1 项。从医感言：救死扶伤、德尚业精；治疗一位患者，交上一个朋友。技术交流：QQ：180135464；微信：physolar

编者简介

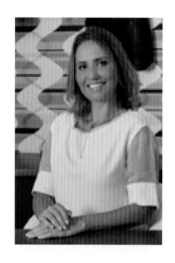

玛丽亚·克劳迪娅·阿尔梅达·伊萨是巴西和拉丁美洲卓越的皮肤科医生之一，尤其是在美容皮肤科方面有着丰富的经验。伊萨博士拥有弗卢米嫩塞联邦大学皮肤学硕士学位（1997 年）和里约热内卢联邦大学皮肤病学博士学位（2008 年），目前是巴西弗卢米嫩塞联邦大学临床医学 – 皮肤病学系的副教授。她的主要研究方向为光动力疗法、非黑色素瘤皮肤癌的治疗、激光、光老化疾病的治疗和皮肤重塑。伊萨博士在美容皮肤学方面拥有丰富的临床经验，自1995 年起成为巴西皮肤病学会皮肤科注册医生，并且是美国皮肤病学会会员。

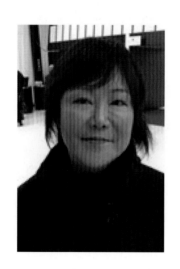

布尔塔·塔穆拉拥有圣保罗大学硕士学位和博士学位，圣保罗圣城医院普通外科和皮肤科的专家，巴西皮肤病外科学会和巴西皮肤病学会的顾问，巴西皮肤病学会科学委员会委员。巴西圣保罗赫利奥波利斯·克姆普莱西奥医院（巴西圣保罗）皮肤科主任，是多个国际皮肤病学学会的成员。

编者

André Ricardo Adriano Instituto de Dermatologia Professor Rubem David Azulay/Santa Casa da Misericordia do Rio de Janeiro, Rio de Janeiro, RJ, Brazil

Chinobu Chisaki Department of Dermatology, Hospital do Servidor Público Municipal de São Paulo, São Paulo, SP, Brazil

Katleen Conceição Instituto de Dermatologia Professor Rubem David Azulay/Santa Casa da Misericordia do Rio de Janeiro, Rio de Janeiro, RJ, Brazil

Izelda Maria Carvalho Costa Department of Dermatology, University of Brasilia, Brasília, DF, Brazil

Patrick Silva Damasceno Department of Dermatology, University of Brasilia, Brasília, DF, Brazil

Lilian Mathias Delorenze Department of Medicine (Dermatology), Hospital Universitário Antonio Pedro, Niterói, RJ, Brazil

Luiza Soares Guedes Brazilian Society of Dermatology, Rio de Janeiro, RJ, Brazil

Heloisa Hofmeister Pontificia Universidade Católica do Rio de Janeiro, Rio de Janeiro, RJ, Brazil

Gabriela Horn Department of Dermatology, Hospital do Servidor Público Municipal de São Paulo, São Paulo, SP, Brazil

Maria Claudia Almeida Issa Department of Clinical Medicine – Dermatology, Fluminense Federal University, Niterói, RJ, Brazil

Marcio Martins Lobo Jardim Department of Dermatology, Iamps/SP, São Paulo, SP, Brazil

Bogdana Victoria Kadunc Pontifícia Universidade Católica de Campinas, São Paulo, SP, Brazil

Maria Paulina Villarejo Kede Brazilian Society of Dermatology, Rio de Janeiro, RJ, Brazil

Emerson Lima Santa Casa de Misericórdia do Recife, Recife, Brazil

Mariana Lima Santa Casa de Misericórdia do Recife, Recife, Brazil

Tiago Silveira Lima Hospital Universitário Clementino Fraga Filho, Universidade Federal do Rio de Janeiro, Rio de Janeiro, RJ, Brazil

Sarita Martins Santa Casa de Misericórdia do Recife, Recife, Brazil

Joaquim Mesquita Filho Instituto de Dermatologia Professor Rubem David Azulay da Santa Casa, Rio de Janeiro, RJ, Brazil

Marcelo Cabral Molinaro Policlínica Geral do Rio de Janeiro – (PGRJ), Rio de Janeiro, RJ, Brazil

Leandro Fonseca Noriega Department of Dermatology, Hospital do Servidor Público Municipal de São Paulo, São Paulo, SP, Brazil

Francine Papaiordanou Instituto de Dermatologia Professor Rubem David Azulay da Santa Casa, Rio de Janeiro, RJ, Brazil

Mirella G. Pascini Private Practice, São Paulo, SP, Brazil

Keila Gabrielle Pati Gomes Department of Dermatology, University of Brasilia, Brasília, DF, Brazil

Jane Marcy Neffá Pinto Department of Medicine (Dermatology), Hospital Universitário Antonio Pedro, Niterói, RJ, Brazil

Fátima Pires de Freitas Instituto de Dermatologia Prof. Rubem David Azulay - Santa Casa de Misericórdia do Rio de Janeiro, Rio de Janeiro, RJ, Brazil

João Carlos Lopes Simão Division of Dermatology, Department of Internal Medicine, Ribeirão Preto Medical School, University of São Paulo, São Paulo, SP, Brazil

Denise Steiner University of Mogi das Cruzes, São Paulo, SP, Brazil Clínica Denise Steiner, São Paulo, SP, Brazil

Paulo S. Torreão Hospital Federal dos Servidores do Estado do Rio de Janeiro, Rio de Janeiro, RJ, Brazil

Wellington Vasques Department of Medicine (Dermatology), Hospital Universitário Antonio Pedro, Niterói, RJ, Brazil

Carlos Gustavo Wambier Department of Medicine, State University of Ponta Grossa, Ponta Grossa, PR, Brazil

译者序

　　由巴西的玛丽亚·克劳迪娅·阿尔梅达·伊萨和布尔塔·塔穆拉两位医学博士主编的《化学换肤操作方法及流程》经过武警特色医学中心整形美容外科李卫华教授、皮肤科徐海环主任和刘洋三名医生的共同努力，终于可以奉献给广大读者了。

　　这本书的编者们在国际美容皮肤学领域具有很高的学术造诣，在《化学换肤操作方法及流程》一书中，详细地介绍了物理和化学方法在美容皮肤学中的适应证及其优点，探讨了浅层、中层、深层剥脱法，冷冻，电灼等治疗方法，包括适应证、禁忌证、并发症及其处理措施，一些来自世界各国的顶尖医生和科学家也介绍了他们在美容皮肤学领域的经验。

　　化学换肤术可以追溯到古埃及时代，多年来该项技术始终在不断发展成熟，目前已成为一种快速、安全、有效的临床治疗手段，在皮肤科及美容相关科室得到了广泛应用。本书分为三部分，内容涵盖各种化学换肤方法，范围广泛，内容严谨翔实，对于美容皮肤学专业人员以及该领域的初学者掌握化学换肤术具有非常重要的指导作用，它同时也是美容皮肤学的临床指南，是美容皮肤病学领域的百科全书。

　　虽然，我们在翻译本书的过程中力求既忠于原文，又符合中文习惯，同时尽可能地使用专业术语，但译文难免存在疏漏、错误和不够标准的地方，恳请发现疏漏和错误的读者及时给予指导。

推荐序

当我收到玛丽亚·克劳迪娅·阿尔梅达·伊萨和布尔塔·塔穆拉两位医学博士的邀请，参与编写这本书时，我非常高兴。本书的编者们在国际美容皮肤学领域发表了大量的论文，出版了多部专著，彰显了巴西在皮肤病学方面的地位，因此当我后来又接到了撰写本书推荐序的邀约时，我感到非常荣幸。在这本书中，来自巴西和世界各地的顶尖医生和科学家介绍了他们在美容皮肤学领域的专业经验。

美容皮肤学一直在不断地发展，如今人们积极寻求着恢复皮肤活力的方法。随着美容皮肤学成为一门专业学科，未来会有越来越多的皮肤科医生逐渐掌握这方面的治疗方法，即使是那些不做整形美容手术的医生也应该了解这方面的知识，以便能够指导他们的患者。

目前皮肤科和整形外科医生已经在美容皮肤学领域取得了许多重大进展，比如：肉毒毒素注射、软组织填充、化学剥脱、皮肤激光、光波治疗等新技术、新方法。

冷冻疗法和电灼法通常用于去除不美观的皮肤病损，达到皮肤年轻化的目的。剥脱术仍然是皮肤科非常重要的疗法，在光老化疾病的治疗中，该技术成本低、效果好。这意味着，对于医生来说，精准掌握剥脱术的适应证以及正确处置治疗中可能出现的并发症至关重要。在这本书中，我们展示了这一领域中不同类型的剥脱技术。

《化学换肤操作方法及流程》这本书精彩而且引人入胜，我非常高兴能与这么多知名专家一起参与该书的编写。

本书对于期望扩展自己在美容皮肤学领域知识的医生来说，价值不可估量。

希望你能从这本书中有所收获！

莫妮卡·曼内拉·阿苏雷

序言

当今，随着人类预期寿命的增加，人们对生活质量的要求越来越高，更加热衷于追求漂亮、美丽和健康。皮肤科及美容整形科医生可以帮助患者保持健康和年轻的皮肤。目前，局部治疗、口服药物治疗以及全脸美容技术（例如，剥脱法、激光、填充和肉毒毒素注射等）在临床上得到了越来越多的联合应用，成功地取代或推迟了传统的整形外科手术。

在已出版的相关书籍中，《美容皮肤学临床治疗方法与规范》系列图书涵盖了美容皮肤学领域所有的专题，因此本系列图书专业性相当强。本系列图书的所有编者都是美容皮肤学领域的专家。引用的相关文献以及编者的亲身临床经验是本书的一大特色。

根据内容和主题，《美容皮肤学临床治疗方法与规范》系列图书分为4卷，涉及皮肤解剖和组织病理学、生理学、临床治疗方法、常见的化妆品性皮肤病、局部和口服药物治疗、美容手术等。

在《化学换肤操作方法及流程》一卷中，玛丽亚·克劳迪娅·阿尔梅达·伊萨教授和布尔塔·塔穆拉教授及其同事详细介绍了物理和化学方法在美容皮肤学中的适应证及其优点，探讨了浅层、中层、深层剥脱法，冷冻疗法和电灼法等治疗方法，包括适应证、禁忌证、并发症及其处理措施。这些治疗方法通常用于去除那些不能通过局部治疗或口服药物来治疗的不美观皮肤病变，最终达到使患者皮肤年轻化的目的。

《美容皮肤学临床治疗方法与规范》系列图书被认为是美容皮肤学的临床指南，它是美容皮肤病学领域的百科全书。因此，对于美容皮肤学专业人员以及该领域的初学者都非常有用。我们很高兴您能用到这本工具书。

玛丽亚·克劳迪娅·阿尔梅达·伊萨

布尔塔·塔穆拉

致谢

当被邀请编写一本关于美容皮肤学的图书时，我们还无法想象这项工程的规模如此巨大。

在规划完本书内容后，我们意识到我们将在该领域建立一个综合手册系列。尽管如此，如果没有本书受邀合作同行的努力和他们经验的分享，这是不可能完成的。在此，请允许我对他们的工作表示深切的感谢和赞赏。

对于本书所有参编者，我们深表感谢。

目录

第一部分

浅层、中层、深层剥脱

第 1 章　维 A 酸剥脱

Heloisa Hofmeister

摘要

化学剥脱可以定义为皮肤科医生人工设计的皮肤"可控伤口"。根据化学溶液的渗透深度，可分为浅层、中层和深层剥脱。一定范围内，剥脱深度越大，效果越好，但并发症也会越多。浅层剥脱可以快速改善皮肤外观，并且术后几乎无须休息，是一个很好的剥脱方法，适用于所有皮肤类型。维 A 酸是一种临床上应用很成熟的药物，早在 20 世纪 60 年代即开始用于痤疮的治疗，20 世纪 80 年代又开始用于皮肤光老化的治疗。光老化皮肤表现为皱纹、色素沉着、毛孔粗大、松弛、失去光泽等。在过去的几十年里，维 A 酸作为一种有效和安全的工具被皮肤科医生用于浅层剥脱。本章将根据笔者 30 年的个人经验和相关医学文献，一步一步地引导你了解这项剥脱技术。

关键词

浅层剥脱、维 A 酸、胶原补充、年轻化

目录

1　引言

在过去的几十年中，对光损伤皮肤的治疗取得了巨大进展。随着概念的更新和对衰老过程的更深入理解，皮肤科医生治疗患者的方式已发生了极大变化。尽管各类技术不断涌现和更新，比如更先进的激光和光子设备、射频技术、超声技术、3D填充、肉毒毒素治疗、埋线提升和胶原蛋白填充等，剥脱治疗自始至终在临床中被广泛应用，而且事实上该项治疗已越来越受欢迎。在过去几年中，接受剥脱治疗的患者人数一直在增加，根据美国整形外科学会的《整形外科统计报告（2014）》显示，2014年美国进行了120万次化学剥脱治疗，比2013年增长了7%。

剥脱治疗可以更新皮肤细胞层、促进胶原蛋白合成，浅层剥脱可以通过短短几天使皮肤恢复光洁。对皮肤科医生而言，浅层剥脱操作简单，成本不高，间断应用可以达到很好的美容效果。

2　维A酸剥脱的历史

维A酸由于具有分解角质的作用，多年来一直被用于治疗痤疮和粉刺，如治疗光老化性粉刺、黑头粉刺痣（毛囊角化痣）、夏令痤疮。1983年，科德罗在给光老化性粉刺患者治疗的过程中发现，患者眼眶周围皱纹出乎意料地发生了显著改善，因此，他在南美首先就此发表了相关论文。当时他应用的维A酸浓度为0.005%~0.01%，可产生稳定的治疗效果，也没有出现所谓的"维A酸效应"（脂质效应和致畸作用）。1986年克里格曼在《美国皮肤病学杂志》刊文发表了维A酸使皮肤年轻化的组织病理学证据。此后，维A酸成为皮肤年轻化和治疗光损伤疾病的最佳和最受欢迎的药物。在20世纪90年代，维A酸剥脱已用于多种疾病的治疗，医生观察到当使用35%的三氯乙酸作为配伍介质进行维A酸剥脱时，皮肤表面结霜更均匀，治疗后的恢复时间更短。

3　维A酸剥脱的机制

"维A酸的剥脱作用，即使仅发生于表皮，也能够通过发生于皮肤内尚不明确的机制达到皮肤再生的作用"——费舍尔，2010年。

维A酸剥脱作用的机制包括：角质层变薄和收紧、表皮细胞异型性逆转、表皮中黑色素消散、真皮内胶原蛋白沉积、糖胺聚糖增加和新生血管形成。

维A酸具有促进新生胶原蛋白形成和加速角质细胞更新的能力，它可以抑制酪氨酸酶和TIRP-1，激活维A酸受体（RARα、RARβ和RARγ），治疗粉刺和去除色素。

4　维A酸剥脱的适应证

维A酸剥脱可用于修复光老化皮肤，改善皮肤质地，治疗日光性角化病、日光性黑变病、雀斑、Civatte皮肤异色病、皱纹、痤疮、滤泡性角化病和黄褐斑等。

5　维 A 酸剥脱的禁忌证

避免用于妊娠期、哺乳期女性以及过敏症、毛细血管扩张症和酒渣鼻患者。

6　浅层剥脱的分类

浅层剥脱是去除皮肤表层的角质，不涉及基底层。浅层剥脱分为两种：①极浅层剥脱，仅去除角质层（深度 0.06mm）。②浅层剥脱，引起表皮颗粒层剥落直到基底层（深度 0.45mm）。维 A 酸浅层剥脱的深度选择应基于皮肤类型、皮肤预处理方法、维 A 酸浓度、治疗介质以及维 A 酸使用方法。浅层剥脱的深度较浅，治疗后患者无须休假，几乎没有红斑，脱皮也很轻微。如果剥脱到基底层，则治疗部位会变黑且明显脱皮，患者需要休息几天。剥脱后的反应和恢复时间必须事先与患者沟通，并签署知情同意书。

7　术前准备、使用方法及剂量

患者治疗前最好按照皮肤科医生的指导在家中做一些常规的准备工作，这样做的目的是为剥脱治疗及随后的再生过程进行皮肤准备。通常在术前 1 个月开始使用维 A 酸，以便剥脱药物在皮肤上更均匀地渗透，从而获得更均匀的剥脱效果，此外，用维 A 酸进行准备工作还有助于加速术后愈合过程。为了防止炎症后色素沉着，还需要每天使用防晒霜来抑制表皮黑色素生成。

皮肤菲茨帕特里克分型达 Ⅲ 型以上的肤色偏黑的个体在接受剥脱治疗后容易出现色素沉着过度，这些患者必须在术前接受对苯二酚等药物治疗至少 3 周。对苯二酚可以在日光下使用，甚至可以配合其他皮肤防晒措施在海滩或游泳池中使用，很少引起接触过敏，但是如果患者使用过多、过厚，常会引起原发性刺激性皮炎，因此我会告诉患者尽量使用最少的量——"接近几乎没有的程度"。对于有黄褐斑的患者，每天使用可多达 3 次，效果会非常出色，我们认为这是黄褐斑剥脱之前的黄金治疗标准！尽管用对苯二酚预处理皮肤可使剥脱治疗更安全，但是，必须确保药剂师能够规范用药，因为万一使用错误的对苯二酚配方（如单苄基醚），可能导致灾难性后果，比如治疗区域甚至远隔区域出现永久性色素沉着。我再次强调：确保将您的患者介绍给您信任的药剂师！

加强沟通，必须让患者了解剥脱治疗在术中、术后会发生什么并发症以及日常防晒的重要性。

即使是浅层剥脱术，也必须预防疱疹感染。应详细调查患者既往史，如果患者有疱疹病史，应在剥脱治疗之前给予预防性抗病毒治疗：伐昔洛韦 500mg，1 次 /12h，持续 5 天。

在治疗时，治疗室必须安静，可以放一些舒缓轻松的音乐，保证良好的就医环境。房间温度应尽可能舒适，患者必须穿戴一次性帽子和长袍，衣服必须舒适，而皮肤科医生必须戴手套。应尽量让患者感觉整个治疗过程是一段愉快的体验。

剥脱用维 A 酸的浓度范围为 3%~12%。最常见且可能是最安全的浓度为 5%。2011 年发表的一项研究发现，5% 和 10% 的维 A 酸治疗黄褐斑时，两者治疗效果没有差异。丙二醇是维 A 酸最常用的介质，溶液的颜色为淡黄色，维 A 酸可制备成丙二醇有色凝胶、乳液或乳膏。维 A 酸剥脱液可由药剂师配制成肤色基调，使维 A 酸呈深黄自然色。可以用丝质的一次性刷子轻柔均匀地将维 A 酸涂抹在整个治疗区（刷酸），这个刷酸过程一般是完全无痛的，仅在个别的敏感性皮肤病患者中可能会有些刺痛，患者在刷酸后，必须将溶液保持在皮肤上至少 6h 后才能洗净，第二天，可能会出现轻度至重度的红斑，其程度取决于浅层剥脱的深度。

剥脱的深度取决于表皮的厚度、毛囊的密度、光损伤的程度、性别（男性皮肤更油腻，可阻碍药物渗透）、肤色、表皮屏障的完整性以及皮肤准备的情况。

皮肤去油是控制各类剥脱深度和均匀性的关键，维 A 酸剥脱也不例外。可以使用浸有霍夫曼（Hoffman）溶液的湿纱布擦拭去除皮肤油脂，但霍夫曼溶液可引起剥脱后的红斑，如果皮肤较厚，该方法是剥脱治疗中一个很好的方法，不过它会导致术后出现更多的鳞屑，而且在开始剥脱之前，皮肤会变黑。患者必须知道剥脱治疗后可能出现的一些副作用，例如可导致毛细血管扩张和酒渣鼻加重。皮肤也可以用纱布和酒精脱脂，避免擦伤，然后按上述方法涂抹维 A 酸。

在治疗肥胖纹时，局部摩擦对于提高维 A 酸的作用深度非常重要。对于肥胖纹甚至光损伤皮肤，在治疗前可先进行微晶磨削或点阵激光治疗，以增强治疗效果。对于皮肤皱纹，可以用保鲜膜将维 A 酸溶液处理的区域包裹起来，以提高剥脱效果。

8 术后管理

涂刷的维 A 酸至少要保持 6h 以上，医生应指导患者如何使用水和软皂洗净维 A 酸剥脱液，术后 1 周内，必须使用防晒霜，避免日光直晒。浅层剥脱后，补水对于获得更好的效果非常重要。

9 副作用及处理方法

维 A 酸剥脱可导致显著的红斑，皮肤薄而干燥的患者更易发生严重红斑。一旦发生这种情况，应在术后几天使用温和的局部皮质类固醇激素（比如地奈德乳膏），以便控制这一副作用。持续性红斑很少发生，一旦出现持续性红斑，为避免炎症所致的色素沉着，患者必须在皮肤科医生的严格监督下使用卤化皮质类固醇激素。

一旦发生了炎症后色素沉着，可以使用含对苯二酚和防晒霜的复合剂轻松予以控制。

10　重点总结

（1）维 A 酸剥脱是皮肤科重要的常规治疗技术。

（2）如果您没有维 A 酸剥脱治疗的经验，请谨慎开始。

（3）拍摄术前术后照片，并要求患者每日复查，直到您对治疗结果感到满意为止。

（4）维 A 酸剥脱是一种相对简单、安全的治疗方法，良好的医患关系可提高患者满意度。

参考文献

[1]　2014 Plastic Surgery Statistics. http://www.plasticsurgery. org/Documents/news-resources/statistics/2014-statistics/ plastic-surgery-statsitics-full-report.pdf. Accessed 05 Apr 2016.

[2]　Baldwin HE, Nighland M, Kendall C, Mays DA, Grossman R, Newburger J. 40 years of topical tretinoin use in review. Br J Dermatol. 2010;163(6):1157–1165.

[3]　Brody HJ, et al. A history of chemical peeling. Dermatol Surg. 2000;26:405–409.

[4]　Cordero Jr A. La vitamina a acida em la piel senil. Actualizaciones Terapéuticas Dermatológicas. 1983;6:49–54.

[5]　Decherol JW, Mills O, Leyden JJ. Naevus comedonicus – treatment with retinoic acid. Br J Dermatol. 1972; 86(5):528–529.

[6]　Fischer TC, Perosino E, Poli F, Viera MS, Dreno B, Cosmetic Dermatology European Expert Group. Chemical peels in aesthetic dermatology: an update 2009. J Eur Acad Dermatol Venereol. 2010;24(3): 281–292.

[7]　Kligman AM. Photoaging:manifestations, prevention and treatment. Dermatol Clin. 1986;4(3):517–528.

[8]　Kligman AM, Plewig G, Mills Jr OH. Topically applied tretinoin for senile (solar) comedones. Arch Dermatol. 1971;104(4):420–421.

[9]　Kligman AM, Grove GL, Hirose R, Leyden JJ. Topical tretinoin for photoaged skin. J Am Acad Dermatol. 1986;4:836–859.

[10]　Magalhães GM, Borges MF, Querioz ARC, Capp AA, Pedrosa SV, Diniz MS. Double-blind randomized study of 5% and 10% retinoic acid peels in the treatment of melasma: clinical evaluation and impact on the quality of life. Surg Cosmet Dermatol. 2011;3(1):17–22.

[11]　Mills OH, Kligman AM. Acne aestivalis. Arch Dermatol. 1975;111(7):891–892.

[12]　Yokomizo VMF, Benemond TMH, Chisaki C, Benemond PH. Chemical peels: review and practical applications. Surg Cosmet Dermatol. 2013;5(1):58–68.

第 2 章　乙醇酸剥脱

Denise Steiner, Mirella G. Pascini

摘要

剥脱术是全世界美容皮肤学使用最古老和最广泛的方法之一。根据剥脱溶液的渗透深度，化学剥脱可分为浅层剥脱、中层剥脱和深层剥脱 3 种。乙醇酸（GA）是一种 α - 羟基酸，乙醇酸剥脱是最常用的剥脱方法之一，可产生极浅层、浅层，甚至中层剥脱，治疗过程患者耐受性好，而且乙醇酸对人体无毒。乙醇酸剥脱具有抗炎、分解角质和抗氧化作用，因此已被用作多种皮肤疾病的辅助治疗。乙醇酸剥脱的深度取决于所用酸的浓度、作用时间和皮肤状况。痤疮（炎症和非炎症）、痤疮瘢痕、黄褐斑、光老化和炎症后色素沉着均可采用乙醇酸剥脱治疗，但最常见的适应证还是用于嫩肤或皮肤年轻化。和其他 α - 羟基酸（果酸）剥脱一样，乙醇酸施用后需要中和才能终止其作用，而且需要治疗数次才能达到最理想的美容效果。乙醇酸剥脱术后无须休养，治疗效果在患者之间差异较大，但只要筛选合适的患者并操作得当，乙醇酸剥脱就会表现出明显的皮肤改善效果。此外，乙醇酸剥脱可与其他技术联合起来应用，如肉毒毒素注射和皮肤填充剂注射，面部年轻化的效果更好。

关键词

乙醇酸剥脱、α - 羟基酸剥脱、化学剥脱、浅层剥脱、中层剥脱、痤疮、细纹、表皮黄褐斑

目录

1　引言

　　化学剥脱（化学去角质）是指给皮肤施用化学药物，在可控范围内破坏表皮的一部分（几乎不破坏真皮），从而去除表皮的角质和病变组织，同时伴随有新的表皮和真皮组织的再生。根据剥脱液的渗透深度，可把化学剥脱分为极浅层、浅层、中层和深层剥脱 4 类。

　　在极浅层剥脱中，只在角质层水平存在细胞坏死；浅层剥脱会到达整个表皮，直至基底层；中层剥脱时可见表浅真皮网状层的组织坏死。鲁宾曾根据损伤的组织学深度对皮肤光损伤的程度进行分类，他认为剥脱程度应深达病变目的区才能达到最佳治疗效果，这也就意味着医生应筛选出适合治疗的患者和病变类型，这是获得理想结果的关键。化学剥脱的适应证包括痤疮、痤疮瘢痕、色素异常和光老化（包括皱纹、日光性角化病和老年斑）。

　　化学剥脱经得起时间的考验，时至今日，有大量的剥脱剂可供医生选择，多种化学物质已被用作剥脱剂，其中最常用的是 α - 羟基酸（如乙醇酸）或 β - 羟基酸（如水杨酸）。在本章中，我们将专门探讨乙醇酸的用法，乙醇酸具有角质溶解、刺激生发层和成纤维细胞的作用，在专门讲述乙醇酸之前，我们先简要介绍一下 α - 羟基酸（AHA）。

　　20 世纪 80 年代早期，范·斯科特和于开发了 α - 羟基酸作为治疗过度角化症的浅层剥脱剂，随后，其他学者开发了乙醇酸剥脱。α - 羟基酸包括一组 α 位置有相同羟基的有机酸，α - 羟基酸自然存在于水果、甘蔗和酸奶等食物中，例如乙醇酸（源自甘蔗）、乳酸（源自酸奶）、柠檬酸（源自柠檬和橘子）、苹果酸（源自苹果）和酒石酸（源自葡萄）。

　　乙醇酸的天然来源是甘蔗，但实际使用的乙醇酸是在实验室中由化学试剂产生的。α - 羟基酸中应用最简单、最常用的就是乙醇酸，其只有两个碳结构，具有高度亲水性，因此具有高度的皮肤渗透性。

　　乙醇酸剥脱通常使用 30%~70% 的乙醇酸，可导致表皮松解和剥脱。α - 羟基酸是一种通过其代谢和腐蚀作用诱发表皮再生的弱酸，因此剥脱术后需要用水或碱性溶液如碳酸氢钠、氢氧化钠进行中和以便终止其作用。

　　在本节中，我们主要介绍乙醇酸剥脱的强度和剂量及其作用机制，讨论乙醇酸剥脱的适应证、适宜患者的筛选、治疗机制、治疗前评估、术中安全、术后管理、潜在的并发症以及联合疗法。

2 乙醇酸剥脱

2.1 剥脱强度和剂量

乙醇酸是一种通用的剥脱剂，根据其使用剂量和皮肤暴露程度，可以产生不同程度的剥脱效果。乙醇酸的浓度范围为 20%~70%，pH 为 1~3。市售的剂型有游离酸、部分中和酸（较高 pH）、缓冲溶液或灭菌溶液等。当使用缓冲溶液制剂时，所需的暴露时间应更长。人体皮肤对乙醇酸的吸收程度依赖于其 pH、浓度和作用时间。配方制剂从溶液到凝胶各异，因为其渗透速度较慢、更易于控制，因此更受青睐。和部分中和溶液相比，游离酸溶液的 pH 较低，适合进行更深度的化学剥脱。此外，剥脱液 pH 越低，不均匀渗透的风险越高，导致的剥脱程度越深。

渗透到真皮的风险与 pH 成反比：pH 越低，剥脱液透过真皮的风险就越高，剥脱的强度就越大，甚至会引起后期的瘢痕。相反，pH 越高，发生的中和反应越多，可用的游离酸就越少（生物利用度就越小），渗透性就越低。pH 较低的配方会引起灼伤、刺痛和红斑，比 pH 较高的溶液更难以令人耐受。

医生应牢记需要根据治疗区皮肤的病变深度来调整剥脱的深度。浅层剥脱可以改善痤疮、细纹和表皮黄褐斑，但不能改善深层皱纹、真皮黄褐斑或炎症后色素沉着。建议从低浓度的酸（20%~30%）开始，在后续的治疗中逐渐增加其浓度和作用时间。中和是剥脱过程的关键一步，一旦达到治疗终点，应立即用碳酸氢钠或纯水进行中和，如果乙醇酸未被中和并长时间滞留在皮肤上，可能导致皮肤损伤。

2.2 适应证

乙醇酸剥脱可用于治疗炎症后色素沉着、日光性皮炎、表皮黄褐斑（图 2-1）、脂溢性皮炎和细纹（图 2-2）。痤疮（图 2-3）也被列入乙醇酸剥脱的适应证，对这些患者，相比杰斯纳溶液，乙醇酸具有同样的治疗效果且脱皮较少，应用更为广泛。乙醇酸施用的次数和频率取决于临床反应的程度，通常情况下，患者均可很好地耐受。乙醇酸剥脱可使黑色素分布得更均匀，并能消除黑色素积聚，因此可用于治疗表皮黄褐斑，但是目前关于采用化学性剥脱治疗黄褐斑的意见并不统一，因此对于这种疾病，可首选非炎症性剥脱剂（如水杨酸），因为非炎症性剥脱剂引起炎性后色素沉着的可能性较小。

乙醇酸也可与 5- 氟尿嘧啶联合使用，用于治疗皮肤癌前期疾病，如日光性角化病和日光性唇炎。

浅层乙醇酸剥脱适用于所有皮肤类型的患者，但是，对于菲茨帕特里克分型为 Ⅳ 和 Ⅴ 型的患者，由于有较高的色素沉着或色素减退风险，因此应避免选用中层乙醇酸剥脱。

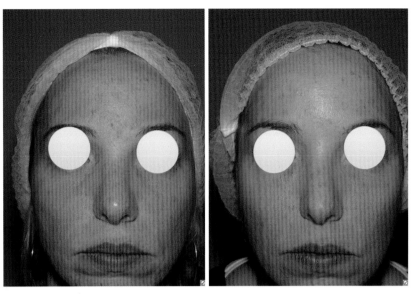

图 2-1　乙醇酸剥脱治疗黄褐斑的前后对比（4 周 1 次，共 6 次）

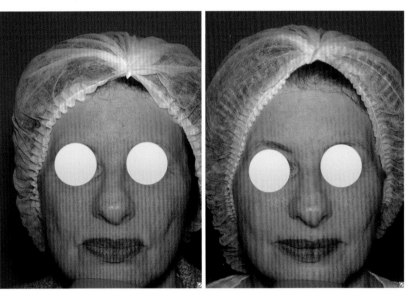

图 2-2　乙醇酸剥脱可改善皮肤质地、细纹和色素沉着（4 周 1 次，共 6 次），治疗前后对比

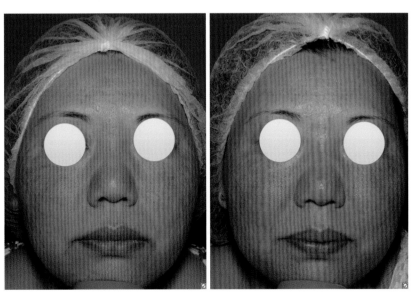

图 2-3　乙醇酸剥脱治疗痤疮瘢痕（4 周 1 次，共 6 次），治疗前后对比

2.3 禁忌证

乙醇酸剥脱禁用于怀孕期 / 哺乳期、活动性单纯疱疹、接触性皮炎和乙醇酸过敏的患者，此外，乙醇酸剥脱可以增强皮肤对紫外线的敏感性。

2.4 作用机制

乙醇酸作用于角质小体，破坏角质，降低黏结性，导致脱皮；α - 羟基酸浅层剥脱也可通过增加表皮内酶的活性导致表皮松解和脱落，最终表皮变薄、表皮细胞增殖、表皮再生重塑，从而改善皮肤质地和修复异常皮肤。表皮受刺激后会产生细胞因子，后者可激活成纤维细胞产生 I 型和IV型胶原蛋白以及弹性蛋白纤维，改善光老化皮肤的外观，剥脱深度越大，胶原蛋白和糖胺聚糖的合成量也越大。

至于痤疮，由于乙醇酸对痤疮丙酸杆菌具有抗菌作用和抗氧化作用，因此可有效治疗非炎症性痤疮和炎症性爆发性痤疮。乙醇酸可以提高痤疮局部治疗的渗透率，因此可以用作痤疮的辅助治疗。但是，乙醇酸对萎缩性或增生性瘢痕几乎没有作用。乙醇酸可通过松解表皮、分散基底层黑色素和真皮透明质酸，纠正异常的角质化，并通过增加 IL-6 的分泌来促进胶原蛋白基因的表达。医生和患者应记住，通常需要多次治疗才能获得最佳效果，平均每 15 天 1 次，持续 4~6 个月，直到观察到预期的结果。

2.5 治疗前评估

应询问患者日晒的程度、单纯疱疹病史、最近 6 个月内异维 A 酸治疗情况以及是否有感染后色素沉着的历史，皮肤颜色较深的患者剥脱术后容易发生炎症后色素沉着。此外，患者应告诉医生完整的病史和当前的用药情况。

对于所有类型的剥脱术，均强烈建议签署知情同意书和照相记录，并留取高质量照片，有必要针对拟实施的剥脱手术类型、预期治疗效果、术后护理等事宜留取书面信息。医生还应向患者解释预期的理想结果、告知需要进行多次治疗、评估患者的需求和治疗动机，告知患者恢复时间、术后注意事项以及术后可能出现的副作用和并发症。

2.6 所需物品

- 手套。

- 一次性发帽。

- 酒精（用于清洁皮肤）。

- 丙酮（用于给皮肤脱脂）。

- 棉签或纱布块。

- 计时器。

- 中和溶液。

2.7　剥脱步骤

分 4 步：皮肤准备，清洁，刷酸和中和。

2.8　皮肤准备

患者必须在治疗前和治疗后进行严格的皮肤护理，以获得最佳效果。医生应做好准备，为患者提供专业指导、相关资料以及具体方案。

患者应在剥脱治疗前使用维 A 酸或 α–羟基酸，有时还要用漂白剂，对皮肤进行 2~4 周的处理，并在术前 3~5 天停止使用上述药物。患者可事先在家中使用温和的局部剥脱剂，如 0.025% 维 A 酸、0.1% 阿达帕林、6%~12% 乙醇酸、曲酸或壬二酸。

化学剥脱之前使用维 A 酸可以减少角质层厚度、增加剥脱深度、增强剥脱术效果，还可以减少治疗后的愈合时间。

菲茨帕特里克 Ⅲ 型以上的患者，即使没有色素异常史，在乙醇酸剥脱术前和愈合期间，也可使用对苯二酚（浓度 2%~4%），它可以阻断酪氨酸酶从而减少表皮黑色素的生成。

根据每个患者的情况和并发症风险选择适当的预处理药物，之后可使用相同的药物进行保养。

2.9　清洁程序

在化学剥脱之前清洁皮肤对于获得均匀的剥脱结果非常重要。首先，要求患者用肥皂和清水洗脸，然后，必须轻柔地清洗皮肤表面以去除残留的化妆品或油脂。使用异丙醇清洁皮肤，用丙酮脱脂。

2.10　操作过程

患者应选择舒适的坐姿，戴一次性发帽，整个过程中必须闭上眼睛。根据剥脱液的配方，可以使用纱布块、软毛刷、戴手套的手指或棉签涂刷皮肤。一般来说，凝胶制剂的渗透时间较慢，更容易控制。

最好先将乙醇酸涂在额部，然后再涂面部其他部位，因为额部的皮肤对剥脱剂的敏感性较低，能承受更长时间的剥脱剂作用。对于非常敏感的区域，例如鼻子和口角可用凡士林进行保护。剥脱治疗中，观察和控制剥脱剂渗透的深度主要依据皮肤颜色的变化，皮肤应接受合适的剥脱时间。如果术者不熟悉剥脱治疗，则剥脱剂过度渗透的可能性很大，因此术者应接受必要的相关培训后才能上岗。

剥脱剂渗透深度判断和中和的一些建议：

- 弥漫性、均匀性红斑提示剥脱作用已达表皮。
- 白霜提示真皮乳头层的凝固性坏死。
- 灰白色的霜提示真皮网状层的凝固性坏死。
- 乙醇酸剥脱的终点并非一成不变，而应根据皮肤病变的深度来确定。通常在 3~5min 内看到均匀的红斑时即可将其中和。在设定的时间或终点之前，只要在任何区域观察到结霜，均应立即中和，这一点在角质层较薄的某些区域尤其重要，例如鼻翼沟或鼻唇沟，这些区域吸收酸的速度比其他区域更快，因此需要先于面部其余部位进行中和。

2.11　中和方法

乙醇酸需要中和才能停止剥脱的作用。α-羟基酸剥脱的中和剂多为常规的溶液，如铵盐、碳酸氢钠、氢氧化钠或水，最常用的是 10%~15% 的碳酸氢钠溶液，当它在中和酸的过程中产生二氧化碳时，皮肤表面会出现气泡，这一点很重要，因为它提示酸确切得到了中和。中和后患者应该用大量冷水洗脸。

如果不能适时中和果酸，会导致皮肤损伤，后期形成瘢痕。因此，在手术时应该把中和剂放在旁边以便随时取用。

乙醇酸剥脱的强度取决于剥脱液的浓度和作用时间，因此，中和时机选择非常重要。例如，30%~50% 乙醇酸作用 1~2min 可实现极浅层剥脱，50%~70% 乙醇酸作用 2~5min 可实现浅层剥脱，70% 乙醇酸作用 3~15min 可实现中层剥脱。

有必要提醒的是，比精心监测剥脱时间更重要的是密切观察患者的皮肤反应，及时发现需要中和的结霜区域。剥脱治疗中不均匀渗透很常见，术者在治疗中应密切注意这一现象。此外，患者术中的不适感，如瘙痒或刺痛等症状常与药物渗透过深有关，这种不适大多可在中和治疗后迅速消失。

2.12　术后管理

术后护理的目的是预防或减轻术后并发症，确保皮肤迅速恢复。告知患者术后应停用她自己的日常护肤品，仅使用医生建议的护肤品，直到皮肤完全恢复。

如果术后发生明显的炎症，可使用无刺激性的类固醇激素乳膏 2~3 天，以加速炎症消退。虽然感染是一种罕见的并发症，但为了确保不发生感染，应在结痂时使用抗菌软膏。对于那些皮肤正常，但皮肤敏感性高的人，使用润肤剂就足够了。

术后应暂停日常皮肤护理，并应在皮肤外观和感觉恢复正常后立即开始正常的保养方案（α-羟基酸、视黄酸、漂白霜、保湿剂）。

因为剥脱术后的新生皮肤娇嫩敏感，因此剥脱术后至少 6 周内患者应避免阳光照射，并使用广谱防晒霜。

2.13　并发症

尽管乙醇酸是一种被广泛应用的安全性高的剥脱剂，但是也可能产生副作用和并发症。预防化学剥脱并发症的措施包括患者筛选、患者指导、适当的预处理以及良好的术中术后护理。患者对乙醇酸剥脱术后护理的依从性是保证治疗成功和避免并发症发生的重要环节。

早期并发症发生在术后几分钟或几小时内，主要为红斑、脱皮、面部皮肤牵拉感等不良反应，这些反应治疗前就能预测到，反应程度取决于剥脱治疗的深度。迟发并发症发生在术后几天到几周，包括瘢痕、感染、炎症后色素沉着、持续性红斑和疱疹感染。

嘴唇疱疹：无论是否有单纯疱疹感染史，所有接受中层乙醇酸剥脱的患者均建议进行抗病毒治疗。抗病毒治疗应在手术前 2 天开始，并持续 7~10 天，直到完全再上皮化。推荐的方案包括：阿昔洛韦 400mg，每天 3 次；伐昔洛韦 500mg，每天 2 次；泛昔洛韦 250mg，每日 2 次。浅层乙醇酸剥脱治疗不足以重新激活疱疹病毒，不需要预防性进行抗病毒治疗，但对有重复疱疹感染史的患者，建议采取预防措施。

持续性红斑：少数情况下，在剥脱治疗术后数周仍有一定程度的红斑，这与治疗无关。在运动等日常活动导致局部皮肤血流量增加时，这种红斑会加重。对于持续性红斑，可使用防晒霜，另外低效皮质类固醇乳膏也有帮助。

炎症后色素沉着：极浅层和浅层的乙醇酸剥脱治疗后色素沉着通常不是问题，但是对于菲茨帕特里克Ⅲ型或更高皮肤类型的患者以及所有中层和深层剥脱的患者而言，炎症后色素沉着可能是严重问题。对苯二酚会阻断酪氨酸酶，因此在治疗前后使用对苯二酚（2%~4%）可能会降低炎症后色素沉着的风险，对患者有益。

感染：这是一种罕见的并发症，源于术后皮肤屏障丧失、组织损伤以及伤口护理不当，主要见于中层以上深度的剥脱和联合剥脱治疗后，延迟愈合和持续的红斑是感染的早期预警信号，一旦发生病毒、细菌或真菌感染，应立即进行局部细菌培养和经验性抗生素治疗，以尽量减少瘢痕的形成。

瘢痕：剥脱治疗后瘢痕的发生一般很罕见，但如果使用的剥脱液浓度过高或操作不当，剥脱治疗可能会造成皮肤损伤，从而导致瘢痕。为了避免这一并发症，医生在治疗过程中应密切观察患者的面部情况，并在结霜时迅速中和酸液。皮肤结霜提示皮肤出现损伤，尽管与损伤深度并没有绝对的相关性。

3　联合剥脱

联合剥脱的治疗基础是使用两种浅层剥脱剂达到只用一种剥脱剂所能达到的深度，可增加治疗的安全性，减少瘢痕形成的风险。联合疗法有助于增加两种剥脱剂各自的渗透深度，同时降低药物毒性和剥脱并发症。

3.1　乙醇酸和氯乙酸联合剥脱

科尔曼博士建议联合使用乙醇酸和三氯乙酸进行剥脱，由于乙醇酸能清除角质层，因此有利于三氯乙酸的均匀渗透，产生中层剥脱效果（科尔曼和富特雷尔，1994 年）。除此之外，使用含 70% 乙醇酸凝胶（而非溶液）和 35% 三氯乙酸的联合配方可用于治疗非面部的皮肤病，例如颈部、秃顶头皮、手臂或手部的痣和日光性角化病。

具体方法：皮肤去油脂后，均匀涂抹一层 70% 的乙醇酸，2min 内将其中和，然后按照常规程序涂抹35%的三氯乙酸。与单独使用三氯乙酸相比，这种方法剥脱得更均匀和更深入。乙醇酸和三氯乙酸联合剥脱能够消除细纹，治疗日光性角化病和色素异常。根据光老化损伤的程度，乙醇酸和三氯乙酸联合剥脱可每6个月或每年进行1次。

3.2 杰斯纳溶液和乙醇酸联合剥脱

杰斯纳溶液和乙醇酸联合应用可以使剥脱效果更均匀，因为杰斯纳溶液具有溶解角质的作用，使乙醇酸易于均匀渗透。日光性角化病、皱纹和光老化皮肤可以用这两种剥脱液联合治疗。然而，由于乙醇酸剥脱的治疗终点可能较难发现，尤其是对于深色皮肤的患者，因此使用杰斯纳溶液后再使用乙醇酸进行剥脱治疗可能会增加剥脱过度和瘢痕形成的风险。

具体方法：清洁皮肤并去除油脂后，先用纱布块在皮肤上涂抹2~3层杰斯纳溶液，直到出现轻微红斑，然后再使用70%的乙醇酸。比起单独使用乙醇酸，联合剥脱时乙醇酸的作用更迅速、更均匀、更深入。

4 乙醇酸剥脱的优缺点（表2-1）

表2-1　乙醇酸剥脱的优缺点

优点	缺点
出现的红斑非常轻微	治疗过程中有烧灼感和红斑
脱皮较轻微	治疗不均匀
术后恢复时间短	必须中和
对光损伤治疗有效	若作用时间过长和（或）皮肤pH降低，可出现皮肤坏死

5 重点总结

- 任何剥脱治疗要想取得成功，医生必须了解剥脱剂的生物化学机制、安全性和有效性，熟知剥脱治疗的适应证和副作用。
- 乙醇酸剥脱治疗随时需要中和，因此治疗过程中应保证中和剂随手可取。
- 乙醇酸剥脱治疗可能会造成皮肤损伤和炎症后色素沉着。
- 乙醇酸剥脱治疗需要重复数次才能达到最佳效果。
- 患者的治疗效果个体差异大。
- 乙醇酸剥脱治疗最适合那些可以接受多次治疗但无法完全休假的中度皮肤病变和色素异常患者。

参考文献

[1]   Atzori L, Brundu MA, Orru A, Biggio P. Glycolic acid peeling in the treatment of acne. J Eur Acad Dermatol Venereol. 1999;12:119–122.

[2]   Bernstein EF, Lee J, Brown DB, Yu R, Van Scott

[3]   Glycolic acid treatment increases type I collagen mRNA and hyaluronic acid content of human skin. Dermatol Surg. 2001;27(5):429–433.

[4]   Coleman III WP, Futrell JM. The glycolic acid tri- chloroacetic acid peel. J Dermatol Surg Oncol. 1994;20(1):76–80.

[5]   Ditre CM. Alpha hydroxy acid peels. In: Rubin MG, Tung R, editors. Procedures in cosmetic dermatology series; chemical peels. St Louis: Elsevier; 2006. p. 27–35.

[6]   Fabbrocini G, De Padova MP, Tosti A. Chemical peels: what's new and what isn't new but still works well. Facial Plast Surg. 2009;25(5):329–36. doi:10.1055/s- 0029-1243082. Epub 2009 Dec 18.

[7]   Fabbrocini G, Padova MP, Tosti A. Glycolic acid. In: Tosti A, Grimes PE, Padova MP, editors. Color atlas of chemical peels. London: Springer; 2012. p. 9–16.

[8]   Fartasch M, Teal J, Menon GK. Mode of action of glycolic acid on human stratum corneum: ultrastructural and functional evaluation of the epidermal barrier. Arch Dermatol Res. 1997;289:404–409.

[9]   Fischer TC, Perosino E, Poli F, Viera MS, DrenoB. Cosmetic Dermatology European Expert Group Chemical Peels in aesthetic dermatology: an update. J Eur Acad Dermatol Venereol. 2010;24:281–92.

[10] Jackson A. Chemical peels. Facial Plas Surg. 2014; 30(1):26–31.

[11] Kadunc BV. Peelings químicos: médios e combinados. In: Kadunc B, Palermo E, Addor F, editors. Tratado de cirurgia dermatológica, cosmiatria e laser: da sociedade brasileira de dermatologia. Rio de Janeiro: Elsevier; 2012. p. 311–318.

[12] Kede MPV, Guedes LS. Peelings químicos: superficiais. In: Kadunc B, Palermo E, Addor F, editors. Tratado de cirurgia dermatológica, cosmiatria e laser: da sociedade brasileira de dermatologia. Rio de Janeiro: Elsevier; 2012. p. 311–318.

[13] Khunger N. Standard guidelines of care for chemical peels. Indian J Dermatol Venereol Leprol. 2008;74(Suppl S1):5–12.

[14] Kim SW, Moon SE, Kim JA, Eun HC. Glycolic acid versus Jessner's solution: which is better for facial acne patients? A randomized prospective clinical trial of split-face model therapy. Dermatol Surg. 1999;25(4):270–273.

[15] Landau M. Chemical peels. Clin Dermatol. 2007;26:200–8. l therapy. Dermatol Surg 25(4): 270.

[16] Monheit GD. The Jessner's? TCA peel: a medium-depth chemical peel. J Dermatol Surg Oncol. 1989;15:945–950.

[17] Monheit GD, Chastain MA. Chemical and mechanical skin resurfacing. In: Bolognia JL, Jorizzo JL, Schaffer JV, editors. Dermatology, 3rd ed. Philadelphia: Elsevier Mosby; 2012. p. 2496–2498.

[18] Monheit GD, Kayal JD. Chemical peeling. In: Nouri K, Leal-Khouri S, editors. Techniques in dermatologic surgery. St Louis: Elsevier; 2003. p. 233–244.

[19] Murad H, Shamban AT, Premo PS. The use of glycolic acid as a peeling agent. Dermatol Clin. 1995;13:285–307.

[20] Rubin MG. Manual of chemical peels. Philadelphia: JB Lippincott; 1992. p. 14.

[21] Sharad J. Glycolic acid peel – a current review. Clin Cosmet Investig Dermatol. 2013;6:281–288.

[22] Tung R, Rubin MG. Procedures in cosmetic dermatology series: chemical peels. 2nd ed. Philadelphia: : Saunders; 2010.

[23] Denise Steiner Residency in Dermatology at Hospital das clínicas University of São Paulo, Doctorated in Dermatology at UNICAMP, presi- dent of the Brazilian Society of Dermatology 2013–2014.

[24] Mirella Pascini Residency in Internal Medicine and Dermatology at Irmandade Santa Casa de Misericórdia de São Paulo, member of the Brazil- ian Society of Dermatology.

第 3 章 水杨酸剥脱

Maria Paulina Villarejo Kede, Luiza Soares Guedes

摘要

　　化学剥脱，也称为化学去角质，是指使用一种或多种剥脱剂，使表皮或真皮层破坏，并诱导随后的皮肤再生。医生需要根据每种化学剥脱剂的适应证、患者的生活方式、病变的深度以及患者的皮肤类型，来确定最佳的剥脱剂。水杨酸（SA）是一种 β - 羟基酸，在浓度为 3%~5% 时可溶解角质，有助于其他药物的局部渗透。浓度低于 3% 时，水杨酸具有去角质化的作用。作为剥脱剂，它更常溶于 20% 或 30% 浓度的酒精溶液中使用，并发症的发生率低。温和的去角质作用从剥脱治疗后 3~5 天开始，持续 10 天。水杨酸对治疗早期光老化、黄褐斑、伴有或不伴有炎症的痤疮、浅层痤疮瘢痕和深色皮肤病变非常有效。

关键词

　　水杨酸、化学剥脱、去角质、痤疮、黄褐斑、光老化

目录

1 引言

　　化学剥脱，也称为化学去角质，是指使用一种或多种去角质剂，破坏表皮或真皮层，并诱导随后的皮肤再生。

使用合适的化学剥脱治疗可以有计划地控制皮肤损伤，达到恢复皮肤活力的目的。化学剥脱最早报道于 1941 年，当时艾乐和沃尔夫使用这种技术治疗痤疮瘢痕。欧洲人首次发表文献报告后，美国人也立即对这一治疗产生了兴趣，从而开启了艾尔斯（1960 年）、贝克尔和高登（1961 年）命名的"化学剥脱时代"。1986 年，布罗迪和海莉联合两种化学剥脱剂进行中层剥脱，蒙海特 1989 年又报道了另一种联合化学剥脱技术。

2　水杨酸（SA）剥脱

2.1　定义

范·斯科特和于曾发现 α 或 β 位置带有羟基的羟基酸应用于皮肤后，会改善皮肤的过度角化，因此他们最早对羟基酸（HAs）的治疗作用进行了描述。他们发现使用这类剥脱剂后，皮肤的角质层会变薄。几年后，羟基酸开始用于化妆品，使用后可以改善光损伤皮肤的临床状况和质地。

羟基酸由碳和氢分子组成，因此被归为有机羧酸类。在皮肤病学中，根据分子上的羟基位置，有 4 个不同的羟基酸组：α – 羟基酸、β – 羟基酸、多羟基酸和羟基酸衍生物。

水杨酸（SA）是一种 β – 羟基酸，因为它有一个羟基连接在羧基分子的 β 位。水杨酸和 α – 羟基酸之间的主要理化差异是水杨酸不溶于水，而 α – 羟基酸是水溶性的。3% 水杨酸具有软化角质的作用，可以调节角质化过程，改善光损伤的表皮，并增加黑色素颗粒的分散。3%~5% 的水杨酸具有溶解角质的作用，能促进其他药物的局部渗透，10%~30% 的水杨酸可作为剥脱剂。

水杨酸具有防菌作用，并且在亲脂性皮肤和皮脂腺中具有较高的渗透能力，这使其非常适合用于痤疮治疗。另外，水杨酸配方溶剂非常容易挥发，并且挥发迅速，可避免酸的过度渗透，剥脱治疗并发症发生率低。

2.2　适应证和禁忌证

水杨酸可用于治疗早期光老化、黄褐斑、伴有或不伴有炎症的痤疮、浅层痤疮瘢痕和深色皮肤患者的病变。水杨酸也可与其他剥脱剂（如三氯乙酸和维 A 酸）联合用于剥脱治疗。

使用水杨酸剥脱时应注意，由于水杨酸剥脱具有角质溶解作用，因此第二次治疗时药物穿透会更快、更深，增加并发症的发生风险。水杨酸可用于身体任何部位，使其成为治疗背部痤疮和"V"形颈部区域的有用工具，然而，由于存在一定的水杨酸中毒的风险，应避免大面积使用，此外，水杨酸过敏的患者禁用。

2.3　水杨酸剥脱的配方

我们在临床实践中使用的是文献描述的水杨酸（SA）乙醇溶液，常用水杨酸剥脱液含有 20% 或 30% 的水杨酸以及 20% 的乙醇。这种丙烯酸酯共聚物的工作原理是在皮肤上形成薄膜，乙醇蒸发后，水杨酸留在皮肤上。它也可以制备成乳霜的形式，具体配方是水杨酸（粉末）占 40% 或 50%，甲基水杨酸钠 16 滴，凡士林 112g。

最近，通过在水杨酸内添加脂链可生成脂肪羟基酸，这种新的化合物比水杨酸的亲油性更强，具有独特作用机制和更强的角质溶解效果。

聚乙二醇是一种新的水杨酸介质，该配伍的灼烧、刺痛和红斑副作用较少。聚乙二醇对酸性物质有很高的亲和度，可与酸结合在一起，并在表皮缓慢释放出少量的酸，因此患者烧灼感轻微。

2.4 术前准备

皮肤的准备工作应在水杨酸剥脱前 1 个月开始，维 A 酸或果酸预处理皮肤有助于剥脱剂的渗透并促进黑色素颗粒的分散。此外，也可经常使用含有氧化铁、具有高效 UVA 和 UVB 防护作用的防晒霜。

如果患者有单纯疱疹病毒感染史，应进行抗疱疹病毒预防治疗。

2.5 操作步骤

- 用无皂乳液和棉花卸妆。
- 用纱布和酒精清洁皮肤，去除油脂，提高剥脱剂的渗透性。
- 用纱布敷上 1~2 层的水杨酸（图 3-1），单个病灶（如粉刺病灶）可用棉签涂抹水杨酸。
- 几秒钟后，患者会感觉到轻微的灼烧感，持续 3~4min。在此期间，白种人患者会出现轻微且均匀的红斑。
- 当水杨酸干燥后，由于水杨酸晶体的沉淀，会产生白色结霜样改变，这在有炎症处的皮肤更明显（图 3-2a、b）。
- 水杨酸剥脱和 α-羟基酸剥脱一样需要进行中和：中和后 5min，用湿纱布清洁术区，使用冷水有助于缓解灼热感。
- 每 2~4 周可以重复治疗 1 次。建议治疗 3~6 次以便取得良好的临床效果。

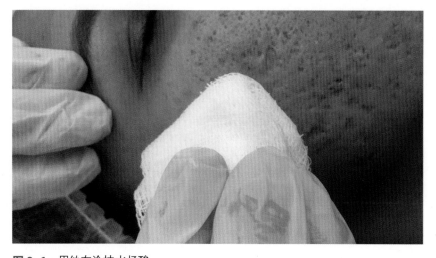

图 3-1　用纱布涂抹水杨酸

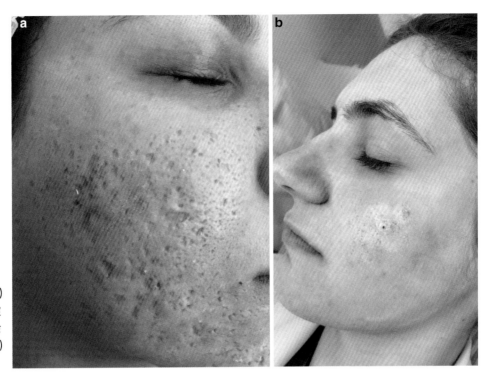

图 3-2 水杨酸（SA）涂抹后几分钟由于沉淀导致皮肤发白：（a）涂抹 1 层水杨酸后。（b）涂抹 3 层水杨酸后

2.6 术后管理

剥脱治疗后 3~5 天局部会出现轻度表皮脱落，并持续 7~10 天（图 3-3）。

在此期间，可使用保湿剂防止皮肤干燥，同时必须使用防晒霜。在皮肤完全恢复之前，不得使用维 A 酸或乙醇酸等其他药物。如果接受水杨酸剥脱治疗的患者是痤疮好发者，选用正确的治疗药

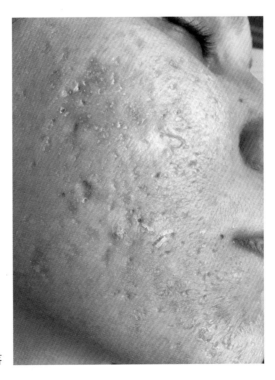

图 3-3 4 天后出现轻度表皮脱落

物尤其重要，应避免使用油性外用药物。一旦发生痤疮，建议仅使用无油防晒霜，待皮肤恢复后应立即对痤疮进行治疗。

2.7 并发症及其治疗

水杨酸剥脱通常只局限于浅层，对大多数类型的皮肤都是安全的。但为了避免出现感染后色素沉着的风险，对菲茨帕特里克皮肤分型高或未准备好的皮肤必须加强术后护理，我们建议患者在剥脱治疗前后至少1个月都尽量要避免阳光照射。

如果术后出现明显的炎症反应，多是由于药物刺激或者过敏反应所致，可短期（3~5天）局部应用类固醇激素。如果出现色素沉着，应根据患者的皮肤类型使用增白剂和防晒霜。

尽管存在水杨酸中毒的风险，但使用水杨酸液体制剂发生水杨酸中毒的情况在现实工作中极为少见。一般当血清中水杨酸浓度达到 $200~400\mu g/mL$ 时才可能发生毒性反应。水杨酸中毒的症状如下：轻度中毒表现为呼吸急促、耳鸣、听力下降、头晕、恶心、呕吐、腹痛。重度中毒表现为中枢神经系统功能障碍、精神异常（类似酒精中毒）。

3 结论

水杨酸剥脱治疗对于痤疮、黄褐斑和皮肤光老化是安全有效的，可应用于面部和身体其他部位。水杨酸剥脱治疗只造成少量脱皮，因此患者耐受性通常很好，建议每2~4周治疗1次，共3~6次。另外，水杨酸可以与其他浅层剥脱剂联合使用，以增加药物的渗透率，改善临床效果。水杨酸剥脱治疗痤疮有助于减少痤疮炎症性病变（图3-4、图3-5）以及炎症后色素沉着，改善皮肤质地。

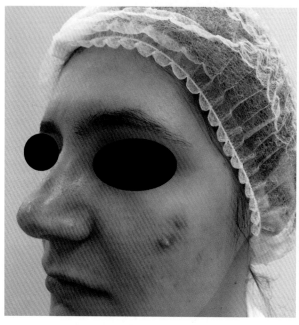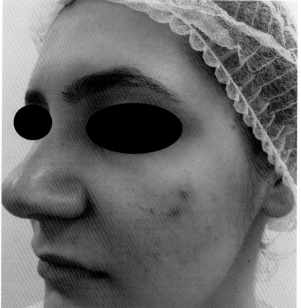

图3-4 治疗前和1个疗程治疗10天后，临床症状得到改善

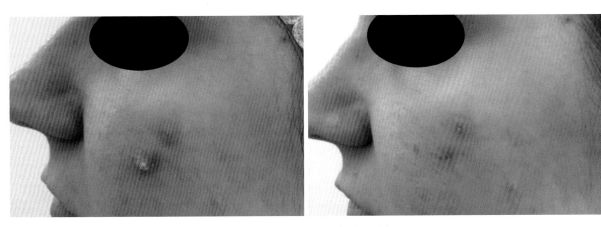

图 3-5 图 3-4 同一患者治疗前和 1 个疗程治疗 10 天后，近距离对比观察

4 重点总结

- 化学剥脱治疗易于操作，对于多种皮肤病的治疗非常有效。
- 水杨酸剥脱治疗可以安全有效地治疗痤疮、黄褐斑和皮肤光老化。
- 治疗痤疮时，水杨酸有助于减少炎症性病变以及炎症后色素沉着，改善皮肤质地。
- 水杨酸可应用于面部和身体其他部位。
- 水杨酸可以与其他浅层剥脱剂联合使用，可以增加第二种药物的渗透率，改善临床效果。
- 水杨酸剥脱通常具有很好的耐受性，仅有少量脱皮。
- 应教育患者了解该治疗的局限性，使其有合理的治疗预期。

参考文献

[1]   Ayres S. Dermal changes following application of chemical cauterants to aging skin. Arch Dematol. 1960;82:578.

[2]   Baker TJ, Gordon HL. The ablation of rhytides by chemical means: a preliminary report. J Fla Med Assoc. 1961;48:541

[3]   Brody HJ. Peeling químico e resurfacing. 2a ed. Rio de Janeiro: Reichmann & ffonso; 2000.

[4]   Brody HJ, Hailey CW. Medium depth chemical peeling of the skin: a variation of superficial chemosurgery. J Dematol Surg Oncol. 1986;12:1268.

[5]   Butler PE, Gonzalez S, Randolph MA, Kim J, Kollias N, Yaremchuk MJ. Quantitative and qualitative effects of chemical peeling on photoaged skin: an experimental study. Plast Reconstr Surg. 2001;107(1):222–228.

[6]   Eller, Wolf S. Skin peeling and scarification. JAMA.1941;116:934–938.

[7]   Fischer TC, Perosino E, Poli F, Viera MS, Dreno B. Chemical peels in aesthetic dermatology: an update 2009. J Eur Acad Dermatol Venereol. 2010;24(3):281–292.

[8]   Guedes LS. Hidroxiácidos. In: Costa A, editor. Tratado internacional de cosmecêuticos. Rio de Janeiro: Guanabara Kooahan; 2012. p. 365–373.

[9]   Kede MP. Peelings químicos superficiais e médios. In: MPV K, Sabatovich O, editors. Dermatologia Estética. 3a ed. São Paulo: Ed. Atheneu; 2015. p. 601–634.

[10] Monheit G. The Jessner's + TCA peel: a medium depth chemical peel. J Dematol Surg Oncol. 1989;15:945.

[11] Tung RC, Bergfeld WF, Vidimos AT, Remzi BK. Alpha-hydroxy acid-based cosmetic procedures. Guidelines for patient

management. Am J Clin Dermatol. 2000;1 (2):81–88.

[12] Van Scott EJ, Yu RJ. Hyperkeratinization, corneocyte cohesion, and alpha hydroxy acids. J Am Acad Dermatol. 1984;11:867–879.

[13] Van Scott EJ, Ditre CM, Yu RJ. Alpha-hydroxyacids in the treatment of signs of photoaging. Clin Dermatol. 1996;14(2):217–226.

[14] Yokomizo VMF, Benemond TMH, Chisaki C, Benemond PH. Peelings químicos: revisão e aplicação prática. Surg Cosmet Dermatol. 2013;5(1):58–68.

第 4 章　丙酮酸剥脱

Carlos Gustavo Wambier

摘要

丙酮酸剥脱属于中层剥脱，因为它同时具有浅层和中层剥脱的强度。丙酮酸渗透深度取决于丙酮酸的浓度、涂抹时的摩擦力、所用佐剂、穿透性和作用时间。丙酮酸可以添加到巴豆油中用于深层剥脱治疗，但是，该方式还有待进一步研究才能全面用于临床。本章介绍如何更好地实施丙酮酸剥脱治疗，并探讨了该治疗的特殊局限性、禁忌证、术前准备和术后治疗方案。

关键词

光损伤、光老化、化学剥脱、丙酮酸、巴豆油、三氯乙酸、痤疮、痤疮瘢痕

目录

1　引言

面对一系列可供选择的换肤技术，如激光、射频、微晶磨皮以及经典的化学剥脱剂（如三氯乙酸、水杨酸、维 A 酸、乳酸、乙醇酸、石炭酸及其混合物和改良配方等），即使是一个经验丰富的皮肤科医生也会犹豫，到底要不要尝试一种不太常见的化学剥脱治疗，除非这种化学剥脱剂具有某些独特的特性。

尽管丙酮酸剥脱在过去的 10 年里得到了人们的广泛关注，但它仍然是一种"另类的剥脱"。这种小分子的 α – 酮酸具有较低的解离常数（pKa），能够迅速、深入地渗透到皮肤中，被认为是一种有效的化学剥脱剂。它通常被归类为浅层或中层剥脱剂，但我更喜欢用"中间剥脱"这个词，因为一般情况下丙酮酸的剥脱强度大于浅层剥脱，但又小于中层剥脱。在较高浓度的酒精溶液中，丙酮酸也会产生深层剥脱效果。剥脱治疗会导致轻度的皮肤水肿和角质层分解，具有抗微生物、抗炎症和稳定皮脂的作用，可刺激胶原蛋白和弹性蛋白的新生。丙酮酸可直接作用于所有需氧组织线粒体内的能量代谢过程，在有氧情况下，丙酮酸被转化为乙酰辅酶 A，并最终完全氧化为二氧化碳；在缺氧情况下，丙酮酸被代谢成乳酸。也就是说，它的基本生化能量转化能力可能会影响细胞内的代谢过程，这种影响可能不仅仅取决于化学结合或损伤作用。

丙酮酸非常不稳定、易挥发，带有烧酒的辛辣气味，可刺激呼吸道和眼睛，因此平时应储存在冰箱中并密封保存（2~8℃）。丙酮酸剥脱治疗过程中必须配备风扇，并且患者在手术过程中应避免睁开眼睛。如果办公室没有冰箱，丙酮酸制剂或干粉均无法安全地保持稳定。因此应加强药房对该药的管理，建议让有经验的药师监管该药。

2　适应证

丙酮酸剥脱的主要适应证是：痤疮（Ⅰ~Ⅳ级）、油性皮肤、毛囊炎、轻度光损伤伴有表浅皱纹（Glogau Ⅰ、Glogau Ⅱ）、表浅瘢痕和色素沉着。它可以作为替代药物，治疗菲茨帕特里克 Ⅰ ~ Ⅲ 级皮肤类型患者的黄褐斑，尤其是黄褐斑伴有痤疮瘢痕时或对苯二酚引发的色素变化（例如：斑状白化病或轻度炎症后色素沉着）。

丙酮酸穿透力局限于表皮，因此不能治疗深层皮肤疾病（如深层皱纹、深层痤疮瘢痕和皮肤色素沉着）。为了获得更好的胶原蛋白刺激性，可试验性添加巴豆油，但需要制订合理的配伍比例和治疗方案。表皮较厚的患者通常是无效的。丙酮酸与三氯乙酸联合剥脱可有效治疗光老化性角化病。

3　患者筛选和皮肤准备

丙酮酸剥脱治疗必须筛选合适的患者。警告：在皮肤屏障破坏的情况下，比如对于进行性皮炎、维 A 酸刺激、脂溢性皮炎、异位性皮肤炎和口周皮炎患者，丙酮酸可在皮肤上迅速而剧烈地渗透，一旦丙酮酸剥脱过程中出现结霜，则患处必然会出现严重的炎症后色素沉着（PIH）。因此不建议在治疗前过度脱脂。

丙酮酸剥脱的最佳适用对象是菲茨帕特里克 Ⅰ ~ Ⅲ 型的患者。即使在未经准备的皮肤上，丙酮酸的渗透通常也是均匀的，当皮肤极度油腻，存在黑头、粉刺时，建议先使用具有轻柔角质分解作用的药物，例如 10% 乙醇酸、8% 丙酮酸、15% 壬二酸或 0.1% 阿达帕林，这些药物通常会在使用的第一周刺激皮肤，因此可在第一次剥脱之前至少使用 1 个月，以便使患者有时间适应，后续剥脱治疗中可一直维持使用这些药物。建议在剥脱治疗前 48~72h 停止局部用药，以免过度刺激敏感的区域（如口周或眼周区域），导致炎症后色素沉着这一危险副作用。患者应有这种风险意识，知道治疗后会出现长达 6 个月的暂时性色素沉着。

4　操作步骤

脱脂的目的是去除皮肤上过多的皮脂，确保剥脱剂均匀渗透。由于丙酮酸在油性皮肤中具有良好的渗透性，因此可用蘸取 70% 乙醇的柔软棉块轻柔地进行脱脂（图 4-1）。

如果发现皮炎的部位发红并且在酒精脱脂过程中产生疼痛，均应推迟剥脱治疗。如果要治疗的主要部位皮肤是健康的，则可以进行局部的剥脱治疗，但不要越过有刺激的区域，以免出现意外和严重色素沉着。

可以用柔软的棉块（图 4-2）、柔软的刷子或折叠的 4cm×4cm 的纱布海绵按新月形的渗透顺序涂抹剥脱剂，柔软的棉块可在皮肤上涂刷一层薄薄的溶液，并且可以避免摩擦导致的渗透增加。软刷（如貂毛刷或山羊毛刷）很细，但在皮肤上涂刷时会形成的溶液较厚。这是因为毛发的吸水性能有限，而棉球则具有海绵的作用，吸水性能强。使用纱布海绵可通过轻度到中度的摩擦增加渗透力。如果进行剧烈的摩擦，建议改用轻度的深层去皮，例如将 30%~35% 苯酚和 0.4% 巴豆油联合应用，

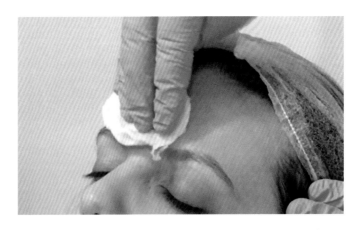

图 4-1　用 70% 乙醇棉块轻柔地进行脱脂

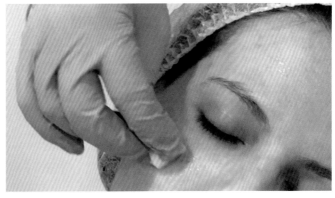

图 4-2　用含 40% 丙酮酸的乙醇水溶液进行剥离治疗。先用棉球均匀涂上一层薄薄的溶液（避免摩擦）。用风扇吹走挥发的剥脱剂，以防止刺激呼吸道。在整个手术过程中，患者闭眼以防挥发的气体刺激眼睛

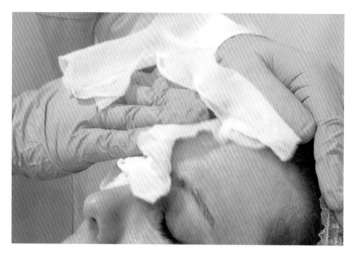

图 4-3　用浸有 10% 碳酸氢钠溶液的湿棉纱布进行中和

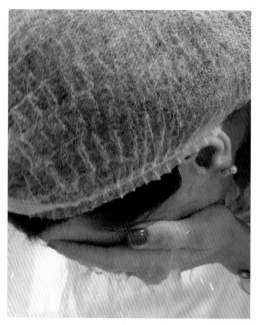

图 4-4　在水槽中洗脸以去除多余的丙酮酸。这种方法不会中和丙酮酸溶液，但会导致溶液稀释

以更好地渗透到真皮。

　　涂刷丙酮酸后，通常 3~5min 后出现红斑，一旦出现红斑，必须立即进行中和或清洗。在涂刷剥脱剂时必须快速，在第一时间全脸涂刷。因为口周、眼周、面颊的渗透速度比前额更快，也可以根据面部的美容单位进行涂刷，这样可以使药物渗透得更均匀。如果要做全脸治疗的话，通常先涂刷额头和鼻子，然后再涂刷外侧脸颊、内侧脸颊、鼻周区域、口周区域、眼周、颈部。

　　为了安全起见，通常用 10% 的碳酸氢钠溶液进行中和，或者用大量的清水洗脸，这种中和作用可以避免破坏表皮。中和一般从红斑最多的部位开始，通常是眼周或口周，但在一些准备充分的患者，额头可能在刷酸结束时出现红斑，必须首先被中和。在某些特殊情况下，为了获得更强的剥脱效果，有些部位可不进行中和治疗。

　　建议将治疗区域的酸完全进行中和；因此，在皮肤各部位进行中和前，应在一次性塑料水杯中准备好浸有 10% 碳酸氢钠溶液的棉纱布（图 4-3）。可以使用碳酸氢钠喷雾，并用柔软的棉球或棉布擦拭。如果使用水作为中和溶液，建议多准备一些湿巾浸泡在水中，每次使用新的湿巾。彻底清除酸溶液后，建议让患者在水槽中洗脸，以确保最大限度地去除酸（图 4-4）。

5　丙酮酸溶液强度的选择

　　在选择丙酮酸溶液浓度之前，必须考虑溶媒的作用。丙酮酸乙醇溶液的剥脱作用更强、更稳定，且挥发性较小，而且会形成乳酸，后者有利于水合作用并使皮肤脱色。因此，笔者建议使用 "平衡" 水醇溶液（40%~60% 乙醇）。

　　建议剥脱治疗中先从 40% 丙酮酸溶液开始，这样既安全又有效。只有当患者在第一次剥脱过程中没有出现任何不适，并希望获得更强的治疗效果时，才建议将浓度增加到 50%。图 4-5～图 4-8 展示的是丙酮酸剥脱治疗痤疮、痤疮瘢痕和油性皮肤的良好效果。

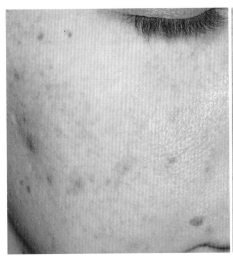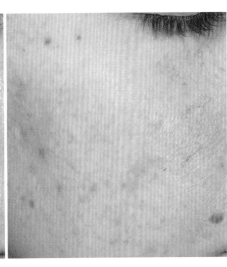

图 4-5　40% 丙酮酸剥脱第一次治疗 10 天后与治疗前对比，痤疮丘疹炎症减轻，毛孔缩小

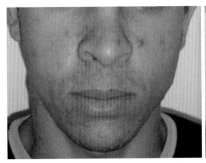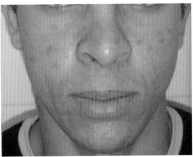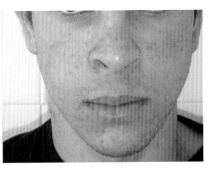

图 4-6　丙酮酸剥脱，每周治疗 1 次，第一次治疗采用 40% 丙酮酸，第二次治疗采用了 50% 丙酮酸

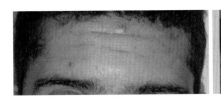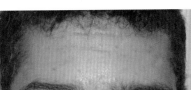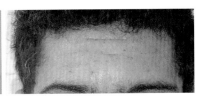

图 4-7　丙酮酸剥脱，每周治疗 1 次，第一次治疗采用 40% 丙酮酸，第二次治疗采用了 50% 丙酮酸

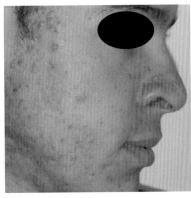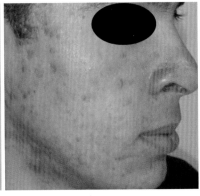

图 4-8　采用 40% 丙酮酸治疗炎性痤疮前后对比

6 联合治疗

6.1 维 A 酸

为了更好地改善油性皮肤，一些患者可能会选择以类似的方式联合 5% 维 A 酸进行治疗，这种治疗可以在水杨酸或杰斯纳溶液剥脱后进行。将维 A 酸溶液或面霜涂抹到治疗部位，作用 2~6h，然后在家中用婴儿肥皂清洗干净。也可采用类似水杨酸剥脱或杰斯纳溶液剥脱后的联合治疗，联合使用 5% 视黄酸，在治疗部位施用维 A 酸溶液或乳霜，2~6h 后，在家中使用婴儿香皂清洗干净。

维 A 酸能够使皮脂腺分泌明显减少，维 A 酸剥脱在治疗开始后的前 3 天有明显的刺激感，皮肤容易干燥。图 4-9~图 4-12 展示了丙酮酸和维 A 酸联合剥脱治疗的效果。

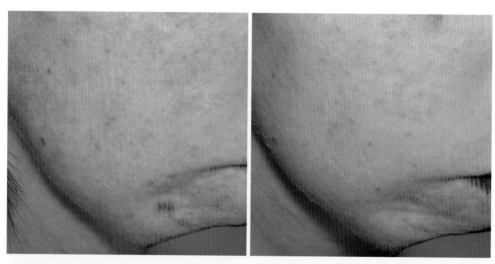

图 4-9 40% 丙酮酸联合 5% 维 A 酸剥脱治疗一次的前后对比

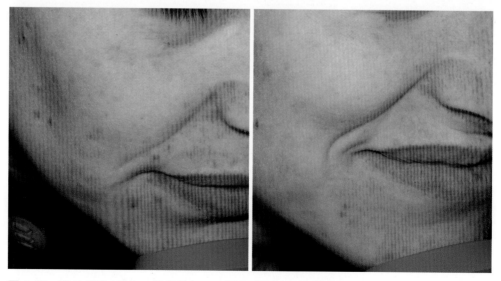

图 4-10 调 Q 开关 1064nm 激光联合 40% 丙酮酸和 5% 维 A 酸剥脱治疗，3 次治疗的前后对比

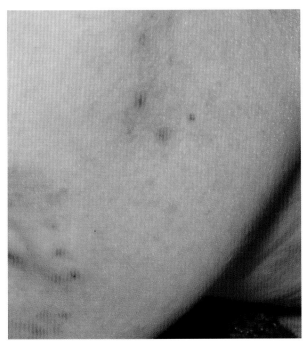

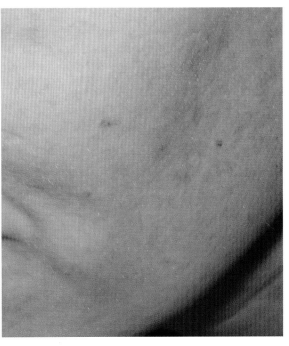

图 4-11　调 Q 开关 1064nm 激光联合 40% 丙酮酸和 5% 维 A 酸剥脱治疗之前

图 4-12　调 Q 开关 1064nm 激光联合 40% 丙酮酸和 5% 维 A 酸剥脱 3 次治疗之后

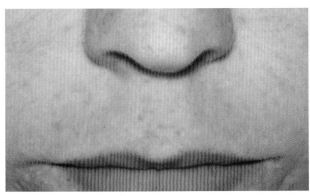

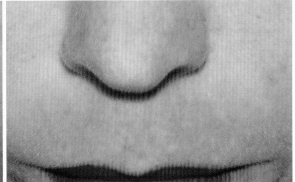

图 4-13　调 Q 开关 1064nm 激光联合 40% 丙酮酸 1 次治疗后，皮肤色素沉着减轻

为了更好地抑制严重炎症后色素沉着或其他色素变化，可以在激光治疗后立即使用丙酮酸，这种情况下丙酮酸的浓度不要超过 40%，否则会增加渗透风险。一些活动性痤疮患者可以通过 Q 开关 + 丙酮酸 + 维 A 酸三联疗法进行治疗，每 14 天 1 次，2~5 次治疗后效果极佳。图 4-10~图 4-14 展示了剥脱与激光联合应用的治疗效果。

6.2　三氯乙酸

剥脱治疗多种日光性角化病时，可使用 50% 的丙酮酸，5min 后再联合应用 35%~40% 的三氯乙酸。这样与单独使用三氯乙酸相比，剥脱得更深。丙酮酸可以被中和（图 4-15、图 4-16），如果想增加化学剥脱效果也可以不中和（图 4-17）。

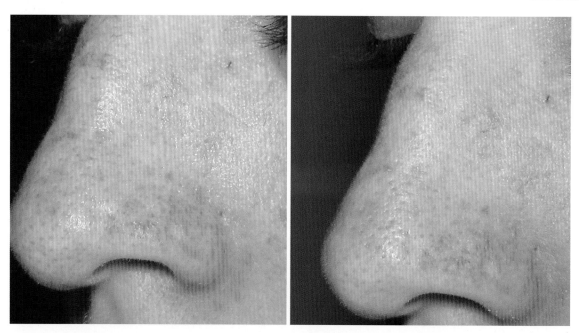

图 4-14 调 Q 开关 1064nm 激光联合 40% 丙酮酸 1 次治疗后，毛孔缩小，色素沉着减轻

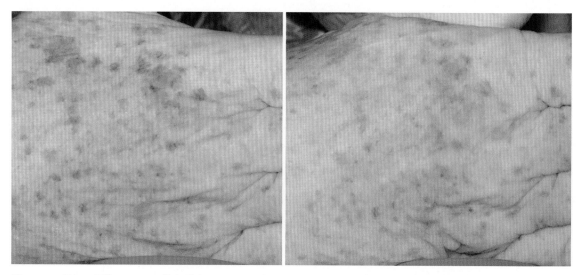

图 4-15 调 Q 开关 1064nm 激光联合 40% 丙酮酸 1 次治疗后，毛孔缩小，色素沉着减轻

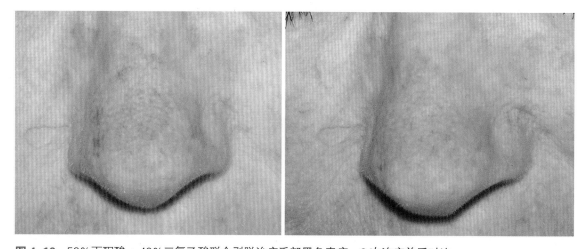

图 4-16 50% 丙酮酸＋40% 三氯乙酸联合剥脱治疗手部黑色素病，2 次治疗前后对比

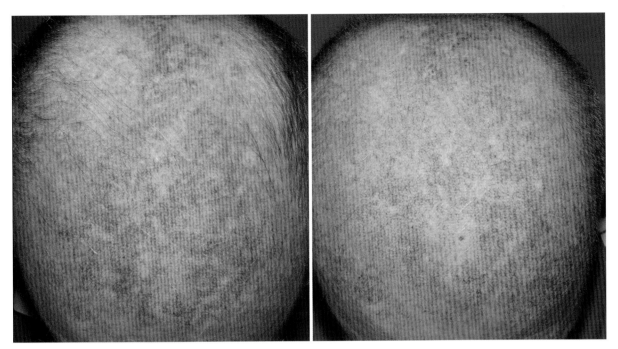

图 4–17　50％丙酮酸 +35％三氯乙酸联合剥脱治疗头皮严重日光化性角化病，3 次治疗前后对比

6.3　巴豆油

当巴豆油用于治疗皮肤病时，面临的主要问题是巴豆油在 50％ 丙酮酸水醇溶液中的溶解度，笔者曾尝试在某些患者的治疗受限区域（如瘢痕或深层皱纹）使用巴豆油 +50％ 丙酮酸水醇溶液，随访 3 个月后仍无改善，和单纯 50％ 丙酮酸相比无明显益处。尽管巴豆油不能与 50％ 丙酮酸水醇溶液混合，但 100％ 乙醇溶液或在溶液中添加表面活性剂有可能会增加巴豆油的溶解性，这仍有待于进一步的临床试验进行验证。

博格达纳·卡杜克博士 1998 年的博士论文描述了 60％～100％ 丙酮酸对猪皮的影响。他的研究显示，丙酮酸可用于浅层、中层或深层不同程度的剥脱治疗。当每 5mL 丙酮酸加入 1 滴巴豆油时，溶液以无水乙醇（乙醇）为载体。结果表明，在未中和的剥脱治疗中，随着丙酮酸浓度的增加以及巴豆油和甲基水杨酸的加入，化学剥脱的深度会增加，与每 5mL 加入 1 滴巴豆油（0.8％）相比，加入 10％ 巴豆油时，甲基水杨酸表现为一种更强的化学剥脱添加剂。某些联合剥脱，例如 80％～100％ 丙酮酸 +0.8％ 巴豆油 +10％ 甲基水杨酸，如果没有被中和和阻断的话，其剥脱深度可以媲美单独使用 100％ 丙酮酸（硬刷增加摩擦力）的效果，可以深达真皮网状层，且不造成明显的炎症和坏死。与使用高浓度丙酮酸溶液一样，联合剥脱同样需要在 5～15min 内中和。

7　剥脱后的治疗和皮肤护理

丙酮酸剥脱治疗后 4～6h，皮肤会出现红斑。在此期间，一些患者可能会有口周区域刺痛或灼烧感，但皮肤通常不会像浅层剥脱那样变得干燥和起皮，除非丙酮酸与第二种剥脱剂（如维 A 酸）联合使用。

对于剥脱后的护理，在最初的 3 天，洗脸或洗澡应限制在每天最多 2 次，应该使用温和的洗面奶、婴儿洗发水或温和的中性合成洗涤皂。在这个关键时期，建议患者在第一周使用不诱发痤疮的保湿霜或凝胶，然后再使用处方类的保养霜。

如果进行了较深的剥脱治疗，比如丙酮酸与三氯乙酸联合后，则需要患者在康复期间使用软膏，比如凡士林膏。

如果在单纯的丙酮酸剥脱治疗过程中观察到结霜，应特别注意敏感部位，治疗后可使用超高效类固醇凝胶，如 0.05% 氯倍他索凝胶和有色的高防晒系数防晒霜。即使极度谨慎，严重的炎症后色素沉着仍有可能在 14 天后出现（图 4-18）。与维 A 酸或杰斯纳溶液剥脱引起的色素沉着相比，丙酮酸剥脱导致的色素沉着很难控制。色素沉着的治疗包括使用 Kligman 制剂、防晒霜，口服氨甲环酸以及调 Q 开关 1064nm 激光治疗（图 4-19）。

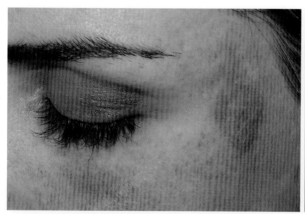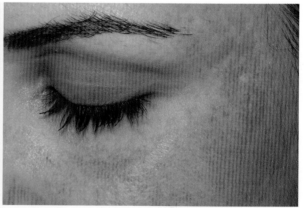

图 4-18 丙酮酸剥脱敏感部位处理。丙酮酸剥脱治疗中局部结霜并导致严重的持续性红斑，继而应用漂白剂引起炎症后色素沉着（左）。用调 Q 开关 1064nm 激光和 Kligman 制剂进行 4 个月的治疗后，皮肤仅遗留轻度色素沉着（右）

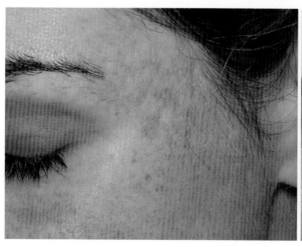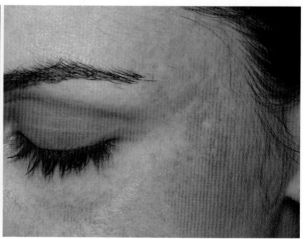

图 4-19 丙酮酸剥脱敏感部位。第一次丙酮酸剥脱治疗之前（左）。用调 Q 开关 1064nm 激光和 Kligman 制剂治疗 4 个月后，皮肤出现轻度色素沉着（右）

8　重点总结

- 丙酮酸剥脱的用途广泛。
- 丙酮酸剥脱具有抗炎和抗菌作用，与其他类型的剥脱有较大不同。
- 适当的皮肤准备和患者筛选，可以将术后色素沉着的风险降至最低。
- 联合治疗可获得更好的效果。

参考文献

[1]　Berardesca E, Cameli N, Primavera G, Carrera M. Clinical and instrumental evaluation of skin improvement after treatment with a new 50% pyruvic acid peel. Dermatol Surg. 2006;32(4):526–531.

[2]　Coleman WP, Brody HJ. Advances in chemical peeling.Dermatol Clin. 1997;15(1):19–26.

[3]　Cotellessa C, Manunta T, Ghersetich I, Brazzini B, PerisK. The use of pyruvic acid in the treatment of acne. J Eur Acad Dermatol Venereol. 2004;18(3):275–278.

[4]　Ghersetich I, Brazzini B, Peris K, Cotellessa C, Manunta T, Lotti T. Pyruvic acid peels for the treatment of photoaging. Dermatol Surg. 2004; 30(1):32–36. discussion 36.

[5]　Kadunc BV. Pyruvic acid: standardization technique for the use in chemical peelings by means of experimental study. University of Sao Paulo; 1998.

[6]　Marczyk B, Mucha P, Budzisz E, Rotsztejn H. Comparative study of the effect of 50% pyruvic and 30% Salicylic peels on the skin lipid film in patients with acne vulgris. J Cosmet Dermatol. 2014;13(1):15–21.

第 5 章　杰斯纳剥脱

Jane Marcy Neffá Pinto, Lilian Mathias Delorenze, Wellington Vasques, Maria Claudia Almeida Issa

摘要

杰斯纳剥脱是一种浅层化学剥脱，可通过角质分解作用破坏部分或全部表皮，杰斯纳溶液配方中包括14%的间苯二酚、14%的水杨酸和14%的乳酸，加乙醇至100 mL。推荐用于治疗光老化问题（细小皱纹、日光性角化病、日光性斑痣）、色素性疾病（黄褐斑、炎症后色素沉着）和痤疮。杰斯纳溶液可用于所有菲茨帕特里克皮肤类型，治疗中不需要镇静剂，造成的脱皮程度也可被接受，造成过度剥脱和并发症的情况非常罕见。

关键词

化学剥脱、杰斯纳溶液、痤疮、黄褐斑、光老化

目录

1　引言

　　杰斯纳溶液是麦克斯·杰斯纳研发的一种浅层化学剥脱剂，具有角质溶解作用。药物剥脱用于治疗皮肤疾病已有100多年的历史，杰斯纳溶液简单易行，可以单独使用或与其他剥脱剂联合使用。

2　剥脱液配方及作用机制

　　麦克斯·杰斯纳最初的溶液配方由14%水杨酸、14%乳酸、14%间苯二酚和95%乙醇组成。

由于水杨酸对光照敏感，乳酸容易吸收空气中的水分，因此，杰斯纳溶液对光照和空气敏感。

杰斯纳溶液的作用基础包括水杨酸和间苯二酚的角质分解作用以及乳酸的表皮分解作用。杰斯纳溶液中的角质溶解剂会导致角质层内的角质细胞之间的连接松散，进而导致上层表皮细胞间和细胞内水肿。临床治疗结束的标志为出现红斑和条纹状结霜，它是自中和的，若要获得更深的剥脱作用可多次施用。

杰斯纳溶液的渗透深度取决于涂刷层数，可用于中层剥脱，引起的灼热感常可用水缓解，它可以应用于面部和躯干（颈部、背部）。不过，为了避免水杨酸的中毒风险，每次手术只能选择一个治疗区域。水杨酸中毒是大面积水杨酸剥脱治疗后的一种罕见的并发症，临床表现为头晕、耳鸣和中枢神经系统中毒。

3　患者筛选

杰斯纳溶液一般被用作浅层化学剥脱剂，可用于痤疮、炎症后色素沉着、轻度黄褐斑和光老化的治疗以及改善皮肤皱纹。然而，有些学者并不推荐单独使用杰斯纳溶液治疗色素改变、痤疮或瘢痕。

尽管浅层剥脱剂可用于所有菲茨帕特里克皮肤类型（Ⅰ～Ⅳ），但杰斯纳溶液用于治疗高菲茨帕特里克皮肤类型（Ⅳ～Ⅵ）患者时应谨慎，因为并发症风险较高，比如导致炎症后色素沉着（PIH）和色素减退。

详细的病史采集应集中在以下皮肤病上，包括各种形式的皮炎、酒渣鼻、银屑病（剥脱治疗后Koebner 现象的风险高）或单纯疱疹病毒（HSV）感染。对于有单纯疱疹病毒感染史的患者，应在剥脱治疗前 2 天开始预防性治疗，并持续到术后 7～14 天；免疫功能受损的患者，如 HIV 感染者，由于治疗后感染的风险大，也不宜给予该项治疗。

病史采集应了解患者是否存在放射线暴露史，是否应用过免疫抑制剂以及自身免疫性疾病和胶原血管疾病情况，这些疾病可能会阻碍皮肤愈合过程。

应询问患者的用药史。我们建议，如果患者在接受异维 A 酸治疗，应在治疗结束 6～12 个月后再进行剥脱治疗，这是因为异维 A 酸会降低皮肤的愈合能力。局部使用的异维 A 酸类药物可在剥脱治疗前 1 周停用。弄清患者是否有使用光敏剂（例如米诺环素、胺碘酮、噻嗪类、三环类抗抑郁药）以及口服避孕药和激素的历史，并询问其吸烟史、既往的瘢痕疙瘩 / 增生性瘢痕情况和整容手术情况。

有些患者自述其皮肤比较敏感，对于这类患者，在进行全脸化学剥脱之前，必须先选一小块隐蔽的区域进行斑点试验。

患者的职业也是一个很重要的考虑因素，尤其是那些从事户外工作的人。

与所有美容手术一样，医生应与患者充分交流沟通，了解患者的需求和真实预期，患者还应明白治疗前后皮肤护理的重要性，建议常规进行标准化照相记录和备案。

杰斯纳剥脱治疗的禁忌证包括：怀孕、6个月内接受了异维A酸治疗、活动性单纯疱疹感染等的患者。

4　术前准备

在最初的咨询阶段以及确定杰斯纳剥脱治疗方案后，应与患者进一步沟通讨论手术过程、术后护理、替代方法、治疗风险、并发症、治疗的局限性以及可能的进一步治疗，不要做出治疗完美的承诺。

对患者全脸及局部治疗区域进行拍照记录。

明确具体的剥脱治疗日期后，可在剥脱治疗前2~4周到治疗前3天进行术前准备，术前准备的目的是增强化学剥脱的效果，包括使角质层变薄、提高剥脱剂的均匀渗透能力、加速术后愈合以及降低色素沉着（PIH）和（或）瘢痕形成的风险。用0.05%的维A酸乳霜预处理至少2周可以加速术后皮肤愈合，预处理阶段使用的其他试剂包括对苯二酚、水杨酸、乙醇酸、曲酸、视黄醇、壬二酸、局部类固醇和防晒霜。

如果患者皮肤干燥、有刺激感和出现红斑时应警惕，另外防晒还可以减少炎症后色素沉着的风险。治疗前对患者进行的相关培训对于降低并发症发生的风险至关重要。

5　操作步骤

化学剥脱治疗前的清洁步骤可以保证剥脱剂的均匀渗透并获得均一的剥脱效果，是剥脱治疗必不可少的一步（图5-1）。具体操作非常简单，首先要彻底清洁皮肤和去除油脂，再用酒精或丙酮消除角质层中的碎屑，然后清洗皮肤并干燥。

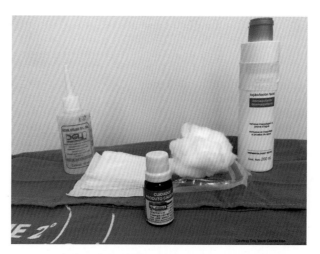

图5-1　治疗所需的材料包括洁面乳、70%酒精（或丙酮）、棉花、纱布和剥脱液

可用敷料、棉花、涂抹器或刷子涂刷剥脱剂（图 5-2），3min 或 4min 后可重新涂刷，然后用水清洗掉水杨酸结晶，增加涂刷层数会导致皮肤上的剥脱剂增多，增加其渗透深度。

深度等级：

Ⅰ级：涂刷 1 层，会导致轻度红斑和粉末状浅层剥脱（很容易去除）。

Ⅱ级：涂刷 2~3 层，可观察到更严重的红斑，以及斑点状的菲薄皮肤区域结霜，有轻微到中度的灼烧感（图 5-3）。

Ⅲ级：涂刷 3~4 层，导致结霜区域产生明显的红斑和中度灼烧感（图 5-4）。

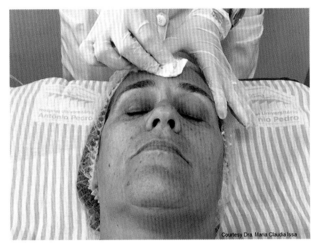

图 5-2 剥脱治疗应从额部开始，接着是颧骨区、鼻背 / 颏部和口周

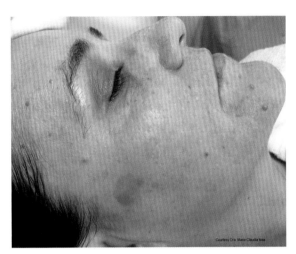

图 5-3 Ⅱ级深度：红斑以及斑点状结霜

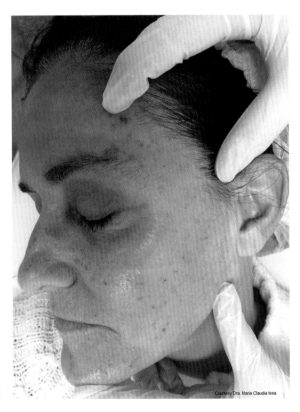

图 5-4 Ⅲ级深度：可观察到更明显的红斑

6 术后管理

应以书面形式告知患者剥脱治疗后需要注意的事项。剥脱治疗后应立即开始使用温和的润肤剂，24h 内术区避免沾水，24h 后才能正常地洗脸。如果患者术后立即出现严重的红斑，可以局部应用或口服类固醇激素。另外在治疗部位涂抹广谱防晒霜并建议患者避免阳光直晒也很重要（图 5–5、图 5–6）。

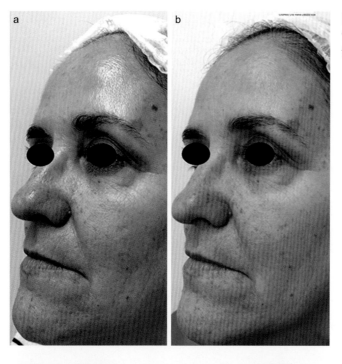

图 5–5 杰斯纳剥脱治疗一名菲茨帕特里克 III 型女性，2 次治疗后患者皮肤质地和光老化明显改善，治疗前（a）和治疗后（b）

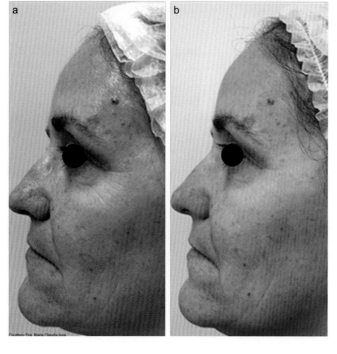

图 5–6 接受 2 次杰斯纳剥脱治疗后，患者眶周皱纹明显改善

7　并发症和副作用

通过精心的患者筛选，选择合适的剥脱方法（药物剂量、联合剥脱和涂刷技术），患者健康教育，充分的术前准备，精心的剥脱治疗以及术后管理，可以显著降低剥脱治疗并发症的发生风险。

术后并发症包括愈合延迟、细菌或单纯疱疹感染、持续性红斑、接触性皮炎、异常瘢痕、皮肤组织异常、炎症后色素沉着（PIH）及色素减退。早期发现和处理这些并发症是剥脱治疗成功的关键，剥脱后色素沉着可通过局部应用维 A 酸和皮肤美白剂（如：对苯二酚）进行治疗。

8　重点总结

- 杰斯纳溶液是一种具有角质分解活性的浅层化学剥脱剂，由 14% 的水杨酸、14% 的乳酸、14% 的间苯二酚和 95% 的乙醇组成。
- 杰斯纳剥脱治疗主要用于治疗光老化、轻度黄褐斑、炎症后色素沉着、痤疮和改善皮肤纹理。
- 杰斯纳剥脱治疗的并发症包括愈合延迟、细菌或单纯疱疹感染、持续性红斑、接触性皮炎、异常瘢痕、皮肤组织异常、炎症后色素沉着（PIH）及色素减退。
- 杰斯纳剥脱治疗的禁忌证：怀孕、6 个月内接受过异维 A 酸治疗、活动性单纯疱疹感染的患者。

9　词汇表

- 接触性皮炎：皮肤表面接触外源性物质后，在接触部位甚至以外部位发生的炎症性反应。接触性皮炎可分为刺激性接触性皮炎和过敏性接触性皮炎。
- 菲茨帕特里克皮肤分型：是美国哈佛医学院皮肤科医生菲茨帕特里克（Fitzpatrick）于 1975 年提出的一种人类肤色数字分类方法，根据皮肤经一定剂量的紫外线（UV）照射后产生红斑还是色素及其程度对皮肤进行分型。
- 杰斯纳剥脱：是一种浅层化学剥脱，可通过角质分解作用破坏部分或全部表皮，杰斯纳溶液配方中包括 14% 的间苯二酚、14% 的水杨酸和 14% 的乳酸，加乙醇至 100 mL。
- 光敏剂：是指与光结合后可导致物质或生物体产生敏感性反应的物质。
- 水杨酸中毒：大面积水杨酸剥脱治疗后一种罕见的并发症，临床表现包括头晕、耳鸣和中枢神经系统毒性。

参考文献

[1]　Bae BG, Park CO, Shin H, Lee SH, Lee YS, Lee SJ, Chung KY, Lee KH, Lee JH. Salicylic acid peels versus Jessner's solution for acne vulgaris: a comparative study. Dermatol Surg. 2013;39(2):248–253.

[2]　Bourelly PE, Lotsikas-Baggili AJ. Chemexfoliation and superficial skin resurfacing. In: Burgess CM,　editor.Cosmetic dermatology. Berlin:　Springer;　2005. p. 53–83.

[3]　Cortez EA, Fedok FG, Mangat DS. Chemical peels: panel discussion. Facial Plast Surg Clin North Am. 2014; 22(1):1–23.

[4]　Fischer TC, Perosino E, Poli F, Viera MS, Dreno B, Cosmetic Dermatology European Expert Group. Chemical peels in aesthetic dermatology: an update 2009. J Eur Acad Dermatol Venereol. 2010;24(3):281–292.

[5]　Jackson A. Chemical peels. Facial Plast Surg. 2014;30:26–34.

[6]　Jacobs A, Roenigk R. Superficial chemical peels. In: Draelos ZD, editor. Cosmetic dermatology – products &　procedures. Oxford: Wiley-Blackwell; 2010. p. 377–383.

[7]　Landau M. Chemical peels. Clin Dermatol. 2008; 26(2):20020–8.

[8]　Langsdon PR, Shires CB. Chemical face peeling. Facial Plast Surg. 2012;28:116–125.

[9]　Monheit GD, Chastain MA. Chemical peels. Facial Plast Surg Clin North Am. 2001;9:239–155.

[10]　Salam A, Dadzie OE, Galadari H. Chemical peeling in ethnic skin: an update. Br J Dermatol. 2013;169 Suppl 3:82–90.

[11]　Sharquie KE, Al-Tikreety MM, Al-MashhadanSA. Lactic acid chemical peel as a new therapeutic modality in melasma in comparison to Jessner's solution chemical peel. Dermatol Surg. 2006;32:1429–1436.

[12]　Yokomizo VMF, Benemond TMH, Chisaki C, Benemond PH. Chemical peels: review and a practical applications. Surg Cosmet Dermatol. 2013;5(1):58–68.

[13]　Zakopoulou N, Kontochristopoulos G. Superficial chemical peels. J Cosmet Dermatol. 2006;5:246–253.

第 6 章　复合浅层剥脱

João Carlos Lopes Simão, Carlos Gustavo Wambier

摘要

　　一些皮肤病治疗方法可以与浅层剥脱结合使用，通过增加表皮更新频率达到更好的治疗效果。为了获得均匀的肤色，可以联合应用调 Q 开关倍频 Nd-YAG532nm 和调 Q 开关 Nd-YAG1064nm 激光。治疗酒渣鼻时，可以采用浅层剥脱治疗联合强脉冲激光。浅层剥脱也可与冷冻疗法和 5- 氟尿嘧啶乳膏联合，以改善日光性角化病。浅层或中层剥脱治疗联合点阵激光能获得更均匀、更好的治疗效果。本章介绍如何更好地联合应用不同的治疗方法，并着重介绍经典联合剥脱和联合疗法的最新进展。

关键词

　　痤疮、痤疮瘢痕、黄褐斑、炎症后色素沉着、光损伤、光老化、化学剥脱、水杨酸、乙醇酸、丙酮酸、苦杏仁酸、杰斯纳溶液、改良的杰斯纳溶液、α-羟基酸混合物、维 A 酸剥脱

目录

1　引言

　　浅层剥脱的目的是最大限度地提高表皮的更新频率，更快取得良好的治疗效果。浅层剥脱最好的适应证就是治疗由痤疮引起的炎症后色素沉着（PIH）或浅层红斑增生型瘢痕。如果让皮肤按照自然速度愈合，这些疾病需要 6~12 个月才能自我修复，其间还不能出现新的痤疮皮损，但是如果接

受浅层化学剥脱治疗的话，这一修复过程仅需要 1~2 个月。如果患者局部应用维 A 酸或壬二酸，其皮肤修复时间会介于自然修复和化学剥脱之间。

浅层剥脱治疗的其他适应证包括痤疮、油性皮肤、黄褐斑、不规则晒斑和黑变病。浅层剥脱可与其他治疗方法相结合，通过协同效应增加治疗效果。本章的目的是为读者介绍如何安全有效地进行浅层联合剥脱治疗。

2 适应证和局限性

浅层联合剥脱是为了增加剥脱强度和药物的渗透性，并通过提高表皮更新速度从而加速皮肤的恢复，后者可通过浅层剥脱与其他治疗方法的联合应用来实现。一些浅层治疗方法可能不会增加表皮的更新，所以治疗后的病灶需要较长时间恢复。强脉冲激光（IPL，又称光子嫩肤）和倍频调 Q 开关 Nd-YAG532nm 激光通过在雀斑或黑变病部位形成棕色鳞屑而导致皮肤表面暂时性变黑。

浅层联合化学剥脱治疗的主要局限性是有些患者不能忍受刺激或暂时的灼痛，极少数患者会对化学药品过敏。

3 与其他剥脱剂联合

在使用中层渗透深度的 35%~40% 三氯乙酸之前，先使用浅层剥脱可以提高其渗透性，从而使效果更加均匀，同理，在使用 5% 维 A 酸剥脱之前，可先使用 30% 的水杨酸剥脱。相比单一浅层剥脱，联合剥脱采用多种剥脱剂，可以更快地控制痤疮和解决痤疮瘢痕（图 6-1）。5% 维 A 酸可以作为一种"免洗型"面膜，因为它没有任何特殊的即刻效果，它的 pH 几乎是生理性的，其作用机制是通过细胞核维 A 酸受体和蛋白质合成调节，治疗作用从第二天开始出现，在 48h 后效果更为显著，通常可持续 48~72h。因此，在各种剥脱治疗（如 10% 三氯乙酸、30% 水杨酸、杰斯纳溶液、改良的杰斯纳溶液和乙醇酸）中，经过去除残留化学物质或中和后，很短时间内即可使用这种"家用的黄色面膜"。添加肤色颜料（中性色）和防晒霜可以改善 5% 维 A 酸面膜，这些添加剂可以保护高度光敏的维 A 酸免受可见光和紫外线的破坏。

为了改善黑头、粉刺、痤疮和毛孔粗大，我们首选的联合方案是水杨酸 -PEG（水杨酸 - 聚乙二醇），先在皮肤上施用 5~10min，再用柔软湿润的人造丝材料去除，最后使用 5% 维 A 酸面膜（溶液或乳膏），因为水杨酸 -PEG 不会蒸发或深入毛囊，因此这种联合特别有效。使用维 A 酸、全反式维 A 酸（ATRA）后，残留在毛囊的剥脱剂和面膜混合在一起，产生两种药物双重封闭毛囊的效果。

对于广泛而明显的面部光老化性角化病（AKs）患者，为了治疗整个病变区域，可以使用许多方法，包括光动力疗法（PDT）、中层或深层化学剥脱或磨皮，但是这些方法通常应该有计划地实施，而且患者还必须安排好休假康复时间。痛苦小无须患者休假的治疗包括日光 PDT 和浅层剥脱治疗，

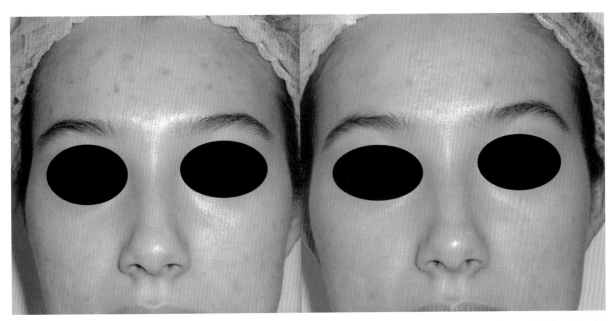

图 6-1　联合使用浅层剥脱治疗伴有炎症后色素沉着和红斑的表浅面部痤疮后瘢痕。每 2 周进行 1 次治疗。左：第一次用 30% 水杨酸和水乙醇溶液治疗后，去除伪霜，并敷上 5% 维 A 酸乳膏面膜 4h。右：第 2 次治疗后

或者在较厚的光老化性角化部位进行局部冷冻治疗或使用 Efudex®、5% 5- 氟尿嘧啶（5-FU）乳膏面膜，浅层剥脱剂可选择 30%SA-HA、杰斯纳溶液、70% 乙醇酸或 40%～50% 丙酮酸。这些治疗可以每 7～14 天重复 1 次，通常治疗 5 次后，可以达到触摸不到光老化性角化的效果。整个联合治疗可以按照以下程序进行：40% 丙酮酸剥脱 5min；用 10% 碳酸氢钠溶液中和；用湿润的人造丝软质材料去除残留的碳酸氢钠；用纱布海绵擦拭光老化性角化区域；应用 Metvix®，日光照射 2h，或照射 37J/cm² 红色 LED（约 7min）；在较厚的光老化性角化上进行冷冻治疗；5% 5-FU 面膜敷 4～6h。这个治疗程序很有价值，可以在一次治疗中去除大多数明显的光老化性角化病。

4　调 Q 开关 Nd-YAG 激光联合

为了最大限度地发挥低频调 Q 开关 1064nm 激光的亮肤效果，可以联合使用浅层化学剥脱，例如改良的杰斯纳溶液（图 6-2），含有 17% 乳酸、17% 水杨酸和 8% 柠檬酸的乙醇溶液，5% 的视黄酸果皮（图 6-3 和图 6-4）。

虽然黑变病和黄褐斑可使用美白处方乳膏和防晒霜来治疗，但是口服氨甲环酸联合低频 1064nm 调 Q 开关 Nd-YAG 激光可能提高治疗效果（施恩等，2013 年）。有些患者，即使坚持家庭治疗 + 防晒霜 + 激光治疗，效果仍然不佳，这时联合使用浅层剥脱可能有效（图 6-2～图 6-5）。

局部或全脸的 532nm 调 Q 开关 Nd-YAG 激光治疗会在黑色素治疗部位产生黑褐色斑点，褐色痂皮的自然剥脱通常需要 10 天以上，为了表皮恢复，面部治疗通常需要坚持 7～11 天，以便炎症快速消退，并降低炎症后色素沉着（PIH）的风险，其他部位如手和脚，治疗可能需要 6 周以上的时间，直到这些斑点消失或仅有轻度的色素沉着。

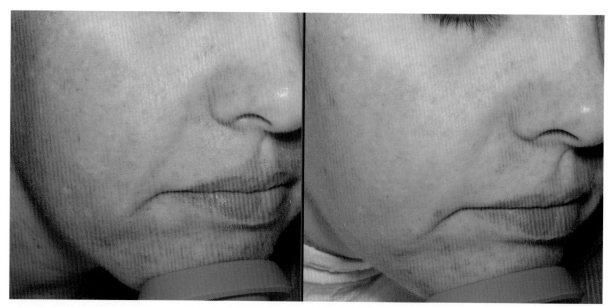

图 6-2 调 Q 开关 Nd-YAG 1064nm 激光联合双层改良的杰斯纳溶液剥脱，用于治疗痤疮引起的炎症后色素沉着和顽固性黄褐斑（每 2 周治疗 1 次）。左：治疗之前。右：6 次治疗之后

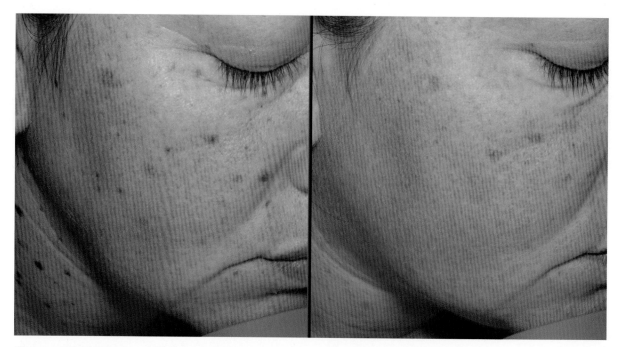

图 6-3 面部和颈部痣、油性皮肤和弥漫性黑变病的治疗。每月接受调 Q 开关 Nd-YAG 1064nm 激光 +5% 维 A 酸剥脱联合治疗。左：治疗之前。右：4 次治疗之后

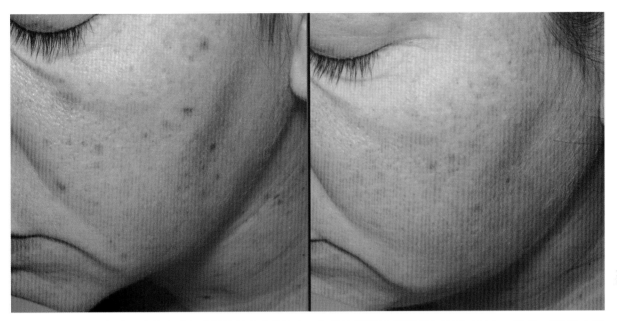

图 6-4　面部和颈部痣、油性皮肤和弥漫性黑变病的治疗。每月接受调 Q 开关 Nd-YAG 1064nm 激光 +5% 维 A 酸剥脱联合治疗。左：治疗之前。右：4 次治疗之后

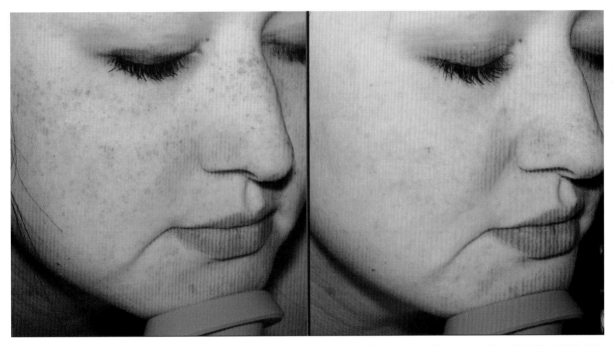

图 6-5　黄褐斑和雀斑的治疗，每月接受 1064nm 和 532nm 调 Q 开关 Nd-YAG 激光 +5% 维 A 酸剥脱面膜联合治疗（3h）。左：治疗之前。右：2 次治疗之后

　　因此，为加快愈合时间，应在激光治疗后立即进行浅层剥脱，浅层剥脱也可以用于改善治疗后期的 PIH。532nm Q 开关 Nd-YAG 激光与 5% 的维 A 酸剥脱联合应用于面部皮肤治疗，可缩短患者的休息时间，而且不会影响最终效果（图 6-6、图 6-7）。

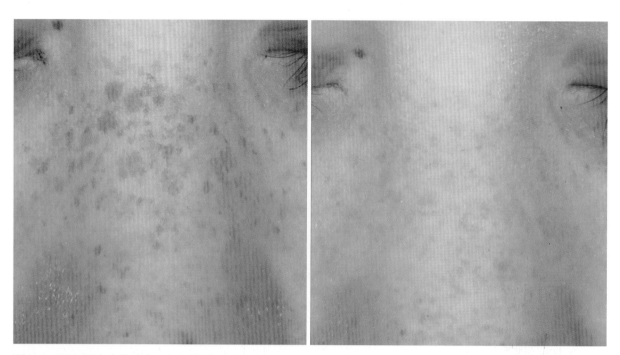

图 6-6 面部黑变病的治疗，每月接受 1064nm 和 532nm 调 Q 开关 Nd-YAG 激光 +5% 维 A 酸剥脱面膜（3h）联合治疗。左：治疗之前。右：3 次治疗之后

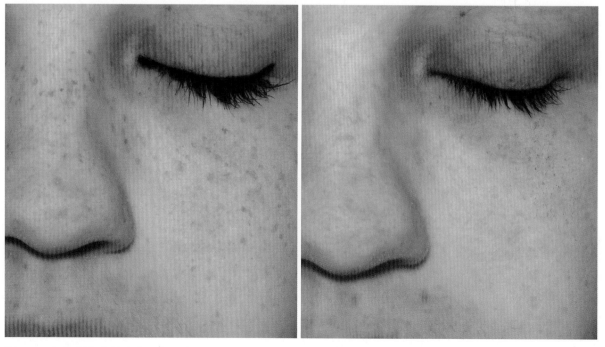

图 6-7 面部黑变病的治疗，每月接受 1064nm 和 532nm 调 Q 开关 Nd-YAG 激光 +5% 维 A 酸剥脱面膜（3h）联合治疗。左：治疗之前。右：3 次治疗之后

5　与强脉冲激光（IPL）联合

强脉冲激光（IPL）设备是利用特殊的灯，发射 400~1200nm 波长的多色、非相干、非平行光束。根据特定的皮肤目标（黑色素、血红蛋白和水）以及微生物（如痤疮丙酸杆菌）产生的卟啉，可以选择不同光谱。IPL 与面部浅层剥脱联合应用可治疗某些色素病变以及痤疮性病变。

5.1　日光性黑变病、雀斑、炎症后色素沉着

520~540nm、10~15ms 的短脉冲 IPL 可被黑色素大量吸收，而对于炎症后色素沉着，可使用更长的脉冲和较低的能量，并结合更多的治疗次数。一般需要 5~10min 来观察治疗区域的即时反应，可以观察到生色团黑色素浓度高的病变区变暗，伴周围水肿和红斑，而其他的区域应为没有足够的生色团靶点，因此几乎没有反应。

治疗后可使用含 5% 的维 A 酸 [全反式维 A 酸（ATRA）] 的乳膏，但切勿使用含有酒精或其他刺激性的药剂，以免造成皮肤灼热感。4~6h 后，患者可在家中自行去除维 A 酸乳膏，清洁时可使用卸妆水，效果很好。在 IPL 后不久即出现非常严重的红斑和（或）灼热感的患者，建议同时应用中低效皮质类固醇乳膏。对于炎症后色素沉着，建议在 IPL 后局部应用皮质类固醇激素，并在回家后继续使用激素 1 周，应注意炎症后色素沉着的治疗不应过于激进，从而避免色素沉着恶化。

经 IPL 治疗后，黑色素细胞病变部位变暗，出现鳞屑和结痂，应用维 A 酸可促进表皮的更新以及黑色素的分散和去除。

5% 全反式维 A 酸能促进全脸均匀脱皮，提高 IPL 的治疗效果。当然，也可使用其他类型的含或不含维 A 酸的产品，前提是它们与联合治疗方法（维生素 C、阿魏酸等）相兼容。

由于有较高风险导致持续或永久性色素变化，因此不建议对菲茨帕特里克Ⅳ~Ⅵ型患者进行 IPL 治疗。

5.2　痤疮

痤疮、粉刺、丘疹和脓疱的病变可以采用 400nm 波长的 IPL 治疗，400nm 波长可被痤疮丙酸杆菌产生的卟啉吸收，进而导致活性氧的产生，发挥杀菌效果。

波长为 400nm 的 IPL 可降低炎症性渗透物的密度、减小皮脂腺，有效治疗痤疮，尤其是炎症性病变。

使用 IPL 治疗痤疮应该每周 1 次。如果联合剥脱治疗，可根据皮肤的剥脱反应，每周或每 2 周治疗 1 次，IPL 治疗可用于轻度至中度痤疮。IPL 治疗后立即联合应用传统的 30% 水杨酸 - 乙醇酸浅层剥脱，可以促进痤疮和炎症病变的快速改善。

水杨酸是一种亲脂性 β - 羟基酸，可去除与角质层浅层上皮细胞周围角质包膜共价附着的细胞间脂质，从而降低角质细胞的内聚力导致脱皮，同样，水杨酸具有溶解痤疮和脱水的作用，促进痤疮和炎性病变的消退。

应用 30% 水杨酸剥脱治疗后产生的伪霜可轻轻去除，去除水杨酸后，使用 5% 的维 A 酸，并保持 4~6h，效果会更好，可以每 2 周或更长时间治疗 1 次。联合剥脱治疗可促进痤疮，尤其是黑头、粉刺皮损的改善，不仅皮肤剥脱更为均匀，而且炎症后色素沉着更轻微。

使用以聚乙二醇为溶剂的水杨酸一般不产生灼烧感、红斑、脱屑和结痂，也不导致皮肤组织炎症反应，炎症后色素沉着的发生风险较小。另外，治疗后无伪霜，与皮肤接触 5min 后即可将剥脱剂清除。

6　与剥脱性点阵激光联合

目前剥脱性点阵激光可采用 3 种波长：CO_2（10 600nm）、Erb：YAG（2940nm）和 Erb：YSGG（2790nm）。Erb：YAG（2940nm）主要被组织中的水吸收，穿透性较弱，余热损伤较小。CO_2（10 600nm）对水的吸收系数较低，可造成较大的余热损伤。Erb：YSGG（2790nm）特性介于上述两者之间。剥脱性点阵激光治疗后，网状真皮和乳头状真皮中会产生新生胶原纤维、促进组织重塑，这一过程至少持续 3 个月。

剥脱性点阵激光作用于微治疗区域（MTZ）内真皮 / 表皮中的水分子，利用点阵微孔通道周围正常皮肤的平行修复功能，促进治疗区域的愈合（劳巴赫等，2006 年；罗巴蒂和阿萨迪，2017 年）。根据现有文献，点阵激光形成的微孔通道有助于局部药物透过皮肤。目前研究最多的两种激光器是 CO_2 激光和 Erb：YAG 激光。

尽管有数篇文献显示点阵激光具有以上效果，但一些组织学研究发现：MTZ 中迅速形成的纤维蛋白会阻塞局部形成的通道，因此对点阵激光是否有效提出了异议。这些纤维蛋白最初形成于通道的真皮部分，并逐渐发展到通道的表浅部分，在 5min 内可有超过 25% 的通道长度被一个纤维蛋白栓子填塞，随着时间的推移，通道继续被填塞：在 90min 时，超过 90% 的通道被填塞。

5% 维 A 酸是剥脱性激光治疗后最适宜的表面剥脱剂。维 A 酸可刺激胶原蛋白更新，使 MTZ 之间的区域均匀性脱皮，维 A 酸介质最好是乳膏且不能含酒精成分。我们观察到采用激光 + 维 A 酸联合治疗后，皮肤的肤色和质地更为均匀，在 1 个疗程中，采用 IPL+CO_2 / Erbium+ATRA 效果更优。即使是有完整的皮肤屏障，维 A 酸仍有很高的渗透能力，随着 MTZ 的形成，维 A 酸能更快地到达深层，增强其效能。

杰斯纳溶液和 35% 的三氯乙酸剥脱治疗后，结合使用剥脱性点阵激光（如 CO_2 激光），利用 MTZ 局灶性光热作用，可以实现整个表皮的均匀剥脱。这种联合治疗方法可以有效地治疗黑变病以及光老化性和脂溢性角化病、更新表皮、诱发胶原蛋白再生，使患者皮肤显著年轻化（图 6-8~图 6-11）。点阵激光和化学剥脱联合治疗，应由具备丰富经验的专业医生实施。

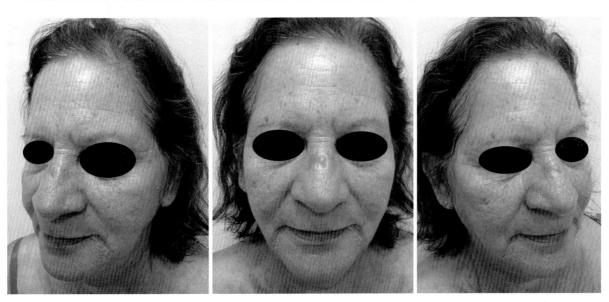

图 6-8　杰斯纳溶液 +35% 三氯乙酸 +CO$_2$ 激光治疗前

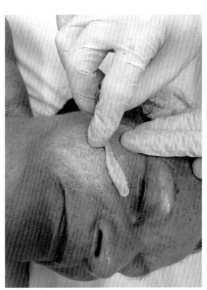

图 6-9　杰斯纳溶液 +35% 三氯乙酸治疗后，可观察到结霜

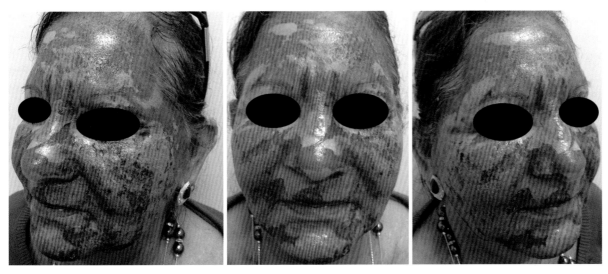

图 6-10　杰斯纳溶液 +35% 三氯乙酸 +CO$_2$ 激光治疗，术后 4~15 天

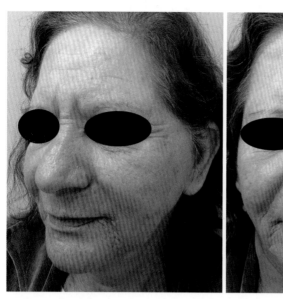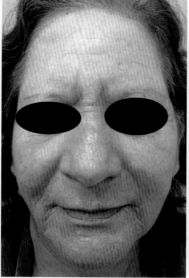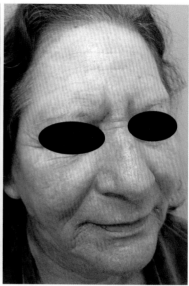

图 6-11 杰斯纳溶液 +35% 三氯乙酸 +CO$_2$ 激光治疗，术后第 15 天

7 重点总结

- 在联合治疗中经常用到浅层剥脱，以及其他的剥脱技术。
- 调 Q 开关 532nm 激光或 IPL 联合浅层剥脱，可加速黑变病皮肤的剥脱。
- 激光或 IPL 治疗导致皮肤受伤后，浅层剥脱最好采用维 A 酸，因为维 A 酸没有即时剥脱作用。
- 剥脱性点阵激光治疗之前可以使用任何浅层或中层剥脱，从而提高治疗的均匀性，但是这种联合治疗应由有经验的医生实施。

参考文献

[1] Ahn HH, Kim IH. Whitening effect of Salicylic acid peels in Asian patients. Dermatol Surg. 2006;32:372–375.

[2] Barakat MT, Moftah NH, El Khayyat MA, Abdelhakim ZA. Significant reduction of inflammation and sebaceous glands size in acne vulsaris lesions after intense pulsed light treatment. Dermatol Ther. 2017;30(1):1–5.

[3] Babilas P, Schremi S, Szeimies RM, et al. Intense pulsed light (IPL): a review. Lasers Surg Med. 2010;42(2):93–104.

[4] Choi YS, Suh HS, Yoon MY, et al. Intense pulsed light vs. pulsed-dye laser in the treatment of facial acne: a randomized split-face trial. J Eur Acad Dermatol Venereol. 2010;24:773–780.

[5] Cook KK, Cook WR. Chemical peel of nonfacial skin using glycolic acid gel augmented with TCA and neutralized based on visual staging. Dermatol Surg. 2000;26(11):994–999.

[6] Cucé LC, Bertino M. Re: reharding tretinoin peeling.Dermatol Surg. 2002;28(11):1097.

[7] Cucé LC, Bertino MCM, Scattone L, Birkenhauer MC. Tretinoin peeling. Dermatol Surg. 2001;27(1):12–14.

[8] Dainichi T, Ueda S, Furue M, Hashimoto T. By the grace of peeling: the brace function of the stratum corneum in the protection from photo-induced keratinocyte carcinogenesis. Arch Dermatol Res. 2008a;300(Suppl): S31–38.

[9] Dainichi T, Ueda S, Imayama S, Furue M. Excellent clinical results with a new preparation for chemical peeling in acne: 30% Salicylic acid in polyethylene glycol vehicle. Dermatol Surg. 2008b;34(7):891–899.

[10] Degitz K. Phototherapy, photodynamic therapy and lasers in the treatment of acne. J Dtsch Dermatol Ges. 2010;7:1048–1054.

[11] DiBernardo BE, Pozner JN. Intensed pulsed light therapy for skin rejuvenation. Clin Plast Surg. 2016;43(3): 535–540.

[12] Ivanov II, McKenzie BS, Zhou L, Tadokoro CE, Lepelley A, Lafaille JJ, et al. The orphan nuclear receptor ROR gammat directs the differentiation program of proinflammatory IL-17+ T helper cells. Cell. 2006; 126(6):1121–1133.

[13] Kositratna G, Evers M, Sajjadi A, Manstein D. Rapid fibrin plug formation within cutaneous ablative fractional CO2 laser lesions. Lasers Surg Med. 2016;48:125–132.

[14] Laubach HJ, Tannous Z, Anderson RR, Manstein D. Skin responses to fractional photothermolysis. Lasers Surg Med. 2006;38(2):142–149.

[15] Lee HS, Kim IH. Salicylic acid peels for the treatment of acne vulgaris in Asian patients. Dermatol Surg. 2003;29:1196–1199.

[16] Lee W, Shen S, et al. Skin permeation of small-molecule drugs, macromolecules, and nanoparticles mediated by a fractional carbon dioxide laser: the role of hair follicles. Pharm Res. 2013;30:792–802.

[17] Monheit GD. Medium-depth chemical peels. Dermatol Clin. 2001;19(3):413–425, vii.

[18] Robati RM, Asadi E. Efficacy and safety of fractional CO2 laser versus fractional Er:YAG laser in the treatment of facial skin wrinkles. Lasers Med Sci. 2017;32(2):283–289.

[19] Rohrich RJ, Herbig KS. The role of modified Jessner's solution with 35% trichloroacetic acid peel. Plast Reconstr Surg. 2009;124(3):965–966.

[20] Shin JU, Park J, Oh SH, Lee JH. Oral tranexamic acid enhances the efficacy of low-fluence 1064-Nm quality-switched neodymium-doped yttrium aluminum Garnet laser treatment for melasma in Koreans: a randomized, prospective trial. Dermatol Surg. 2013; 39(3 PART 1):435–442.

[21] Sklar LR, et al. Laser assisted drug delivery: a review of an evolving technology. Lasers Sur Med. 2014; 46:249–262.

第 7 章　三氯乙酸剥脱

Patrick Silva Damasceno, Izelda Maria Carvalho Costa, Keila Gabrielle Pati Gomes

摘要

　　化学剥脱术是在局部皮肤上应用特定化学药物，产生可控的、特定深度的损伤，以去除角质层及病变组织，并使表皮和真皮组织再生，改善皮肤质地的方法。几千年来，人们一直在使用化学剥脱来改善皮肤的健康状况和外观。1882 年，德国皮肤科医生乌纳发现了三氯乙酸（TCA）、苯酚、间苯二酚和水杨酸对皮肤的剥脱作用。当今社会，人们越发重视自己的外表，因此对护肤品、医疗美容等的需求和期望也不断提高。值得注意的是，将杰斯纳溶液与 35% 的三氯乙酸混合后进行中层剥脱可以显著改善皮肤的中度光老化迹象，这种情况仅通过单一化学剥脱剂很难达到。本章旨在对化学剥脱术的分类、适应证、禁忌证、皮肤准备、中层皮肤化学剥脱术以及使用三氯乙酸进行中层剥脱存在的一些并发症进行探讨。

关键词

　　化学剥脱术、三氯乙酸（TCA）、剥脱、中层剥脱、杰斯纳溶液、术后护理、并发症

目录

1　引言

几千年来，人们一直使用化学剥脱术来改善皮肤的健康和外观。相关研究显示，古埃及人善于通过化学剥脱剂来进行换肤，以达到改善皮肤质地的目的，当时的埃及艳后就开始使用酸奶（已知含有乳酸）来使皮肤变得更加光滑，这也是关于"化学剥脱术"的首次记录，后来，在法国大革命期间，皇宫内的贵妇们使用陈酒（已知含有酒石酸）来改善皮肤的外观，但是，直到 1882 年，德国皮肤科医生乌纳才对三氯乙酸（TCA）、苯酚、间苯二酚和水杨酸在化学焕肤中的剥脱作用进行了报道。在 20 世纪中期，医生们学会了使用化学剥脱剂（例如苯酚和三氯乙酸）来修复面部和改善粉刺瘢痕的治疗方法，在 20 世纪 80 年代末，医生们发现了一种治疗后恢复快的新型化学剥脱剂—— α- 羟基酸。

当今社会，人们越发重视自己的外表，因此他们对护肤品、医生的专业指导以及医学治疗的需求也越来越多。尽管早在 100 多年前，人们就已经开始在皮肤科领域使用剥脱术来进行相关疾病的治疗，但是人们也只是在过去几十年里才将这一技术发挥到"极致"。需要承认的事实是，尽管化学剥脱术具有较高的安全性以及有效性、操作简单、患者花费低、效果可靠，但是随着时间的推移，机械磨削术（电动或手动磨削）以及激光磨削术等新技术相继出现，化学剥脱术逐渐受到人们的轻视。不过，值得注意的是，将杰斯纳溶液与 35% 的三氯乙酸混合后进行中层剥脱可以显著改善皮肤的中度光老化现象，这种中度的光老化通常很难通过单一化学剥脱剂达到理想的效果。

化学剥脱术是在局部皮肤上应用特定化学药物，产生可控的、特定深度的损伤，以去除角质层及病变组织，并使表皮和真皮组织再生，改善皮肤质地的方法。通过控制剥脱剂的浓度，可以有效控制剥脱的深度。相关研究显示，不同浓度的三氯乙酸（TCA）可用于极浅层剥脱、浅层剥脱和中层剥脱（表 7-1）。

表 7-1　根据作用深度对皮肤剥脱术进行分类

分类	深度	示例
极浅层化学剥脱剂	角质层	TCA 10% 乙醇酸（GA）30%~50% 水杨酸 20%~30% 杰斯纳溶液（1~3 遍） 维 A 酸 1%~5%
浅层化学剥脱剂	基底层	TCA 10%~30% GA 50%~70% 杰斯纳溶液（4~7 遍）
中层化学剥脱剂	真皮网状层上层	TCA 35%~50% GA 70%+35%TCA 杰斯纳溶液 +35%TCA 干冰 +35%TCA
深层化学剥脱剂	真皮网状层中层	贝克尔 - 高登苯酚剥脱剂

2 适应证

需要注意的是，在术前会诊过程中应评估患者是不是理想的治疗对象，尽可能避免对存在严重风险的患者进行剥脱治疗，并对一些特殊患者制定格外谨慎的治疗策略。目前，中层剥脱的适应证包括表皮损伤、色素紊乱、痤疮和美容治疗（表 7-2）。除此之外，相关研究还发现，较浅的剥脱可以与较深的剥脱一起进行。

对于浅层剥脱术而言，皮肤光老化是其最为常见的一个适应证。相关研究显示，对于这类患者，在剥脱深度方面，格洛高量表能够为他们带来非常大的帮助（表 7-3）。根据该量表的分类，Ⅰ 型患者可以通过化学剥脱或微晶磨削结合美容方法（例如乙醇酸、外用维 A 酸、活性化妆品配方）进行治疗，因为这类患者通常较为年轻，且皮肤的光老化迹象并不明显；对于 Ⅱ 型患者而言，推荐进行中层剥脱术，并辅以长期药物治疗 [α - 羟基酸（AHA）和（或）维 A 酸]；Ⅲ 型患者则需要接受长期治疗，治疗方案包括中层剥脱术（可辅助磨削术）、深层剥脱术、机械磨削术、激光磨削术，上述治疗方法也可以联合进行；对于 Ⅳ 型患者来说，除了上述治疗措施外，他们还需要接受一些外科手术治疗（例如眼睑成形术、除皱术、瘢痕修复术和其他手术），才能达到理想的效果。

表 7-2 中层剥脱术的适应证

表皮病变
脂溢性角化病
日光性角化病
角化病疣
粟粒疹
皮脂腺增生
黑质丘疹性皮肤病
色素性疾病
黄褐斑
炎症后色素沉着
雀斑
老年斑
面部黑色病
与痤疮相关的疾病
轻度痤疮瘢痕
后遗症色素沉着
粉刺痤疮
痤疮刺激性皮肤病
寻常痤疮 - 轻度至中度严重痤疮
美容
光老化
细小皱纹
毛孔粗大
浅层瘢痕

表 7-3　格洛高光老化分类

Ⅰ型：无皱纹

早期光老化：轻度色素沉着，轻微皱纹，无皮肤角化
患者一般年龄：20 多岁或 30 多岁
化妆：淡妆或不化妆

Ⅱ型：活动性皱纹

轻度至中度光老化：早期可见老年斑，开始出现活动性皱纹，可触到皮肤角化，但不会看到
患者一般年龄：30 多岁或 40 多岁
化妆：通常涂点粉底遮盖

Ⅲ型：静态性皱纹

高度光老化：有明显的色素异常，毛细血管扩张，皮肤角化明显，出现静态性皱纹
患者一般年龄：50 岁以上
化妆：涂厚厚的粉底

Ⅳ型：皱纹

严重的光老化：皮肤呈黄灰色，有皮肤恶性肿瘤病史，全身有皱纹，没有正常皮肤
患者一般年龄：60~70 岁
化妆：压根不能化妆

在讨论相关的适应证时，还需要注意一些问题。从美学角度看，头部和颈部是最为重要的部位，因此治疗颈部时一定要小心，因为颈部容易出现一些并发症。众所周知，毛囊皮脂腺单位较多的部位可以获得更好的上皮再生效果。除此之外，手部以及手臂治疗时也要特别谨慎，因为也会出现一些不可预测的结果，甚至有时治疗效果不明显。相关研究已经证实，对于化学剥脱剂而言，其对表皮层病变（日光性角化病、雀斑）的治疗效果要明显优于真皮层病变。

在制订剥脱治疗方案时，医生还要考虑到患者的耐受力和期望值。有些患者并不希望冒着出现严重并发症的风险来接受一些"激进"的皮肤治疗措施，而有些患者仅仅希望对某些非重点的部位进行治疗。在对患者进行治疗时，医生既要考虑患者的病情严重程度，又要顾及患者的治疗意愿。医生也可以通过数据以及治疗效果展示来打消患者的顾虑。但是，这一切的前提都是，医生要真诚地对待每一位患者，并愿意针对一些结果、风险、优势以及相关替代方案与患者进行探讨。

3　禁忌证

治疗前，需要询问患者的艾滋病、肝炎、免疫系统疾病史以及免疫抑制剂类药物的使用史，因为这些患者在治疗后出现继发性感染的风险较高。同样，具有瘢痕增生或瘢痕疙瘩病史的患者也值得重点关注，因为这些患者在接受剥脱治疗后可能会出现较严重的结果。另外还需要考虑患者的菲茨帕特里克皮肤分类，因为相关研究显示Ⅳ、Ⅴ和Ⅵ型皮肤治疗后容易出现炎症后色素沉着（表7-4），还要对使用避孕药、激素或二甲胺四环素的患者着重注意，因为他们出现炎症后色素沉着的

表 7-4 菲茨帕特里克皮肤分型

皮肤类型	皮肤颜色	对第一次夏季日晒的反应
I	白色	总是晒伤，从来不会晒黑
II	白色	经常晒伤，难以晒黑
III	白色	有时轻度晒伤，皮肤呈棕褐色
IV	中等棕色	很少晒伤，很容易晒黑
V	深棕色	极少晒伤，很容易晒黑
VI	黑色	不会晒伤，非常容易晒黑

风险很高。还有必要对患者的面部手术史、剥脱治疗史或最近 6 个月口服异维 A 酸的情况进行详细了解，因为这些也会增加患者术后并发症的发生风险。患者接受放射治疗的信息也十分重要，因为放射治疗会破坏毛囊皮脂腺单位，进而对皮肤再生产生显著的负面影响。

另外，对有些皮肤病患者应给予特别护理。白癜风和银屑病患者可因为出现同型反应引起病情加重。酒渣鼻患者由于存在血管舒缩不稳的问题在术后可能会出现过度的炎症反应。化学剥脱引起的创伤有可能会促进红斑狼疮、硬皮病等自身免疫性疾病的复发。浅层剥脱术禁忌证可分为绝对禁忌证和相对禁忌证（表 7-5）。

除了上述禁忌证外，还要考虑患者是否有皮肤炎症（脂溢性皮炎、视黄素性皮炎等）以及患者的皮肤厚度。炎症越严重、皮肤越薄的患者，化学剥脱剂的渗透就会越深，进而导致并发症发生的概率显著增加。需要注意的是，毛细血管扩张症并不是化学剥脱术的适应证，很多时候患者对治疗结果不会满意，甚至剥脱术后皮肤颜色变浅，会加重毛细血管扩张。

患者必须完全了解化学剥脱术的局限性、术前准备、术后护理、存在的风险和潜在的好处，必须在治疗前签署知情同意书。如果您无法做到对医生充分信任，那么不建议您进行这种治疗。

表 7-5 浅层剥脱和深层剥脱的禁忌证

绝对禁忌证

开放性伤口
活动性感染（细菌、病毒或真菌）
最近 6 个月口服过异维 A 酸
妊娠
有光敏药物服用史
对治疗结果抱有不切实际期望者
不配合的患者（不及时防晒或按医嘱服用药物者）
医患关系不佳

相对禁忌证

6 个月内施行过面部手术
有异常瘢痕形成或伤口愈合延迟病史
有色素沉着病史
有放射治疗史
菲茨帕特里克IV、V和VI型皮肤
活动性皮肤病病史，如脂溢性皮炎、酒渣鼻、过敏性皮炎、白癜风、接触性皮炎和牛皮癣等

4　三氯乙酸化学剥脱

三氯乙酸（图 7-1）的用途十分广泛，可以根据不同的浓度（表 7-1）、皮肤准备情况、涂抹的次数及所用技术实现极浅层剥脱、浅层剥脱和中层剥脱。三氯乙酸最常用于中层剥脱，特别是用于治疗色素沉着和早期面部皱纹。

作为一种强腐蚀性物质，三氯乙酸主要通过将硝酸蒸气中的物质在氯醛酸上蒸馏而得。在日常生活中，它是一种除草剂，是干洗法的主要代谢物，也是一种化学剥脱剂。它几乎没有毒性，即使以较高的浓度涂抹在皮肤上也不会中毒。三氯乙酸具有非常低的 pKa，比其他化学剥脱剂的效果更好。当三氯乙酸穿过皮肤各层时，会被自动"中和"，促使皮肤蛋白质凝固。

众所周知，三氯乙酸的剥脱效果与浓度和用量成正比。较高浓度的三氯乙酸具有更高的酸性，渗透性会更强。另外，在操作过程中，涂的层数越多或施加的压力越大，皮肤的渗透就更深。注意有些治疗部位可能需要涂抹多层（在相同的浓度下）才能达到相同的"结霜"水平（图 7-2）。作为三氯乙酸治疗的一个特征，皮肤视觉变化（从淡斑到白色结霜）预示着蛋白质凝固的程度。

三氯乙酸化学剥脱剂应储存在通风良好的阴凉干燥处。储存容器应坚固，最好保存在不透明的玻璃瓶之中。

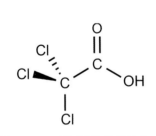

图 7-1　三氯乙酸的分子结构

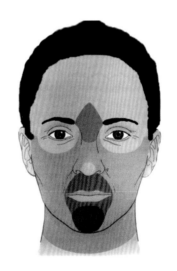

图 7-2　皮肤对三氯乙酸的反应，皮肤偏黑的部位需要多涂抹几次

5　三氯乙酸中层化学剥脱

中层剥脱会导致表皮和真皮乳头层的水肿和均质化，偶尔还会导致真皮网状上层坏死（0.45mm），在术后几天经组织学检查可发现散在淋巴细胞浸润。由于三氯乙酸的渗透性较强，患者治疗后的恢复时间比浅层剥脱术的患者要长，通常在 7~14 天。研究结果显示，患者术后 3 个月

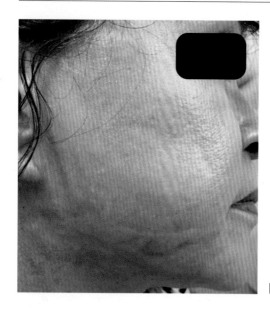

图 1-7-3 50% 三氯乙酸治疗 6 个月后出现的瘢痕

胶原蛋白生成增加、真皮乳头层扩张，真皮层中部出现一条增厚的纤维带。三氯乙酸的治疗效果主要是由于胶原蛋白、糖氨基聚糖和弹性蛋白合成增加所致的。这种组织学变化与临床上皮肤的改善相吻合。

多年来，浓度为 40%~50% 的三氯乙酸一直是中层剥脱的"金标准"。然而，三氯乙酸治疗后并发症的发生率较高，如色素异常和瘢痕畸形（图 7-3），因此需要通过综合治疗来进行中层剥脱：首先使用表面活性剂对表皮进行剥脱，然后再使用 35% 的三氯乙酸（35%TCA）。通过这两个步骤，最终的结果将更可控，治疗过程更顺畅，三氯乙酸可渗透到真皮乳头层。

当前在中层剥脱术中，人们使用最多的化学剥脱剂组合是杰斯纳溶液 +35% 三氯乙酸（蒙海特组合）、70% 乙醇酸 + 35% 三氯乙酸（科尔曼组合）以及干冰 + 35% 三氯乙酸（布罗迪组合）。这些组合的治疗效果与高浓度的三氯乙酸治疗效果一样，并且具有更高的安全性。值得注意的是，多次浅层化学剥脱通常也达不到中层深度去皮的剥脱效果。而三氯乙酸作为一种中层剥脱常用的化学剥脱剂，能够为患者提供广泛的疗效（表 7-6）。在日光性角化病的治疗中，杰斯纳溶液 + 35% 三氯乙酸与局部 5- 氟尿嘧啶治疗效果一样，且并发症的发生率较低，可以使光老化得到显著改善。

6 中层化学剥脱术前准备

根据患者的实际情况拟订正确的治疗方案后，医生还要注意一些其他方面的问题，以确保患者能够获得预期的效果，并将并发症的发生率降至最低。医生有必要花一些时间回答患者提出的问题，不要忘记治疗前拍照，以便将来进行比较。

表 7–6　三氯乙酸的治疗效果

治疗效果优秀和良好
日光性角化病
浅表黄褐斑
浅表性色素沉着
雀斑
老年斑
凹陷瘢痕（CROSS 技术）

治疗效果不稳定
脂溢性角化病
肥厚性角化病
混合性黄褐斑
混合性色素沉着

治疗效果不佳
较厚的脂溢性角化病
深部黄褐斑
深度色素沉着

　　有些患者同时接受肉毒毒素注射治疗效果会更好，这是因为肉毒毒素通过麻痹局部肌肉，在剥脱治疗后胶原蛋白重塑过程中，可以减少皱纹的产生，一般在化学剥脱治疗之前注射肉毒毒素。治疗后建议患者不要吸烟，因为会影响创面愈合，从而使治疗效果欠佳。所有患者治疗后都需要涂抹防 UVA 和 UVB 的防晒霜（最好是含有二氧化钛或氧化锌的防晒霜）。菲茨帕特里克皮肤Ⅲ～Ⅵ型（表 7–5）患者在治疗前后每天涂 2 次 4%～8% 的氢醌（即使这些患者并没有色素沉着的病史），氢醌能够阻断酪氨酸酶，减少治疗后表皮黑色素的产生。

　　有单纯疱疹复发感染病史的患者要注意，尤其在眼周和口周区域时，因为剥脱治疗会诱发单纯疱疹复发。建议治疗后每天服用阿昔洛韦 400mg，3 次 / d，或每日服用泛昔洛韦 250mg，2 次 / d，或万乃洛韦 500mg，2 次 / d，10～14 天。

　　患者在治疗前每晚使用维 A 酸可使表皮快速再生，因为维 A 酸具有促进表皮细胞增殖的作用。另外，维 A 酸还可以通过减少角质层的厚度来增加化学剥脱的深度。因此建议患者尽早使用维 A 酸，通常应用 0.02%～0.1% 的维 A 酸乳膏，14 天后可观察到明显的治疗效果。如果出现维 A 酸皮炎这种情况，应该延迟剥脱治疗以防止患者治疗后出现长时间的红斑。治疗后，患者必须等待表皮完全愈合后，才能重新开始使用维 A 酸。羟基乙酸或乳酸等去角质剂会降低角质细胞的黏附力，并通过破坏角质层来刺激表皮生长。

7　杰斯纳溶液 +35% 三氯乙酸（蒙海特组合）

当前在中层剥脱术中，最受欢迎的一种化学剥脱术组合是杰斯纳溶液 +35% 三氯乙酸。该组合使用杰斯纳溶液（14g 间苯二酚、14g 水杨酸、14g 的 85% 乳酸，然后加入乙醇使溶液总体积为100mL），该溶液能够在使用三氯乙酸之前起到角质溶解作用，改变表皮屏障，诱导更为均匀快速地吸收（图 7-4~ 图 7-6）。

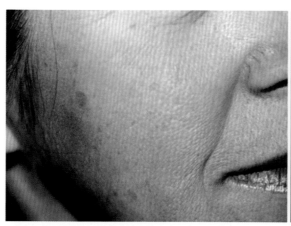 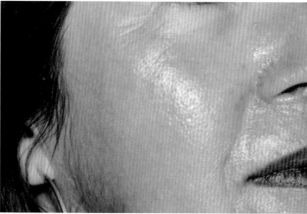

图 7-4　患者 1，杰斯纳溶液 +35% 三氯乙酸治疗前后对比（4 个月）

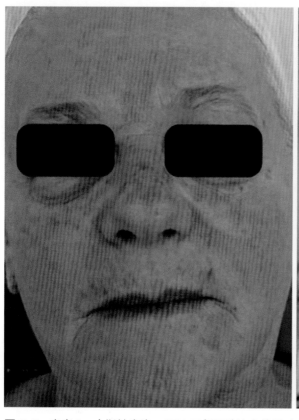 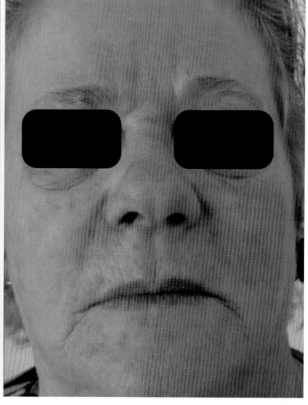

图 7-5　患者 2，杰斯纳溶液 + 35% 三氯乙酸治疗前后对比（3 个月）

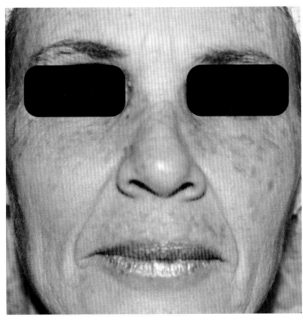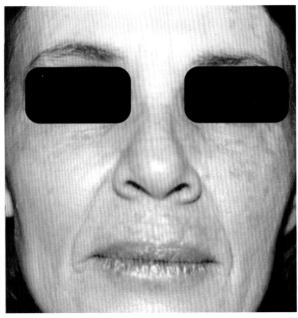

图 7-6　患者 3，杰斯纳溶液 + 35% 三氯乙酸治疗前后对比（6 个月）

治疗前，需要将患者头部抬高 30°，然后用丙酮或酒精适当力度擦洗治疗区域 2min，重点擦拭皮脂腺丰富的区域，如眉间、发际线、太阳穴、鼻子和上唇，这样能够使药物渗透得更深，治疗效果更均匀。治疗过程中一定要让患者闭眼（面部治疗时）。对于增生性日光性角化病患者，治疗前可以对患病部位进行搔刮，以便于剥脱剂吸收得更好。杰斯纳溶液可以用 4 层纱布或棉签进行涂抹，涂上 1 层或 2 层杰斯纳溶液后，局部皮肤会产生红斑和斑点状的白霜，但比三氯乙酸（稍后使用）的效果要弱，涂抹顺序最好从额部开始，然后是颧部、鼻子和下颏，等待 2min 后再涂抹三氯乙酸。可以在涂抹三氯乙酸前局部涂抹表面麻醉药（2.5% 的 EMLA- 利多卡因和 2.5% 的普利卡因），以减少患者的不适感。接下来以上述同样的方式涂抹 35% 三氯乙酸，注意不要用纱布蘸着三氯乙酸涂抹，眼睑留在最后进行涂抹，涂抹时应用棉签，涂抹部位距离睑缘 3~4mm，治疗过程中，必须擦干患者的泪水，以防止虹吸作用损伤眼睛。除此之外，泪水还会稀释剥脱剂，使眼泪流过的部位剥脱的深度变浅，泪水也会带着剥脱剂流到颈部，使颈部皮肤发生剥脱。治疗过程中，患者会感觉到低度到中等强度的疼痛。

涂抹三氯乙酸后，30s 内局部皮肤开始出现连续的白霜，2~3min 完成。此时，需要评估结霜的程度（表 7-7），理想的结霜等级为 Ⅱ ~ Ⅲ 级。对于容易形成瘢痕的部位，如颧弓和下颌角及颏部结

表 7-7　结霜等级

结霜等级	剥脱类型	临床反应
Ⅰ	浅层	散在结霜；轻度红斑
Ⅱ	中层	均匀结霜；底层红斑
Ⅲ	中层 / 深层	结霜牢固，不透明；看不到底层红斑

的霜不能高于 II 级。治疗几分钟后，清除结的霜，用风扇直吹治疗部位，减轻局部的灼热感。对治疗不彻底的区域进行二次治疗要谨慎，如有必要，可以在治疗首次治疗结束后等待 3~4min，确定结霜较严重区域，避免在这些区域继续治疗，以防出现更深的剥脱反应。

使用 0.9% 的盐水冷敷会使患者在治疗过程中更加舒适，也能够在治疗后缓解局部疼痛。使用盐水冷敷后原有的白霜会被大片红斑取代。治疗后局部皮肤会出现肿胀。3~4 个月后，皮肤才能完成胶原蛋白重建。这种方法治疗效果一般良好，很少需要进行二次治疗。

8 70% 乙醇酸 +35% 三氯乙酸（科尔曼组合）

这种组合用于中层剥脱，治疗效果与杰斯纳溶液 +35% 三氯乙酸的治疗效果相似。科尔曼应用组织学检查发现，化学损伤主要发生在真皮中层，并在术后 60~90 天，"格兰茨区（Grenz Zone）"出现胶原蛋白和纤维组织沉积。"格兰茨区"与杰斯纳 + 35% 三氯乙酸治疗后观察到的"格兰茨区"相似，但比干冰 + 35% 三氯乙酸治疗后观察到的"格兰茨区"略窄。在美国，科尔曼组合试剂是一种相当常见的中层剥脱所用的化学剥脱剂。

治疗时，让患者闭眼，头部抬高 30°，用肥皂和水清洁皮肤，无须进一步进行脱脂处理。使用纱布块或棉签在治疗区域涂抹 70% 乙醇酸。2min 后用自来水冲洗干净，不需要用碳酸氢钠溶液中和。几分钟后，如上述蒙海特组合那样涂抹 35% 的三氯乙酸。

9 干冰 +35% 三氯乙酸（布罗迪组合）

布罗迪于 1986 年报道了应用干冰 +35%TCA 进行中层剥脱术的临床研究。结果显示干冰会造成表皮损伤，但不会造成更深的真皮冻伤，治疗后不会出现色素脱失或瘢痕形成。治疗前，需要用酒精或丙酮清理皮肤（脱脂处理）2min。然后根据治疗的深度，以不同的压力将干冰涂抹在治疗的部位（口周较深的皱纹、日光性角化病、痤疮瘢痕等），低压持续 3~5s，中等压力持续 5~8s，高压持续 8~15s。应用 35% 三氯乙酸治疗后擦干。布罗迪首先利用这种方法来治疗面部最敏感的部位（眼睑、鼻子、脸颊、口周及前额）。应用 35% 三氯乙酸剥脱后，用纸巾包住冰块冷敷 5min，然后涂抹润肤霜。这种方法的一个重要缺点是治疗效果依赖于治疗技术，而且干冰的储存也比较困难。

10 皮肤剥脱术后护理

治疗后，每天可以用冷盐水敷几次，每次 20min，同时也可以外用凡士林润肤。三氯乙酸治疗后不需要中和。治疗后可以立即冷敷来缓解局部不适。7~10 天创面即可结痂和再上皮化。一些患者治疗后局部红斑可能会持续 2~4 周。表皮水肿可持续数天，48h 最明显。对于患有色素性病变的患

第 7 章　三氯乙酸剥脱

者需要告知在治疗后最初几天里皮肤可能进一步变黑。中层剥脱治疗后，必须让患者停用所有护肤品（特别是维 A 酸），直到重新上皮化。严格防晒。一定不要让患者在家中触碰抓挠治疗区域，也不要在家中进行擦洗。6 个月内不建议接受二次中层剥脱术，直到局部完全恢复。

11　三氯乙酸中层剥脱的优点

- 治疗效果比浅层剥脱好。
- 三氯乙酸易于制备，价格便宜，性质稳定，能够长期保存。
- 三氯乙酸化学剥脱不会造成患者系统性中毒。
- 浅层剥脱与 35% 三氯乙酸联合治疗，效果可预测也很安全。
- 三氯乙酸化学剥脱不仅可以改善日光性老化，还可以降低非黑色素瘤皮肤癌的发病率。

12　中层剥脱术的并发症（见"化学剥脱并发症的处理"一章）

化学剥脱术的并发症包括长时间的红斑和瘙痒、色素沉着（如炎症后色素沉着）、伤口愈合延迟、感染、皮肤纹理变化、粉刺、粟粒疹、瘀青和瘢痕。

13　色素性疾病

色素沉着在 Ⅳ~Ⅵ 型皮肤中更为常见（表 7-4），这种情况常常出现在治疗后 5 天内，也可能在治疗后 2 个月才出现。色素沉着可以使用防晒霜、氢醌、曲酸和杜鹃酸来进行治疗。如果治疗效果不好，可以再次进行浅层剥脱（10% 的三氯乙酸、杰斯纳溶液或 50% 的乙醇酸是最好的选择）。化学剥脱后色素沉着很常见，但通常是暂时性的，对已有的治疗方法反应良好。色素减退通常发生在剥脱过深时，一旦出现，难以治疗。

14　持续性红斑

术后出现的皮疹通常在几周内消失，表现为皮肤出现持续性红斑，范围超出化学剥脱区域。一般情况下，浅层剥脱后出现的红斑会在 3~5 天内消失，中层剥脱后出现的红斑会在 15~30 天内消失，深层剥脱后出现的红斑会在 60~90 天内消失。如果红斑消失超出上述时间，就应该加以注意，可能会导致瘢痕形成。出现这一问题的主要原因是患者先前存在一些皮肤病，如酒渣鼻、特应性皮炎、红斑狼疮、接触性皮炎，或去角质治疗后使用过一些产品，曾经用过或口服过异维 A 酸。这种并发症可局部使用皮质类固醇进行治疗。

065

15 感染

患者术后可能发生细菌、病毒或真菌感染，应根据病原学及时进行处理。三氯乙酸和苯酚剥脱后很少发生细菌感染，因为这两者本身具有杀菌作用。诱发细菌感染的一些危险因素包括长时间应用生物合成膜、涂的油膏过厚以及伤口护理不佳。一旦发生细菌感染，应进行创面细菌培养及药敏试验。注意免疫功能低下及糖尿病患者，这些患者容易在术后发生念珠菌感染，表现为浅表脓疱。还要考虑患者最近服用抗生素及局部类固醇的使用情况。单纯疱疹病毒感染表现为面部和口周的单纯疱疹复发，局部皮肤糜烂伴有疼痛。

16 瘢痕

有瘢痕疙瘩病史的患者治疗后有可能会形成瘢痕，尤其是治疗前 6 个月内口服异维 A 酸的患者。继发感染、创伤或过早抠下皮肤结痂都可能形成瘢痕。中层深度剥脱的患者很少会发生增生性瘢痕。增生性瘢痕最常出现在下颌缘和口周。TCA 比苯酚更具腐蚀性，因此更容易形成瘢痕。一旦发生，尽早局部应用皮质类固醇或向瘢痕内注射皮质类固醇。

17 其他并发症

其他并发症包括瘙痒、切口愈合延迟、瘀青、痤疮样皮疹，以及对所用产品出现过敏反应。目前尚无关于三氯乙酸（TCA）或乙醇酸等药物的过敏反应报告，但是三氯乙酸可能导致胆碱能性荨麻疹。

18 重点总结

- 值得注意的是，一次中层剥脱治疗就可以明显改善皮肤的日光性老化，这种光老化通过目前新的单一治疗措施有时很难达到理想的效果。
- 治疗前不要忘记照相，以便将来进行比较。
- 最受欢迎的中层剥脱术所用剥脱剂组合为杰斯纳溶液 + 35% 三氯乙酸。
- 使用 0.9% 冷生理盐水敷料冷敷能够使患者在治疗过程中更为舒适，并能够在治疗后极大地缓解疼痛。7~10 天痂皮脱落，皮肤完全愈合。组织水肿可持续数天，治疗后 48h 最严重。
- 术后胶原蛋白重塑过程可持续 3~4 个月。

参考文献

[1] Bolognia JL, Jorizzo JL, Schaffer JV. Dermatology 3rd ed. Philadelphia: Elsevier Saunders; 2012. Chapter 154.

[2] Brody HJ. Complications of chemical resurfacing. Dermatol Clin. 2001;3:427–437.

[3] Brody HJ, Monheit GD, Resnik SS, Alt TH. A history of chemical peeling. Dermatol Surg. 2000;26:405–409.

[4] Dingman DL, Hartog J, Siemionow M. Simultaneous deep-plane face lift and trichloroacetic acid peel. Plast Reconstr Surg. 1994;93:86–93. ; discussion 4–5.

[5] Fischer TC, Perosino E, Poli F, Viera MS, Dreno B, Cosmetic Dermatology European Expert Group. Chemical peels in aesthetic dermatology: an update 2009. J Eur Acad Dermatol Venereol. 2010;24(3):281–292.

[6] Gadelha AR, Costa IMC. Cirurgia dermatológica em consultório. 2nd ed. São Paulo: Atheneu; 2009; 71–75.

[7] Glogau RG. Aesthetic and anatomic analysis of the aging skin. Semin Cutan Med Surg. 1996;15(3):134–138.

[8] Handog EB, Datuin MS, Singzon IA. Chemical peels for acne and acne scars in asians: evidence based review. J Cutan Aesthet Surg. 2012;5(4):239–246.

[9] Hession MT, Graber EM. Atrophic acne scarring. A review of treatment options. J Clin Aesthet Dermatol. 2015; 8(1):50–58.

[10] Khunger N. Standard guidelines of care for chemical peels. Indian J Dermatol Venereol Leprol. 2008;74 Suppl S1:5–12.

[11] Landau M. Chemical peels. Clin Dermatol.2008;26:200–208.

[12] Lawrence N, Cox SE, Cockerell CJ, et al.A comparison of the efficacy and safety of Jessner's solution and 35% trichloroacetic acid versus 5% fluoracil in the treatment of widespread facial actinic keratosis. Arch Dermatol. 1995;131:176–181.

[13] Lee JB, Chung WG, Kwahck H, Lee KH. Focal treatment of acne scars with trichloroacetic acid: chemical reconstruction of skin scars method. Dermatol Surg. 2002;28:1017–1021.

[14] Levy LL, Emer JJ. Complications of minimally invasive cosmetic procedures: prevention and management. J Cutan Aesthet Surg. 2012;5(2):121–132.

[15] Lupi O, Cunha PR. Rotinas de diagóstico e tratamento da Sociedade Brasileira de Dermatologia. 2a edição. Rio de Janeiro: Editora GEN; 2011.

[16] Monheit GD. Chemical peeling for pigmentary dyschromias. Cosmet Dermatol. 1995;8:10–5.Monheit GF. Chemical peels. Skin Ther Lett. 2004; 9(2):6–11.

[17] Monheit GD, Kayal JD. Chemical peeling. In: Nouri K, Leal-Khouri, editors. Techniques of dermatologic surgery. Elsevier; 2003. p. 233–244.

[18] Nikalji N, Godse K, Sakhiya J, Patil S, Nadkarni N. Complications of medium depth and deep chemical peels. J Cutan Aesthet Surg. 2012;5(4):254–260.

[19] Patel L, McGrouther D, Chakrabarty K. Evaluating evidence for atrophic scarring treatment modalities. J Roy Soc Med Open. 2014;5(9):1–13.

[20] Rendon MI, Berson DS, Cohen JL, Roberts WE, Starker I, Wang B. Evidence and considerations in the application of chemical peels in skin disorders and aesthetic resurfacing. J Clin Aesthet Dermatol. 2010;3(7):32–43.

[21] Rubenstein R, Roenigk HH, Stegman SJ, Hanke CW. Atypical keloids after dermabrasion of patients taking isotretinoin. J Am Acad Dermatol. 1986;15:280–285.

[22] Rullan P, Karam AM. Chemical peels for darker skin types. Facial Plast Surg Clin North Am. 2010;18(1):111–131.

[23] Salam A, Dadzie OE, Galadari H. Chemical peeling in ethnic skin: an update. Br J Dermatol. 2013;169 Suppl 3:82–90.

[24] Savant SS. Superficial and medium depth chemical peeling. In: Savant SS, editor. Text book of dermatosurgery and cosmetology. 2nd ed. Mumbai: ASCAD-Mumbai,India; 2005. p. 177–195.

[25] Small R. Aesthetic procedures in office practice. Am Fam Physician. 2009;80(11):1231–7.1238.

[26] Tosti A, Grimes PE, de Padova MP. Color Atlas of chemical peeling. Springer; 2006.

[27] Tung RC, Rubin MG. Procedures in cosmetic dermatology series: chemical peels. 2nd.ed. 2011.

[28] Velasco MVR, Ribeiro ME, Bendin V, Okubo FR, Steiner D. Facial skin rejuvenation by chemical peeling: focus on phenol peeling. An Bras Dermatol, Rio de Janeiro. 2004;79(1):91–99.

[29] Wolfe SA. Chemical face peeling following therapeutic irradiation. Plast Reconstr Surg. 1982;69:859–862.

第8章 复合三氯乙酸剥脱

Bogdana Victoria Kadunc

摘要

长期以来，化学剥脱在皮肤科领域是应用最广泛的美容项目之一，多用于治疗活动性痤疮、酒渣鼻、色素沉着、面部及其他部位的光老化以及其他一些皮肤疾病。根据患者的具体情况来选择合适的化学剥脱剂，可以为患者带来满意的治疗效果。三氯乙酸（TCA）的用途广泛，对皮肤作用准确、无全身毒性。三氯乙酸作为一种腐蚀剂，可用于多种化学剥脱治疗以及其他治疗方面。本文总结了三氯乙酸皮肤剥脱的历史及目前三氯乙酸剥脱的相关认识，包括治疗的适应证、禁忌证、皮肤准备、治疗细节、治疗效果和并发症。同时对三氯乙酸和其他剥脱剂的联合治疗方法也进行了介绍。

关键词

化学剥脱剂、三氯乙酸（TCA）、光老化、色素沉着、痤疮、酒渣鼻、日光性角化病、5- 氟尿嘧啶、皮肤磨削

目录

1　引言

自古以来，皮肤剥脱就是皮肤科的一项主要治疗方法。在公元前 1560 年，古埃及《埃伯斯纸草文稿》中，就记载了人们应用去角质的方法来改善皮肤质地和外观。在 1882 年乌纳撰写的 *Therapé Utique générale de la peau* 一书中，皮肤病学被认为是使用化学剥脱剂进行皮肤治疗的一个专业。

这种皮肤科治疗方法一开始起源于非专业人士的长期探索性经验，在经过科学实验、毒理学检测和组织学研究后，皮肤剥脱已成为具有伦理标准的科学技术。

化学剥脱（CP）通常用于治疗不同严重程度的寻常痤疮、色素沉着、酒渣鼻和光老化。治疗的适应证必须始终建立在病因学和解剖病理学基础之上。

根据化学剥脱穿透的皮肤深度，可将其分为极浅层剥脱、浅层剥脱、中层剥脱和深层剥脱 4 种。其中极浅层剥脱可影响到皮肤的角质层和颗粒层；浅层剥脱，也称为表皮剥脱，可影响到真皮 – 表皮交界处，并深入到真皮乳头层，深度达 0.45mm；中层剥脱可渗透至真皮网状层的上层，深度达 0.6mm；深层剥脱可穿透真皮网状层的中层，深度可达 0.8mm，这是避免形成瘢痕的极限深度。

间苯二酚、水杨酸、三氯乙酸（TCA）和苯酚是几种最为常见的化学剥脱剂，最近还新加入了 α – 羟基酸、丙酮酸（α – 酮酸）以及维 A 酸作为化学剥脱剂，每种化学剥脱剂的作用机制各不相同，分为角质溶解、角质凝固以及表皮松解。

三氯乙酸在安全性以及适用范围方面具有显著优势，采用不同的浓度（15%~45%）、不同的用量以及治疗过程中不同的摩擦次数，可分别获得极浅层剥脱、浅层剥脱以及中层剥脱效果。三氯乙酸可以单独使用，也可以与其他剥脱剂联合使用，还可以与其他治疗方法联合使用。

据报道，50% 的三氯乙酸，在胶带封闭条件下，可以达到深层剥脱的效果。然而，在浓度超过 45% 时，三氯乙酸会渗透到皮肤深层，引起组织坏死，导致皮肤颜色改变和增生性瘢痕形成，因此，人们常使用 35% 三氯乙酸和其他的剥脱剂联合进行治疗，这种联合治疗方法可以降低化学剥脱的治疗风险。

2　三氯乙酸（TCA）化学剥脱

2.1　三氯乙酸：文献综述

三氯乙酸首次在人体皮肤上的应用是由蒙纳士于 1945 年发表的，他采用局部应用三氯乙酸来治疗睑黄瘤、扁平疣和传染性软疣，除此之外，他还使用三氯乙酸来治疗花斑癣、慢性湿疹和红斑狼疮引起的皮损，三氯乙酸还可用于面部黄褐斑和痤疮瘢痕的治疗。蒙纳士应用的三氯乙酸的浓度在 15%~50%，因为他发现过高的浓度会导致瘢痕疙瘩的形成。

1960—1962 年间，洛杉矶皮肤科医生艾尔斯发表了 2 篇关于三氯乙酸的文章，文章中报道三氯乙酸比苯酚具有更大的腐蚀性，浓度越大，治疗效果越明显，但为了确保安全性，应将其稀释至 25%~50%。艾尔斯还对他的患者进行了尿检，结果显示，三氯乙酸不存在全身毒性，在组织病理学检查中，他第一个注意到评估化学剥脱对皮肤损伤和组织修复的重要性，在剥脱治疗后 3 周测量急性期组织坏死的厚度和真皮中新生胶原蛋白的厚度，可以看出两者厚度基本相同。

1976 年，雷斯尼克等对三氯乙酸的化学剥脱进行了评估，包括使用 20% 的三氯乙酸进行的浅层剥脱；使用 35% 的三氯乙酸进行的中层剥脱；使用 50% 或 70% 三氯乙酸进行的深层剥脱。雷斯尼克认为三氯乙酸是一种可替代苯酚的更安全的剥脱剂，因为苯酚具有明显的全身毒性。然而，当三氯乙酸的浓度高于 45% 时会增加瘢痕形成的风险。

对猪皮进行的组织学研究表明，三氯乙酸的剥脱深度与所用浓度相关，35%~50% 三氯乙酸的剥脱深度为 0.3~0.4mm，80% 三氯乙酸的剥脱深度为 0.8~0.9mm。因此他们认为使用 50% 或更高浓度的三氯乙酸时，由于深层组织发生坏死会导致瘢痕形成。

自 1980 年以来，研究人员的目标是如何使用较小浓度的三氯乙酸来实现深层剥脱，以获得与酚类相当的治疗结果，并降低治疗的风险，为解决这一问题，人们对联合化学剥脱进行了研究，即在使用 35% 三氯乙酸之前，首先使用其他去角质方法或其他剥脱剂对皮肤进行处理。1986 年，布罗迪和海莉首次报道了组合剥脱方法，治疗前首先用干冰去除浅层角质，然后立即使用 35% 三氯乙酸进行剥脱。结果显示，这种组合治疗方法能够实现充分的表皮更新和良好的真皮组织生成，并有效减少瘢痕形成的风险。

蒙海特在 1989 年报道了另一种组合剥脱方法，他将含有 14% 间苯二酚、水杨酸和乳酸的杰斯纳溶液（也称为康姆斯配方）与 35% 三氯乙酸相结合，并分别报道了每种物质引起的角质溶解和蛋白质凝固的程度。1994 年，科尔曼发表了一项 70% 乙醇酸和 35% 三氯乙酸组合的类似中层剥脱技术。

2.2 三氯乙酸的特性

三氯乙酸（$C_2HCl_3O_2$）是化学剥脱剂的原型，其作用机制是通过细胞间蛋白的凝固造成皮肤组织的坏死。它由易溶解的白色晶体组成，吸湿性强，易溶于水、酒精和乙醚。三氯乙酸有很强的腐蚀性，在最大浓度时比苯酚腐蚀性更强。

三氯乙酸的酒精溶液不具有良好的皮肤渗透性，因此水是三氯乙酸理性的溶剂。溶解三氯乙酸的方法有多种，例如，为得到 30% 的三氯乙酸溶液，可以使用以下两种不同的稀释方法：欧洲方法，30g 三氯乙酸晶体 +70g 水；标准制药方法（美国方法），30g 三氯乙酸晶体 + 水，使溶液的最终体积达到 100mL。

相关研究表明，临床上应采用标准制药方法。治疗前医生应该将想要的配制方法告知药剂师，以便对治疗结果进行比较和重复。

溶解后的三氯乙酸稳定，在常温棕色玻璃瓶中存放 23 周，初始浓度保持不变。

根据已进行的几项研究，在皮肤上使用三氯乙酸不会产生任何全身性中毒反应。皮肤对三氯乙酸的吸收程度与皮肤产生红斑和结霜程度直接相关，这些体征非常重要，与皮肤的组织学变化具有精确的对应关系，这种特点使得三氯乙酸的应用变得简单而安全。

三氯乙酸引起的皮肤变化分为如下等级：0 级，皮肤无红斑和结霜；1 级，皮肤出现不规则的浅霜，轻度红斑；2 级，皮肤散在结霜，可见红斑；3 级，皮肤结厚而出现连续的霜，无红斑。结的霜越快、越牢固、越均匀，皮肤剥脱深度就越大。

2.3　化学剥脱前的准备

三氯乙酸治疗的一个缺点是皮肤对其吸收存在不均匀的问题。治疗过程中皮肤结霜不均匀，皮肤剥脱深度不一。因此，在三氯乙酸治疗前，使用维 A 酸清理皮肤，使皮肤表面更均匀非常重要，这一过程有助于皮肤对三氯乙酸的吸收更快、更均匀，治疗效果更满意。

化学剥脱前使用维 A 酸也可以缩短创面愈合时间，因为维 A 酸可以刺激表皮细胞增殖，并使局部的血液循环增加。治疗后患者需要采取标准的防晒措施。

化学剥脱治疗前，需要采取必要的措施来防止单纯疱疹病毒感染的复发，这是一种常见的并发症。建议患者在治疗前 2 天开始服用抗病毒药物，包括阿昔洛韦（800mg/8h）、万乃洛韦或泛昔洛韦，并根据皮肤的剥脱深度对服药时间进行调整（3 天至 2 周）。皮肤剥脱得越深，尤其在口周区域，就越应该给予更严格的护理措施，即使患者以前并没有复发过单纯疱疹病毒感染。

2.4　化学剥脱的应用技术

化学剥脱所需的基本物品简单而便宜，包括脱脂用品、化学剥脱剂、刷子、纱布、中和物质和一个装有生理盐水的注射器，以防剥脱剂意外进入眼内。现代激光治疗中普遍采用的空气冷却系统（目前已取代了传统化学剥脱治疗中采用的吹风机）来缓解治疗过程中患者的痛感。

在开始治疗前，医生需要根据先前的病理诊断和皮肤准备情况对治疗区域的皮肤进行进一步的详细检查。

皮肤对剥脱剂的吸收深度受多种因素的影响，达菲称其为动态交互变量（1998 年）。这些因素包括皮肤的厚度和出油情况、皮肤屏障的完整性、皮肤附件的密度、先前的脱脂程度、药物浓度、摩擦情况、封闭措施以及所用的剥脱剂涂的次数，后者是最重要的因素，在化学剥脱治疗时，以上所有这些因素都应同时考虑到，只有这样才能产生理想的治疗效果，避免形成瘢痕或发生感染。

浅层剥脱和中层剥脱治疗时很少采用表面麻醉或浸润麻醉。对于中层剥脱，尤其是对疼痛十分敏感的患者，可以进行三叉神经阻滞麻醉。患者还可以在治疗前服用抗焦虑药、镇静剂和全身性止痛药，以减轻疼痛。

使用中性肥皂和水清洁皮肤，用乙醇、乙醚或丙酮对皮肤进行脱脂处理，可以使皮肤表面均匀一致，控制皮肤对剥脱剂的吸收，并能够去除皮脂、细胞碎片和一部分角质层。医生应根据患者的耐受性和敏感度、所使用的物质和化学剥脱的深度来进行相应的处理。

接下来开始涂抹剥脱剂。剥脱剂的涂抹可以用纱布或棉签来完成，首先从额部开始，因为额部的皮肤不敏感，皮肤表面更均匀，与面部其他部位的皮肤相比，反应更具有可预测性，然后继续涂抹颧部、上唇、颏部、鼻子，最后是眼皮。每个区域都应该使用新的涂抹用具，避免过量涂抹。

如果使用杰斯纳溶液 +35% 的三氯乙酸进行中层剥脱时，医生应在涂抹杰斯纳溶液 1 遍后，立即使用 35% 的三氯乙酸，在此期间，应密切观察，直到获得稳固且均匀的结霜。治疗后无须清洗或中和皮肤。

使用三氯乙酸后的痛感会随着白霜的出现而减弱，整个过程可能需要几分钟，因此，在使用三氯乙酸时，医生会根据患者表现的不适程度而随时调整涂刷的速度。

在上唇皮肤区，必须确保剥脱剂对皮肤的渗透深度达到 2~3mm，才能有效治疗局部的皱纹；下颌区渗透深度必须超过 1cm，需要随时注意，因为它紧邻皮肤附件密度低、肌肉活动度大的区域，这些部位容易形成增生性瘢痕和瘢痕疙瘩；耳垂的前侧和后侧也应该包括在内；眼睑区域，由于其皮肤菲薄，通常最后才涂抹。涂抹时需展开皮肤，涂抹位置距离睫毛边缘至少 2mm。涂抹时注意擦拭泪水，避免剥脱剂进入眼内。

颈部也应该进行剥脱治疗，以避免与面部存在明显的分界，但需要使用浅层剥脱剂进行治疗。

3 光老化

化学剥脱在治疗光老化方面具有非常精确的适应证，临床表现为皮肤表面粗糙、不规则、色素沉着、皮肤良恶性肿瘤、毛细血管扩张，以及由于组织支撑力减弱和弹性丧失而产生的细小皱纹。根据鲁宾的研究分级，1 级、2 级和 3 级是基于病变在皮肤层中发生的深度而区分的。因此，皮肤表面粗糙不规则以及表皮色素异常可以通过浅层剥脱来治疗。日光性黑色素病和角化病需要进行中层化学剥脱来治疗，而光老化和较深的色素沉着导致的弹性组织变性则需要进行深层剥脱来治疗。

4 三氯乙酸浅层剥脱和极浅层剥脱

人们发现，使用 10% 或 15% 三氯乙酸可以进行极浅层皮肤剥脱，这种类型的剥脱对于控制活动性痤疮和酒渣鼻有一定作用。这种方法对妊娠期的患者非常重要，因为剥脱剂不会经皮吸收，从而可以有效避免药物毒性。浅层剥脱也可用于黄褐斑和摩擦性黑色素沉着症的辅助治疗，因为它会形成非常浅的角质剥脱，利于表面增白剂的经皮吸收，并降低炎症后色素沉着的风险。

含有 15% 或 20% 的三氯乙酸的浅层剥脱对面部轻度老化（相当于鲁宾 1 级）也有很好的治疗效果。

在浅层剥脱治疗后的几天，患者的皮肤会变得干燥，但不会出现炎症的迹象，应该用温和的洁面乳、物理防晒霜和温和的保湿霜来维护。

面部浅层和极浅层剥脱治疗一般需要 3~5 次，两次之间间隔几周，便于皮肤屏障得到完全恢复。

15% 或 20% 的三氯乙酸是面部以外化学剥脱的良好选择，因为它不会吸收，也不会导致身体中毒，即使是大面积应用也是如此，可以一直使用到出现红斑或 2 级结霜为止，考虑到三氯乙酸作用缓慢，红斑和白霜一般需要 5min 后才会出现。对于面部以外的区域，建议每个月治疗 1 次。

三氯乙酸浅层剥脱治疗的禁忌证非常罕见，包括活动性单纯疱疹、特应性皮炎以及其他皮肤病变。

5　三氯乙酸中层剥脱

2 级和 3 级光老化伴有日光性斑痣、光老化皱纹和相当程度的弹性组织变性是中层剥脱的最佳适应证，使用 35% 三氯乙酸之前，可首先使用干冰、杰斯纳溶液或乙醇酸进行处理。正如蒙海特所描述的那样，杰斯纳溶液是一种联合中层剥脱最常用的一种制剂。这种方法还可用于治疗免疫抑制患者的传染性软体病和预防着色性干皮病的恶性病变。

中层化学剥脱的禁忌证包括：活动性或新发的单纯疱疹病毒感染、慢性放射性皮炎以及瘢痕。情绪不稳定的患者无法忍受治疗后的各种不适（疼痛），也不适合接受中层化学剥脱。

由于中层剥脱能够渗透到皮肤乳突层以及真皮网状层上部，因此中层剥脱应该限制在面部，因为面部有足够的皮肤附件，可以确保治疗后能够完全再上皮化。

中层剥脱治疗后的恢复期通常为 7~10 天。在此期间，患者可能会出现红斑、水肿和厚厚的棕黄色痂皮。治疗后患者不需要休息，但应避免参与公众聚会。

治疗后口服非甾体消炎药 5 天。

尽管治疗前已经采取了预防措施，但仍有必要对单纯疱疹进行监测，因为有时治疗后 1 周也会出现单纯疱疹病毒感染复发以及细菌感染。

患者可以使用温水和无刺激性的洁面乳洗脸，每次 5min，每天 4~6 次。洗脸后面部涂抹液体石蜡或其他非刺激性润肤露。治疗后 4~6h 就可以开始进行上述护理。结的痂在自然脱落之前，应该保持清洁和润滑。告诉患者在结痂自然脱落之前，勿强行揭掉，因为这样反倒会延迟愈合，并可能产生瘢痕。

在结痂完全脱落后，患者可以恢复日常活动，然后开始使用物理防晒霜。接受常规护理的患者一般会在术后 2 周恢复。

在随后的 60 天里，应避免阳光直射。但是，短时间的晒太阳并不会对恢复产生显著影响。

炎症后过度色素沉着类的并发症可能发生在菲茨帕特里克 Ⅱ ~ Ⅳ 类型的皮肤上，这类患者可以用标准的维 A 酸、氢醌和中等效力的皮质类固醇进行联合治疗。

明显的色素脱失瘢痕可能出现在剥脱过深的部位，结的痂较厚，创面愈合时间超过 10 天。局部持续性红斑和增生性瘢痕导致的色素脱失可以用强力皮质激素表面包裹治疗或病灶内注射治疗。

如果有必要，中层剥脱可重复治疗，但间隔至少 60 天。中层剥脱的治疗效果可维持 18 ~ 24 个月。

6 三氯乙酸的联合应用

化学剥脱的联合治疗方案包括：在同一区域使用两种化学剥脱剂，其中一种涂于另外一种之上（例如三氯乙酸 + 杰斯纳溶液）；在同一区域，首先使用一种剥脱剂，然后使用皮肤磨削术；在面部的不同部位采用不同的治疗方法。

根据冈萨雷斯 – 乌尔霍的观点，面部可以分为 11 个美容单位——额头、双侧眼睑、双侧耳朵、双侧颧部、鼻子、嘴唇、颏部和颈部，每个单位皮肤的颜色、质地和厚度都不同，因此每个部位对化学剥脱的反应也不同。在化学剥脱中，上述概念显得非常重要，因为每个美容单位的皮肤对剥脱剂的吸收程度和剥脱深度都不同。

根据每个美容单位皮肤颜色的变化，可以进行不同深度的剥脱治疗，并对每个美容单位进行精确的个性化治疗。

对于光老化严重的部位如口周可以联合采用中层化学剥脱和皮肤磨削术。这种情况下，可以使用含有苯酚和巴豆油的贝克尔溶液，无论是否用胶带封闭，都可以进行深层化学剥脱，剥脱深度可达到真皮网状层中部。

另一种治疗嘴唇深部皱纹的方法是化学剥脱和皮肤磨削法，包括微晶磨削或传统的机械磨削，在阻滞麻醉下，对三氯乙酸剥脱后的区域进行皮肤磨削治疗。这种方法治疗效果更好，由于化学剥脱后角质凝固，皮肤弹性增加，便于皮肤磨削的操作。

7 化学剥脱与日光性角化病（AK）

癌变领域的研究改变了对多发性和播散性日光性角化病的治疗观念，其特征为正常皮肤附近出现多个界限不清的、连续和弥漫性的日光性角化病变。

5- 氟尿嘧啶（5-FU）是一种具有抗代谢和细胞抑制作用的氟化嘧啶，它能够抑制 DNA 合成和细胞增殖所需的胸苷酸合成酶。使用 5% 的 5-FU 乳膏，在 35%~45% 三氯乙酸治疗前 7 天每天涂抹 2 次，可以作为这些患者的另一种治疗选择，因为 5-FU 可以使存在的病变更清晰，同时也利于发现一些亚临床病变。

治疗后第 8 天，可以刮除日光性角化病病灶，在刮除部位涂抹小剂量 88% 苯酚，苯酚起效快速均匀，可以加强对病变的破坏，必要时可采用局部浸润麻醉，然后在整个面部涂抹 35% 或 45% 的三氯乙酸（图 8-1~图 8-4）。

这种治疗方法也可以用于男性头皮多个日光性角化病的治疗。

8　结论

尽管激光及其他技术在皮肤科领域取得了很大的进步，但化学剥脱仍被皮肤科医生广泛使用，因为这种技术安全性高，且成本低廉。化学剥脱还可以与其他方法联合使用，进一步提高治疗效果，并显著降低相关风险。

9　重点总结

（1）化学剥脱的适应证必须基于病因学和解剖病理学标准。

（2）皮肤吸收剥脱剂的深度受"动态交互变量"的影响，这些变量包括皮肤厚度、皮肤附件密度、皮肤油性程度、皮肤屏障的完整性、药物浓度、药物用量、治疗中摩擦程度和所用的封闭措施。所有这些细节必须在治疗时同时考虑。

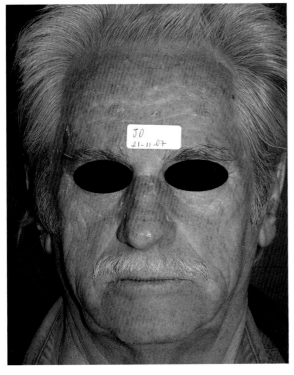

图 8-1　多发性日光性角化病，治疗前

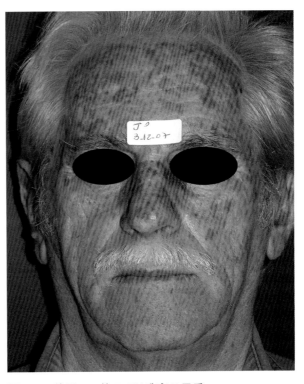

图 8-2　使用 5% 的 5-FU 乳膏 7 天后

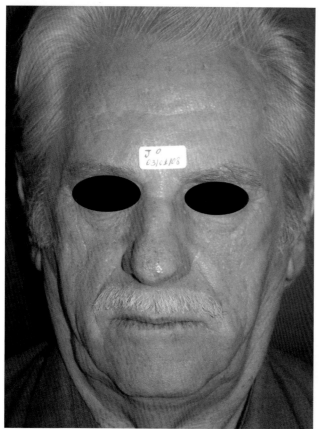

图 8-3 将日光性角化病刮除后，用 88% 苯酚局部涂抹，再用 35% 三氯乙酸进行全面部剥脱治疗后 30 天

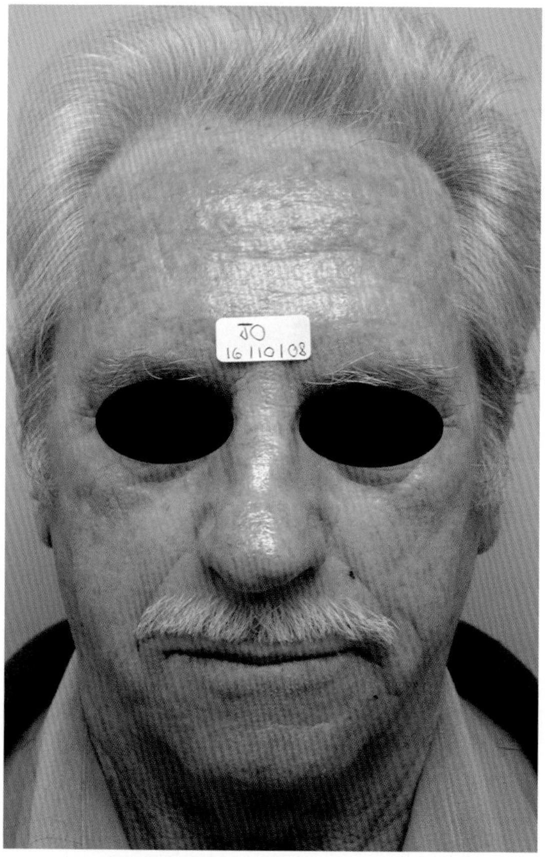

图 8-4 患者治疗后 10 个月

（3）三氯乙酸在剥脱的安全性以及适用范围方面存在显著优势，其既可以单独用于极浅层、浅层剥脱，也可以与其他剥脱剂联合用于中层剥脱，同时也可以与其他方法配合使用。三氯乙酸不具有全身毒性，甚至可用于大面积的面部以外区域的治疗。

（4）三氯乙酸在皮肤上应用的最大浓度为 45%。它具有很强的腐蚀性，在最大浓度时比苯酚的作用更强。三氯乙酸作用缓慢，涂抹后的几分钟才出现红斑和白霜。

（5）在应用 35%~45% 三氯乙酸进行化学剥脱前 7 天，可以用 5% 5-FU，每日 2 次，治疗多发性日光性角化病，包括癌前病变。

参考文献

[1]　Ayres S. Dermal changes following application of chemical cauterants to aging skin. Arch Dermatol. 1960; 82:146.

[2]　Ayres S. Superficial chemosurgery in treating aging skin.Arch Dermatol. 1962;85:125–133.

[3]　Brindestine JB, Dolezal JF. Standardizing chemical peel solution formulations to avoid mishaps. Great flutuations in actual concentrations of trichloroacetic acid. J Dermatol Surg Oncol. 1994;20:813–816.

[4]　Brody HJ, Hailey CW. Medium-depth chemical peeling of the skin: a variation of superficial chemosurgery. J Dermatol Surg Oncol. 1986;12:268–275.

[5]　Coleman WP, Futrell J. The glycolic acid trichloroacetic acid peel. J Dermatol Surg Oncol. 1994;20:76–80.

[6]　Collins PS. The chemical peel. Clin Dermatol. 1987;5: 57–74.

[7]　Collins PS. Trichloroacetic acid peels revisted. J Dermatol Surg Oncol. 1989;15:933–940.

[8]　Duffy DM. Alpha-hydroxi acids/trichloroacetic acids–risk benefit strategies. Dermatol Surg. 1998;24:181–189.

[9]　Fischer TC, Perosino E, Poli F, Viera MS, Dreno B. Chemical peels in aesthetic dermatology: na update 2009. J Eur Acad Dermatol Venereol. 2010;24:281–292.

[10]　Garrett SJ, Robinson JK, Roenigk HH Jr. Trichloroacetic acid peel of molluscum contagiosum in immunocompromised patients. J Dermatol Surg Oncol. 1992; 18:855–858.

[11]　Goldenberg G. Treatment considerations in actinic keratosis. J Eur Acad Dermatol Venereol. 2017;31:2–16.

[12]　Gonzalez-Ulhoa M, Castillo A, Stevens E, et al.Preliminary study of the total restoration of the facial skin. Plast Reconstr Surg. 1954;13:151–161.

[13]　Hevia O, Nemeth AJ, Taylor JR. Tretinoin accelerates healing after tricloroacetic peels. Arch Dermatol. 1991;127:40–48.

[14]　Jackson A. Chemical peels. Facial Plast Surg. 2014; 30:26–34.

[15]　Johnson JB, Ichinose H, Obagi ZE, Laub DR. Obagi's modified trichloroacetic acid (TCA) controlled-variable-depth peel: a study of clinical signs correlating with histological findings. Ann Plast Surg. 1996;36: 225–237.

[16]　Lawrence N, Cox SE, Cockerell CJ, Freeman RG. A comparison of the efficacy and safety of Jessner's solution and 35% trichloroacetic acid vs 5% fluorouracil in the treatment of widespread facial actinic keratoses. Arch Dermatol. 1995;131:176–181.

[17]　Lober CW. Chemexfoliation – indications and cautions.J Am Acad Dermatol. 1987;17:109–112.

[18]　Maldonado RR. Satured phenol as a local anesthetic for manual dermabrasion. Dermatol Surg. 1997;23: 187–190.

[19]　Meski APG. Chemabrasion for the treatment of perioral wrinkles: clinical analysis and epidermal Langerhans cells qualifi cátion. Surg Cosmet Dermatol. 2009;1: 74–79.

[20]　Monash S. The uses of dilluted trichloroacetic acid in dermatology. Urol Cutan Rev. 1945;49:934.

[21]　Monheit GD. The Jessner's+ TCA peel: a médium depth chemical peel. J Dermatol Surg Oncol. 1989;15: 953–963.

[22]　Nelson BR, Fader DJ, Gillard M, Baker SR, Johnson TM. The role of dermabrasion and chemical peels in the treatment of patients with xeroderma pigmentosum. J Am Acad Dermatol. 1995;32:472–478.

[23]　Perkins SW, Sklarew EC. Prevention of facial herpetic infections after chemical peel and dermabrasion: new treatment strategies in the prophylaxis of patients undergoing procedures in the perioral área. Plast Reconstr Surg. 1996;98:427–433.

[24]　Resnik SS. Chemical peeling with trichloroacetic acid. J Dermatol Surg Oncol. 1984;10:549–50.

[25]　Resnik SS, Lewis LA, Cohen B. Trichloroacetic acid peeling. Cutis. 1976;17:127–129.

[26]　Rivas S, Pandya AG. Treatment of melasma with topical agents, peels and lasers: an evidence-based review. Am J Clin Dermatol. 2013;14:359–376.

[27]　Roenigk RK, Broadland DG. Facial chemical peel with trichloroacetic acid, Chapter 47. In: Roenigk RK, Roenigk HHJ, editors. Surgical dermatology. Philadelphia: Mosby; 1993.

[28]　Rubin MG. Manual of chemical peels – superficial and médium-depth. Philadelphia: Lippincot; 1995.

[29]　Sacchidanand S, Shetty AB, Leelavathy B. Efficacy of 15% trichloroacetic acid and 50% glycolic acid peel in the treatment of frictional melanosis: a comparative study. J Cutan Aesthet Surg. 2015;8:37–41.

[30]　Stagnone GJ, Orgel MG, Stagnone JJ. Cardiovascular effects of topical 50% trichloroacetic acid and Baker's phenol solution. J Dermatol Surg Oncol. 1987;13: 999–1002.

[31]　Ultrich M. Actinic Keratoses: non-invasive diagnosis for field cancerisation. Br J Dermatol. 2007;156:13–17.

[32]　Vasconcelos BN, Figueira GM, Fonseca JCM, Mendonça LM, Fonseca CR. A splitface comparative study between two phenolbased peelings (BakerGordon and Hetter formulas) in the treatment of facial rhytids. Surg Cosmet Dermatol. 2013;5:40–44.

第 9 章　苯酚溶液深层剥脱

Chinobu Chisaki, Gabriela Horn, Leandro Fonseca Noriega

摘要

皮肤老化后，人们往往寻求医疗帮助，以减缓老化迹象。尽管面部年轻化技术有很多种，并已经取得了很大的进步，但很少能够达到像苯酚剥脱那样的治疗效果。严重面部光老化是苯酚剥脱的主要适应证，但治疗过程中和治疗后的疼痛、治疗后恢复时间较长以及心脏毒性是这项技术的不足。因此，严格地筛选患者非常重要，治疗过程需要有专业的设备和技术人员，并需要备有心电监护和止痛措施。

关键词

苯酚、深层剥脱、贝克尔 - 高登剥脱剂、巴豆油、化学剥脱剂、去角质、光老化皮肤、毒性

目录

1 引言

化学剥脱是指在皮肤上应用去角质剂产生可控性的皮肤损伤，以达到治疗和美容的目的。化学剥脱后，从皮肤附件深层产生出新的表皮，因此化学剥脱过程中注意不要损伤这些皮肤附件，剥脱深度不要超过真皮网状层中部，化学剥脱的创面愈合过程中，组织再生，新的胶原蛋白合成。

传统上苯酚主要用作深层剥脱，后者要求的治疗深度为达到真皮网状层的中部。最近文献中显示，苯酚剥脱常常和巴豆油合用，叫作"苯酚 – 巴豆油剥脱"或"巴豆油剥脱剂"，这是因为巴豆油可以增加苯酚剥脱的深度。

目前，尽管其他剥脱剂也能达到苯酚的治疗效果，但苯酚仍是化学剥脱治疗的金标准，同时苯酚剥脱也是其他面部年轻化技术如激光或皮肤磨削的参考标准。

苯酚剥脱除了用于治疗皱纹外，还可以显著促进面部皮肤收缩，从而产生"提升效果"，治疗后表情更为自然。应该强调的是，将苯酚剥脱的治疗效果与外科提升手术的治疗效果进行比较并不合适。苯酚剥脱在治疗皮肤色素变化以及光老化的同时，还可以消除光老化导致的癌前病变以及癌变的病灶（图 9–1、图 9–2）。

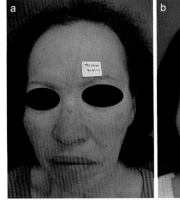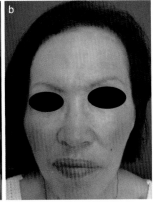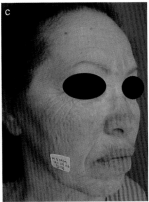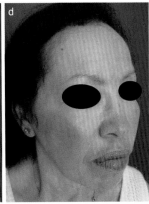

图 9–1　51 岁患者，严重光老化伴有色素改变。（a、b）应用贝克尔 – 高登配方剥脱治疗前。（c、d）剥脱治疗后 8 个月，面部的斑点和皱纹得到改善，组织得到提升

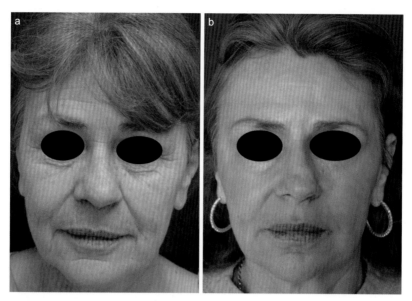

图 9-2　61 岁患者，（a）剥脱治疗前。（b）贝克尔剥脱治疗后

　　苯酚具有毒性，因此使用时一定要小心，应按照推荐的技术和适应证谨慎使用。应对患者进行密切监测，一旦发生意外，要及时抢救。

　　由于苯酚剥脱年轻化的效果明显，目前临床上有多种治疗配方，本章中我们仅对贝克尔 – 高登配方进行重点介绍（表 9-1）。

表 9-1　贝克尔 – 高登配方

成分	含量
88% 苯酚（美国药典）	3 mL
蒸馏水	2 mL
液体皂	8 滴
巴豆油	3 滴

2　发展历史

　　苯酚剥脱和它的秘密配方一直被美学家持有到 20 世纪 60 年代初，20 世纪 20 年代早期，好莱坞的业余剥脱师就开始使用含有苯酚和巴豆油的配方进行皮肤剥脱治疗，他们因为使用该方法为名人治疗而闻名，他们宣称这项技术是"青春之泉"。蒙哥马利 1917 年发表的一篇文献报道了一名美容专家在纽约应用苯酚进行治疗的情况。

　　随着时间的推移，医生可以通过花钱或交换的方式获得了苯酚配方的信息，1927 年，洛杉矶的一位外科医生 H.O. 班姆斯详细描述了这项封闭的苯酚剥脱技术，他记载了治疗部位及各部位治疗的时间间隔，这一点大多数美学家并没有做过。H.O. 班姆斯没有在颈部进行这项治疗。1959 年，来自洛杉矶的阿道夫·布朗申请了苯酚和巴豆油配方的专利，1960 年，他在《英国整形外科杂志》上第一次发表了对苯酚配方、组织学和毒性的详细研究，文章中列举了一些持续多年的错误教条，例如：①苯酚是活性成分；②苯酚在较低浓度时渗透力更强；③添加一种降低表面张力的试剂会增加渗透性。降低表面张力的一种试剂是 Septisol®（液体肥皂），这是在 1959 年，整形外科医生克莱德·利顿从一位美容专家那里获得的一个配方，并于 1961 年在新奥尔良举行的整形外科年会上进行了汇报，其中包括对治疗的 50 名患者进行为期 2 年的随访结果。但苯酚剥脱的现代治疗方法始于托马斯·贝克尔，他从 3 位美学家那里获得了配方资料并进行了改进，开发出含有巴豆油、Septisol® 和水的苯酚溶液（表 9–1），并于 1962 年在《整形和重建外科》杂志上进行了发表。

3　苯酚 – 巴豆油化学剥脱剂的毒性

3.1　苯酚

苯酚又称石炭酸，由一个带有羟基的苯环组成，从煤焦油中提取或由氯苯合成。0.2% 的苯酚具有抑菌作用，1% 以上的苯酚具有杀菌作用，5% 的苯酚具有麻醉作用。

苯酚很容易被皮肤吸收，涂在皮肤上的苯酚有 70% 在 30min 内会被吸收，吸收的苯酚在体内通过排泄、氧化和结合 3 种途径被代谢掉，其中有 25% 被代谢成二氧化碳和水，其余 75% 苯酚通过肾脏随尿排出，或者在体内与糖醛酸或硫酸结合，少量的苯酚也可被氧化成对苯二酚和焦儿茶素，苯酚的氧化和结合都发生在肝脏之中。

苯酚引起的全身中毒症状包括恶心、呕吐、感觉异常、头痛和神志不清，中枢神经系统症状最初可表现为震颤、反射亢进和高血压，然后中枢神经系统受到抑制。意外摄入过量苯酚可引起的中毒，表现为神经系统突然受到抑制、心跳呼吸骤停和肝、肾衰竭。

面部涂抹 3mL 的 50% 苯酚 1h 后，血液中苯酚的浓度为 0.68mg/dL，这种浓度非常安全，而误食苯酚 15min 后血液中苯酚的浓度会高达 23mg/dL。遗憾的是，由于摄入苯酚后血液中苯酚水平存在巨大的变化，目前还无法准确预估苯酚的致死剂量。

在皮肤剥脱过程中，苯酚的吸收和毒性似乎更多地与治疗的皮肤面积有关，而不仅仅是苯酚的浓度。一旦发生的全身性中毒反应可在治疗后几分钟内出现。截至目前，在正常苯酚剥脱治疗中，还没有出现肝肾功能或中枢神经系统受损的报道。然而，有报道发现全面部应用苯酚后很快出现心律失常症状，可能是直接损害心肌所致，还有另一个理论解释认为，治疗中的疼痛导致肾上腺素释放，从三叉神经传递到心脏迷走神经或从大脑皮层直接传递到窦房结。不过，在临床实践中可以一个美容单位一个美容单位地操作，中间有一定的时间间隔，似乎可以降低心脏毒性的发生风险。如果发生轻度室上性心律失常，应停止治疗，直到窦性心律恢复正常。建议在心律恢复正常后等待 15min，然后再继续进行治疗。如果发生严重的室上性或室性心律失常，可以用其他剥脱剂来代替苯酚进行治疗。

利尿剂能够促进苯酚的排泄，减少患者出现心律失常的风险。另外碱化尿液可能通过增加肾小管排泄量而促进苯酚的排泄。

可以通过其他剥脱剂来改善苯酚治疗效果并减轻其毒性作用，这一点对临床工作非常有帮助。人们试图通过添加剂、乳化剂、皂苷和表面活性剂来"驯服"苯酚和三氯乙酸这两种剥脱剂，以提高其治疗的有效性和安全性。例如，苯酚的分子量较低，可以迅速通过细胞和内皮细胞膜，并且它在水溶液中比在油性溶液中吸收得更快，根据这些特点，可设计多种苯酚配方，加入甘油、芝麻和（或）橄榄油等物质，这些物质可以溶解苯酚，降低其吸收速度和毒性。

3.2 巴豆油

巴豆油是从巴豆种子中提炼出来的，巴豆是一种产自印度和锡兰的原生灌木。巴豆油含有 7% 的甘油、37% 的油酸、19% 的亚油酸、7.5% 的肉豆蔻酸、1.5% 的花生酸，以及不到 1% 的硬脂酸、棕榈酸、月桂酸、戊酸、三甘酸、丁酸、乙酸和甲酸。巴豆油在印度被用作泻药，1630 年引入欧洲，应用过量甚至可能致死，若应用到皮肤上，可导致水疱、组织坏死和严重烧伤。

4 深层皮肤剥脱的治疗方式

4.1 封闭

深层皮肤剥脱时可以对相应部位进行封闭处理，也可以不进行封闭处理（图 9-3~图 9-5）。封闭处理可以阻滞苯酚蒸发，增加皮肤的湿度，促进剥脱剂的吸收，提高剥脱剂的渗透。封闭可以使

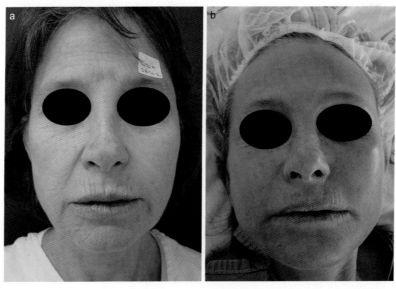

图 9-3 （a）56 岁患者，苯酚治疗之前，使用的是非封闭式的贝克尔 – 高登配方。（b）治疗后即刻，面部出现水肿和红斑

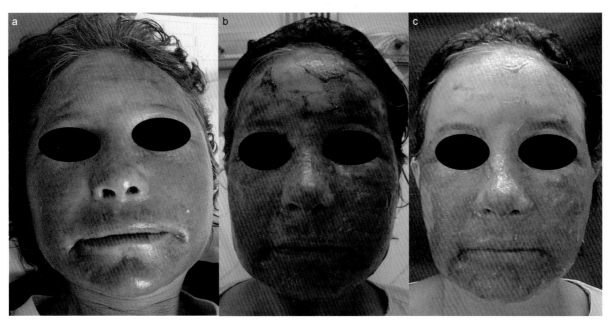

图 9-4　与图 9-3 为同一患者。（a）剥脱治疗后 24h，出现严重的水肿，皮肤发黑。（b）剥脱治疗后 48h，洗脸之前，面部水肿、皮肤结痂、脱皮。（c）将面部的渗出物、纤维蛋白和脱掉的死皮去掉后

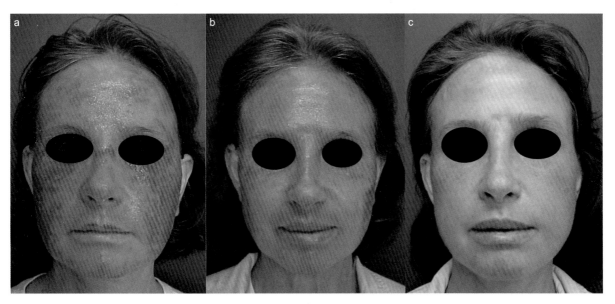

图 9-5　与图 9-3 为同一患者。（a）剥脱治疗后 4 天，应用凡士林软膏，面部已经没有坏死的表皮，但皮肤仍弥漫性发红。（b）剥脱治疗后 12 天，皮肤已上皮化，但仍有红斑。（c）剥脱治疗后 2 个月，面部的松弛和皱纹得到改善

用 1~1.5cm 宽的防水胶带，贴到皮肤上 2~3 层，维持 48h（图 9-6、图 9-7）。然而，这样处理有些患者感到不舒服，许多人更喜欢用凡士林或硅胶进行封闭处理。涂抹苯酚后即刻进行封闭处理。需要注意的是，苯酚可能会与凡士林或硅胶一起通过皱纹里的毛细血管进入眼睛，因此我们不建议在治疗中和治疗后在眼睑周围涂抹凡士林或硅胶。

　　在各种皮肤剥脱术后的封闭技术中，可用碘麝香草酚粉末或次没食子酸铋粉末，在去除胶布后继续进行两次封闭，封闭效果可维持 6~9 天（图 9-8~图 9-10），这样可减少皮肤的活动，促进伤口

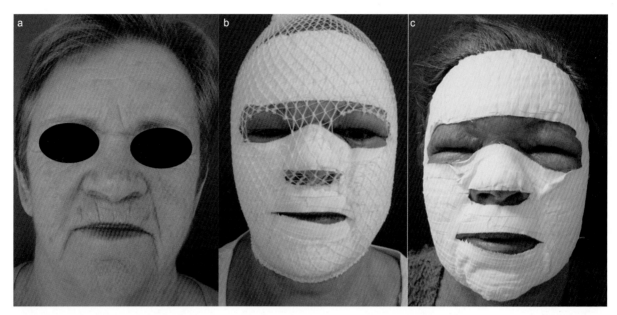

图 9-6 67 岁患者。（a）采用封闭贝克尔 - 高登配方治疗前。（b）用黏性胶带面罩封闭后即刻，注意眼睑部位开始出现水肿，然后用弹力网套进行压迫（不常用）。（c）剥脱治疗后 24h，眼睑水肿进一步加重

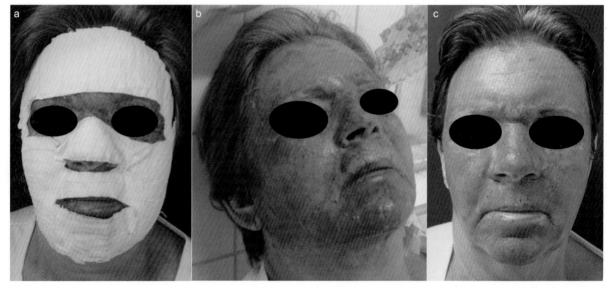

图 9-7 与图 9-6 为同一患者。（a）剥脱治疗后 48h，眼睑水肿减轻。（b）剥脱治疗后 48h，去掉面罩。注意表皮粘在胶带上，皮肤表面有渗出及坏死。（c）剥脱治疗后 3 天，面部发红、肿胀、结痂

愈合，使剥脱更均匀，有了第二层保护膜，就不必额外进行伤口护理，皮肤能够实现完全再上皮化。医生要注意对患者提供一定的必要支持，因为这种保护层就像一个面罩一样，时间久了会使患者感到压抑。

4.2 贝克尔 - 高登配方

贝克尔 - 高登配方最早发表于 1962 年，至今仍被不断改进，也是目前最常用的配方（表 9-1）。

贝克尔 - 高登配方：用注射器抽取 3mL 苯酚，放到存储容器中，接下来加入 2mL 水，8 滴液体

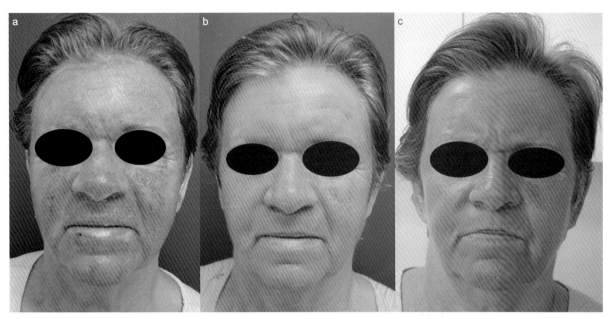

图 9-8 与图 9-6 为同一患者。(a)剥脱治疗后 6 天,皮肤逐渐上皮化,但仍发红、发干,有结痂。(b)剥脱治疗后 10 天,皮肤已经上皮化,但仍发红、肿胀、发干。(c)剥脱治疗后 15 天,二次封闭,粉末涂抹得不均匀

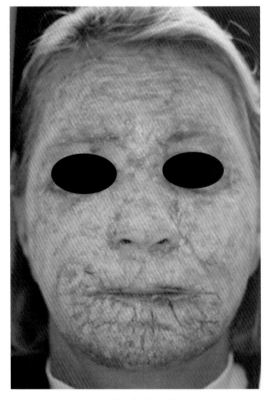

图 9-9 使用没食子酸铋粉末面膜 4 天

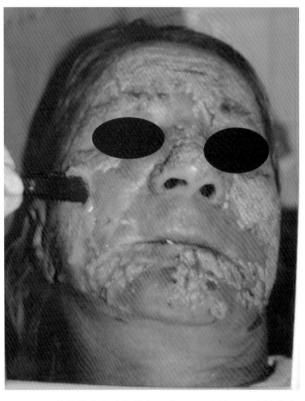

图 9-10 使用没食子酸铋粉末面膜 7 天,用少量凡士林去除

皂,最后加入 3 滴巴豆油,这会将苯酚的浓度稀释到 50% 左右。这是一种不相容的乳状液,每次使用时都应充分搅拌(图 9-11~图 9-13)。赫特(2000 年)的研究发现,加入 Septisol® 肥皂和不加入巴豆油,随着苯酚浓度(18%、35% 和 50%)增加,水肿和红斑的反应也增加,但不会对真皮造成

伤害；而不添加 Septisol® 的 88% 苯酚会对真皮层造成明显损害。若在 50% 的苯酚中添加巴豆油，会明显增加真皮的剥脱深度。

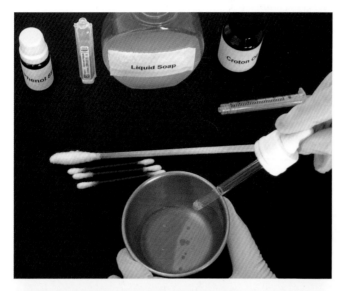

图 9–11　贝克尔 – 高登配方制剂，为不相容的乳液

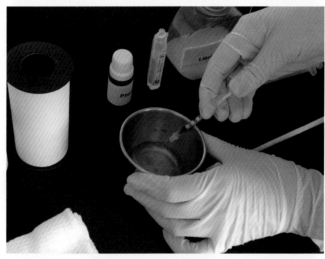

图 9–12　用注射器加入巴豆油，1 滴相当于 0.04mL

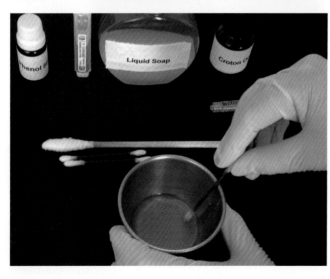

图 9–13　搅拌均匀后的乳液

赫特发现，当巴豆油浓度分别为 0.35%、0.7% 或 1.1% 时，33% 的苯酚可产生浅中层剥脱、深中层剥脱和深层剥脱效果。赫特联合 16% ~ 50% 的苯酚溶液和 0.25% ~ 2.78% 的巴豆油进行剥脱，用愈合时间来判断皮肤的剥脱深度，发现剥脱深度随着两种药物浓度的增加而增加。贝克尔 – 高登配方中巴豆油浓度为 2.08%，这一浓度似乎对剥脱深度具有重要的影响。

相关组织学研究证实了赫特关于苯酚和巴豆油浓度作用的说法。毫无疑问，其他因素也会影响剥脱深度，如封闭的方法、治疗中施加的压力、皮肤摩擦、剥脱剂涂的层数、剥脱的时间、剥脱剂的用量、治疗使用的工具和患者皮肤类型。在使用浓度较大的贝克尔 – 高登配方时，都要考虑到这些因素，因为并不总是需要封闭才能达到期望的结果。

尽管在贝克尔 – 高登配方发明之前和之后还有许多其他配方，然而，其中一些配方仍然保密，目前也有一些产品在出售。

5　苯酚"中和剂"

由于苯酚溶于油，因此可以用甘油、丙二醇、植物油或 50% 的酒精迅速从皮肤上去除苯酚。

然而，皮肤表面应用高浓度的苯酚会导致角蛋白极快地变性和凝结（结霜），这是一个不可逆的过程。

6　适应证

苯酚剥脱适用于修复皮肤较薄、存在严重成片皱纹的患者，也可以治疗皮肤色素沉着、日光性老化和放射性损伤（图 9–14 ~ 图 9–16）。

苯酚剥脱可能导致皮肤色素减退，因此一般情况下苯酚剥脱适用于 I ~ III 型菲茨帕特里克皮肤类型的患者。浅色皮肤的患者治疗部位和非治疗部位的对比不太明显。然而 I 型和 II 型患者治疗后皮肤变薄、变光滑，与周围未经治疗的皮肤较厚、弹性较差、淡黄色的光损伤部位会产生明显的对比。当出现这种情况时，唯一的选择是进行全面部治疗。其他学者也发现肤色较浅的 I 型和 II 型患者，治疗后可能比 III 型和 IV 型患者更引人注意。III 型和 IV 型患者，容易发生色素沉着，但这种现象往往是可逆的。对于 V 型和 VI 型皮肤，不建议进行深度苯酚剥脱，因为容易发生炎症后色素沉着，伴有白癜风样外观的无菌性色素减退和瘢痕疙瘩。

7　禁忌证

苯酚剥脱的禁忌证包括患有心脏、肾脏或肝脏疾病以及菲茨帕特里克 V 型和 VI 型皮肤类型的患者。

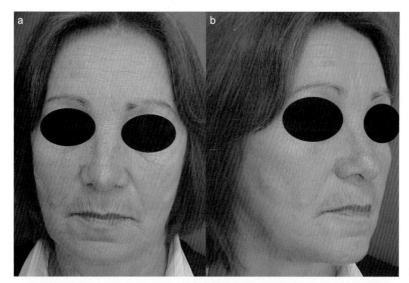

图 9-14　苯酚剥脱治疗前,面部有成片的细小皱纹。(a)正面观。(b)右斜位观

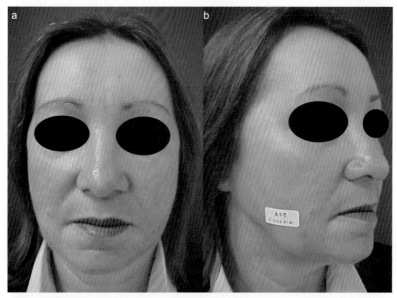

图 9-15　与图 9-14 为同一名患者,苯酚剥脱治疗后 4 个月。(a)正面观。(b)右斜位观

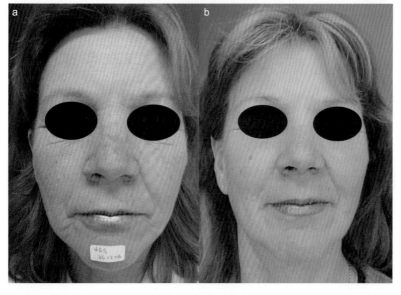

图 9-16　(a)苯酚剥脱治疗前,皮肤出现光老化、色素沉着和面部松弛。(b)苯酚剥脱治疗后 3 个月

相对禁忌证包括单纯疱疹病毒感染、接受雌激素或黄体酮治疗、长期暴露在紫外线下的患者，这些患者治疗后可能出现色素沉着，近期使用异维 A 酸可能影响创面愈合，心理有问题或抱有不切实际幻想、既往接受过放射治疗、Ⅲ 和 Ⅳ 型皮肤类型、瘢痕体质、近期接受过面部手术等患者也不太适合进行苯酚剥脱治疗。皮肤附件少的部位也应慎重。

8 治疗前准备

在进行治疗之前，应执行以下操作：

- 征得患者的同意，提供治疗选项，告知患者相关技术、治疗中可能出现的不适、所用的敷料、愈合时间、并发症和治疗后所需长期护理（重点是光保护）方面的信息。
- 了解患者的既往病史，特别注意心脏、肾脏和肝脏方面的疾病。
- 了解患者以前的心电图检查结果，完善血常规和生化检查，包括肾功能和肝功能。
- 治疗前照相。

与其他皮肤剥脱治疗不同，苯酚剥脱治疗前的皮肤准备并不是必需的。如果以前使用过其他剥脱剂，如维 A 酸和其他酸制剂，应检查是否存在皮肤过敏反应，以免剥脱过深。

无论患者以前是否感染过单纯疱疹病毒，必须采取措施防止单纯疱疹复发。建议应用阿昔洛韦 400mg，每日 3 次；万乃洛韦 500mg，每日 2 次，或泛昔洛韦 250mg，每日 2 次，治疗前 1~2 天开始服用，并维持 10~14 天。注意即使创面完全愈合后，也可能发生单纯疱疹病毒感染。

一般情况下苯酚剥脱治疗后很少会发生细菌感染和真菌感染，因此不需要采取预防措施。

9 治疗技术（全脸苯酚剥脱）

9.1 一般护理与安全

苯酚治疗需要专业的设备和团队支持，治疗中还应对患者进行心脏监护，并采用适当的镇痛措施，以提高治疗的安全性。治疗时应在通风良好的房间（以便于驱散苯酚）内进行，并备有心肺复苏（CPR）设备和急救药物。患者应该禁食，并建立静脉通道，进行心电监护和血氧饱和度监测（图 9-17）。

9.2 剥脱治疗的局部护理和治疗范围确定

指导患者在治疗当天的早晨清洁面部，不要化妆。

患者取坐位，沿下颌缘画一条线（剥脱治疗的边界），该线可视作面部和颈部的分界线，不能使用苯酚进行治疗这条线以下的部位，以免出现永久性色素脱失（布罗迪，1997a）。

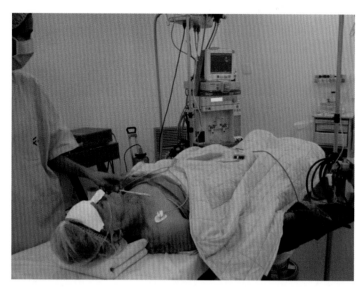

图 9-17 患者静脉麻醉下进行监护

表 9-2 苯酚剥脱过程中的静脉输液量

	输液的时段	输液量
乳酸林格氏溶液或 0.9% 氯化钠溶液	剥脱治疗前	500 mL
	剥脱治疗中	500 ~ 1000 mL
	剥脱治疗后	500 mL

剥脱治疗前，按照面部美容单位，用丙酮或酒精对皮肤进行脱脂处理，这一步对于均匀剥脱至关重要。

医生应了解苯酚进入身体系统的风险及其对肝肾代谢的影响，给患者补水十分重要，因为这样可以降低患者发生毒性反应（特别是心律失常）的风险（布罗迪，1997b）。

一般来说，我们会给患者输入乳酸林格氏溶液，它可以碱化尿液，有助于降低中毒风险，也可以输 0.9% 氯化钠溶液（表 9-2）。为避免患者出现低血糖和恶心的症状，治疗过程中可以为患者输入 250 ~ 500mL 5% 的葡萄糖溶液。

9.3 镇静镇痛

苯酚剥脱治疗过程中的疼痛还是比较强烈的，疼痛会导致患者的不适和（或）躁动，因此需要联合用药进行镇痛。充分的镇痛可以保证治疗的安全性和治疗效果的稳定性，避免手术时间延长或被反复中断。镇痛可以为医生的治疗提供足够的保证。

清醒镇静是一个很好的选择；然而它需要医生具有丰富的经验，并需要住院治疗。由于其安全性和有效性，清醒镇静在皮肤科治疗中应用的比较广泛。

清醒镇静这种麻醉方式会导致患者的意识下降，但会维持保护性反射、保证气道畅通，能够对物理和语言刺激做出反应。另外这种麻醉还具有镇痛、缓解焦虑和逆行性遗忘的作用。常用的药物

表 9-3　枸橼酸芬太尼和咪达唑仑的主要特性和使用剂量

药物	规格（安瓿）	稀释方法	剂量	作用	起效时间	持续时间
枸橼酸芬太尼	50μg/mL	2mL 溶于 8mL 蒸馏水或 0.9% 氯化钠中/（10μg/mL）	1~2μg/kg（剧烈疼痛时，最高剂量可达 100μg/kg）	镇痛镇静	2~3 min	0.5~6 h
咪达唑仑	5 mg/mL	3mL 溶于 2mL 蒸馏水或 0.9% 氯化钠中/（15mg/mL）	0.05~0.075μg/kg 静脉注射	镇静和缓解焦虑	2min 内	1~2 h

是枸橼酸芬太尼和咪达唑仑。表 9-3 总结了这些药物的主要特征和使用剂量。

枸橼酸芬太尼和咪达唑仑这两种药物的另一个优点是可以通过拮抗剂很快逆转其作用。比如枸橼酸芬太尼用量太多出现呼吸抑制时可以应用纳洛酮，而咪达唑仑过量时可以使用氟马西尼进行处理。

其他镇静和镇痛的药物可以根据医生的经验和偏好使用，最好在麻醉师的帮助下应用。我们推荐应用异丙酚（镇静和抗焦虑，但没有镇痛作用）、氯胺酮（镇静和止痛）、劳拉西泮（抗焦虑和镇静）和度冷丁（止痛和镇静）。

在手术治疗结束时，我们常常给患者肌注一些皮质类固醇药物，例如，1~2mL 注射用倍他米松二丙酸钠 5mg+ 倍他米松磷酸二钠 2mg。除了具有止痛效果外，皮质类固醇药物还具有减轻水肿的作用。深层剥脱治疗后使用皮质类固醇目前依旧存在争议，一些学者认为激素会延迟创面愈合。

在没有麻醉医师的情况下，可使用一些止痛、抗炎和抗焦虑类药物，这些药物的并发症（特别是呼吸抑制）发生风险较低，然而，这些药物控制患者焦虑和不适（疼痛）的效果较差。其中，地西泮（Dienpax®）5~10mg 或口服溴西泮（Lexotan®）3~6mg 可用于抗焦虑。一开始镇痛时，可以用 1g 扑热息痛稀释于 50mL 等渗液中静脉注射，使用剂量最高可达 15mg/kg。为了更好地控制疼痛，可联合使用非甾体抗炎药（例如，将 100~300mg 酮洛芬稀释到 100mg 等渗液中静脉滴注）。如果患者在治疗过程中仍无法忍受疼痛，可以联合应用 100mg 曲马多静脉注射。还可以在手术后输入一定剂量的对乙酰氨基酚，但注意不能超过推荐的剂量。

请记住，麻醉类药物联合使用会增加并发症的发生概率，如心律失常、心肺功能和中枢神经系统抑制。因此，一定要评估各种药物之间的相互作用。

9.4　剥脱剂的应用

涂抹前几分钟先充分搅拌乳液（图 9-18），为防止发生意外，搅拌时不要靠近患者的眼睛。

将面部分成多个美学单位；如果需要，可将前额分为两个区域。按照美学单位，用棉签将剥脱剂涂抹到皮肤上。为减少苯酚的毒性，两部位之间需要间隔 15~20min。

涂抹的范围向上可到达头皮边缘，口周可达到唇缘内 1~2mm，以纠正口周皱纹，以免患者经常抱怨"涂的口红会散开"。不要忘记耳垂的前面和后面，以便改善局部皮肤的松弛外观（图 9-19）。

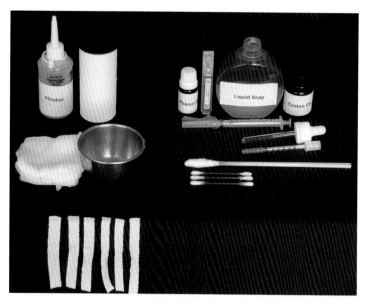

图9-18 苯酚剥脱所需的物品

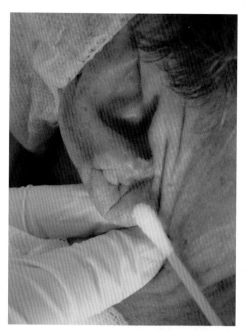

图9-19 应用贝克尔-高登配方治疗后，耳垂出现结霜、皮肤收缩，改善了耳垂松弛的外观

涂抹眼皮时，需要用纱布将棉签上多余的剥脱剂吸掉。治疗前需要确认患者是否存在眼睑外翻或既往施行过眼睑整形手术，因为这些可能会导致眼睑外翻。

上睑只涂抹到睑板上缘，远离睑缘。下睑需要远离睑缘4~5mm。涂抹后皮肤会立即变白（结霜），几分钟后变成暗红色。

一个部位涂抹完成后，在等待涂抹下一个部位的时间里，应用黏性胶带直接在皮肤上粘贴2~3层，以封闭苯酚（图9-20~图9-22）。治疗结束后，至少要对患者进行1h的观察和监护。

苯酚剥脱治疗可以只用在一个美容单位，其他部位可以用三氯乙酸剥脱进行补充，这种情况下不需要进行心电监测和静脉输液（图9-23~图9-26），然而，正如在上述适应证中提到的那样，不同的治疗区域之间可能会出现颜色差异。

10 术后演变

苯酚剥脱治疗后疼痛比较剧烈，可持续8~14h，此时可服用对乙酰氨基酚500~1000mg/次（两次用药间隔4~6h），注射酮洛芬50mg，1次/8h，每4~6h可加用曲马多50mg。疼痛缓解后，按以下顺序逐步停药：曲马多、酮洛芬和对乙酰氨基酚。

在治疗的初期，出现剧烈疼痛需要注意单纯疱疹病毒感染等并发症的发生。

封闭期间建议患者吃流食，并减少说话，以限制面部活动，避免黏性胶带脱落。根据贝克尔和高登的说法，这样可保护皮肤愈合的完整性，防止瘢痕形成。

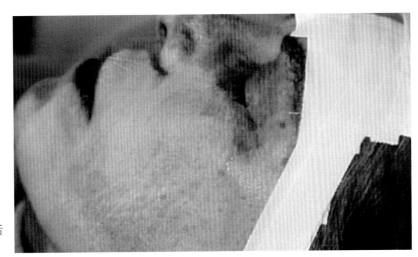

图 9-20　应用贝克尔 - 高登配方后
面部很快出现结霜

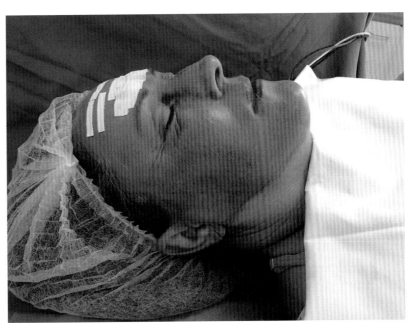

图 9-21　白霜消失后面部出现暗红色

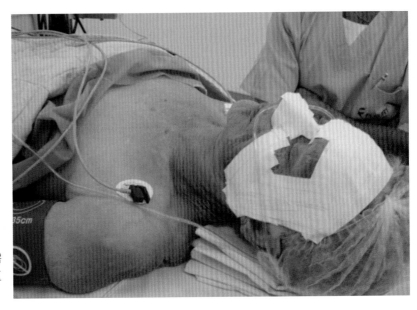

图 9-22　各美容单位之间的治疗需
要间隔一段时间，其间可对治疗区
域应用黏性胶带进行封闭

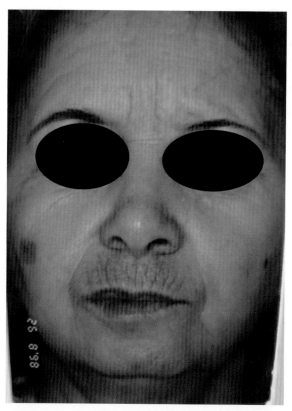

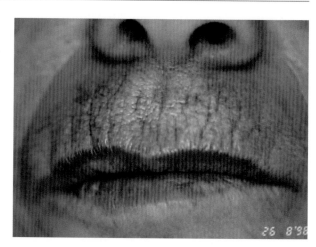

图 9-24 上唇非封闭苯酚剥脱治疗后即刻

图 9-23 56 岁患者，治疗前有明显的口周皱纹和黑色素沉着

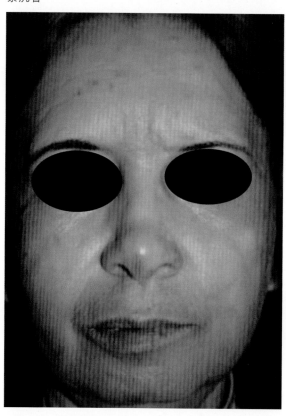

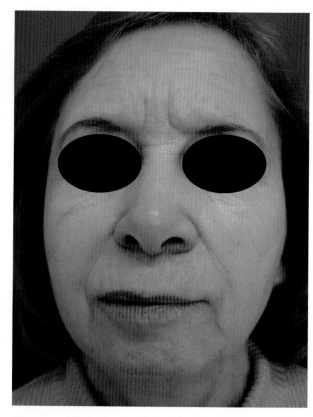

图 9-25 上唇使用非封闭贝克尔-高登配方治疗 1 年后，面部其他部位应用杰斯纳溶液 + 三氯乙酸剥脱治疗 10 天后

图 9-26 与图 9-23 为同一名患者，面部剥脱治疗 9 年后

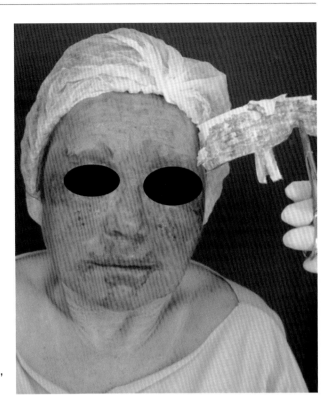

图 9-27　去除封闭胶带后，可见表皮粘连在胶带上，颧部出现点状出血

48h 后去除封闭的胶带或面膜，此时皮肤的渗出物有助于去掉封闭的胶带或面膜。部分表皮可能黏附在面膜上。一般来说，治疗过程不需要麻醉，但需要应用镇痛剂，必要时可以使用缓解焦虑的药物。

去除封闭面膜后，皮肤表面水肿、潮湿，可能有点状出血（图 9-27）；在非封闭区域或粘贴的胶带过早脱落的区域，皮肤表面会覆盖着坏死的上皮、渗出物和形成的痂皮，颈部和胸部会出现水肿。

温和地清洁创面，去除渗出的纤维蛋白、痂皮和坏死的表皮，避免用力去除粘连的痂皮。

治疗后面部应涂抹一些软膏，如 5%~10% 的二甲基硅油和凡士林，以减轻皮肤干燥引起的不适。

苯酚剥脱治疗中很少发生细菌感染，但患者需要仔细清洗创面，每次涂抹软膏之前，都要用生理盐水或清水清洗伤口几次，创面完全愈合一般需要 7~10 天，在此期间应保持创面清洁。

剥脱治疗后出现的红斑一般在 45~90 天后消失，使用贝克尔 - 高登配方治疗后的红斑通常持续 90 天，个别人长达 6 个月。可以让患者通过化妆遮盖。

患者必须防晒，创面愈合后尽快使用防晒霜。早期可以使用刺激性较小的无机防晒霜。

创面愈合后会出现皮肤瘙痒和干燥的情况，有时会很严重，这种情况下，可以局部使用氢化可的松软膏和润肤剂。

苯酚剥脱 60 天后可使用维 A 酸或其他剥脱酸再次进行治疗。

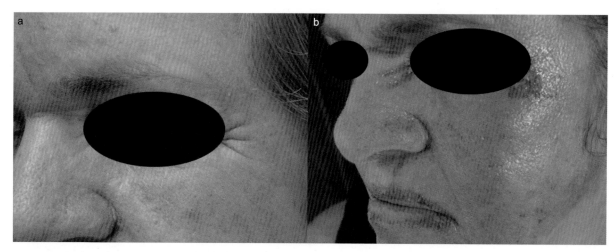

图 9-28 （a）贝克尔 – 高登配方剥脱治疗后 3 个月，在不规则区域重新应用苯酚补充治疗（与图 9-6 为同一名患者）。（b）治疗后 3 天

12 个月后可再次进行苯酚治疗，6 个月后可进行局部补充治疗。根据我们的经验，对于明显治疗欠佳的部位，补充治疗的时间可以缩短（图 9-28）。

11　深层皮肤剥脱联合美容手术治疗

深层皮肤剥脱联合美容手术治疗前，需要制订详细的治疗计划。如果眼睑整形手术需要进行皮瓣移植或广泛的皮下剥离，则全面部苯酚剥脱需要推迟 3~6 个月再进行。因为整形手术会影响皮瓣的血运，后续苯酚剥脱时会导致皮肤坏死或眼睑外翻。

组织学研究证实，中层剥脱或深层剥脱后 60~90 天内，胶原蛋白重塑不可能彻底完成。

12　并发症

苯酚剥脱治疗的相关并发症如表 9-4。

12.1　色素代谢障碍

苯酚剥脱治疗最常见的并发症是色素改变，炎症后色素沉着可使用局部脱色剂及采用防晒措施来治疗。如果是剥脱不均匀，可能需要局部重新剥脱（图 9-29~图 9-31）。

由于苯酚对黑色素细胞具有直接毒性，因此苯酚剥脱后会不可避免地出现一定程度的色素减退。尽管黑色素细胞分布均匀，但细胞内的黑色素颗粒变小、黑色素小体数量减少。严重的色素减退难以处理，其严重程度通常与剥脱深度相关。

图 9-32 出现的分界线并不算真正的并发症，它只是代表治疗过的区域和未治疗的区域之间的颜色差异，如果这种分界线太过明显的话，看起来就会不美观，为了使这种分界线不明显，可以在下

表 9–4　与苯酚剥脱相关的并发症

并发症		
系统性	心脏	
	肾脏	
	肝脏	
	神经系统	
皮肤	色素性改变	色素减退 色素沉着 治疗区域与未治疗区域之间的分界线 痣：颜色加重、复发或出现新痣 持续性红斑 持续潮红
	创面愈合	瘢痕疙瘩 增生性瘢痕 萎缩性瘢痕 皮肤坏死
	组织结构破坏：瘢痕	睑外翻 唇外翻
感染	细菌	葡萄球菌 链球菌 假单胞菌 中毒性休克综合征
	病毒	单纯疱疹
	真菌	念珠菌病
其他并发症	瘙痒性糜烂 皮肤质地改变，毛孔粗大 毛细血管扩张，喉水肿 对温度的变化敏感 神经精神障碍，抑郁	

颌缘下使用少量的剥脱剂进行治疗。如果局部剥脱治疗形成的分界线太过明显，则可对面部的其他部位进行中层或深层剥脱治疗。颈部不能用贝克尔 – 高登配方进行剥脱治疗，因为颈部皮肤的附件较少，发生瘢痕的风险较高，可以考虑使用浅层化学剥脱剂，如三氯乙酸或改良苯酚配方进行治疗。

　　苯酚剥脱治疗后有时会出现原有痣颜色变黑，或出现新的色素痣，因此应在剥脱治疗之前去除大的色素痣（图 9-32）。

12.2　持续性红斑和皮肤潮红

　　持续性红斑意味着形成瘢痕的风险或存在接触性皮炎，这是由于口服维 A 酸或局部使用维 A 酸造成的，也可能是由于患者体质特殊或局部存在活动性感染。如果红斑伴有硬结，建议局部按

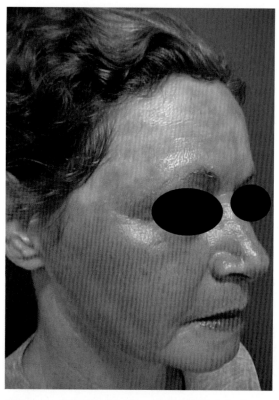

图 9-29 炎症后色素沉着，通常在剥脱治疗后 3 ~ 4 周出现

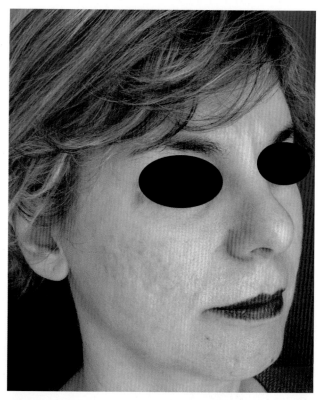

图 9-30 患者 50 岁，苯酚剥脱治疗痤疮瘢痕 4 年后，下睑剥脱得不均匀

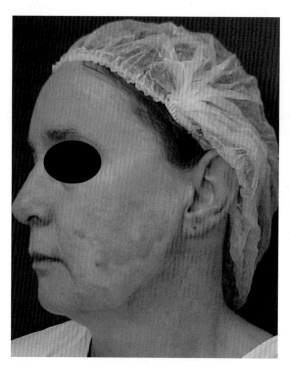

图 9-31 面部广泛剥脱得不均匀

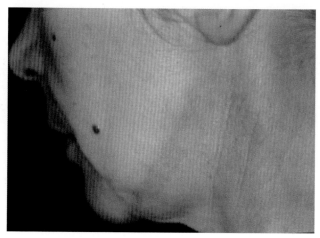

图 9-32 面颈部有明显的分界线，痣的颜色加重

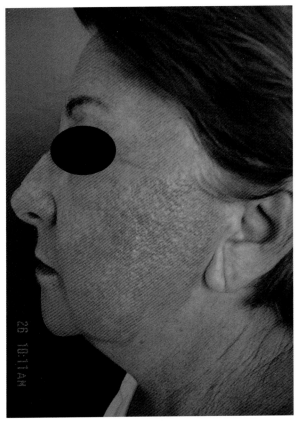

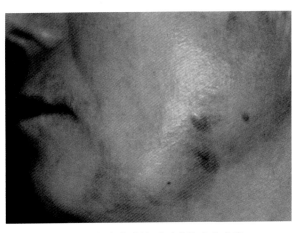

图 9-34　单纯疱疹病毒感染后形成的瘢痕疙瘩

图 9-33　增生性瘢痕

摩，应用硅胶贴，涂抹表面，口服或病灶内注射皮质类固醇激素，或者使用脉冲染料激光来防止瘢痕形成。

面部潮红可能会持续几个月，有报道持续了 2 年多时间。除此之外，炎热的天气和情绪激动可能会进一步加重面部潮红。

12.3　瘢痕

瘢痕在化学剥脱治疗的并发症中排名第二。瘢痕会造成严重的毁容，因此医生应十分重视该并发症。

幸运的是，相比难看的瘢痕疙瘩、瘢痕挛缩、皮肤坏死和皮肤萎缩等，我们更多遇到的是增生性瘢痕（图 9-33、图 9-34），它们通常发生于同一时间或短时间内大量应用封闭性剥脱治疗、创面感染或剥脱治疗与面部手术同时进行时。

增生性瘢痕和瘢痕挛缩会影响面部功能和活动，大多数情况下需要进行手术治疗，同时还需要采取其他一系列治疗措施。瘢痕通常在剥脱治疗后 2~3 个月内形成（图 9-35）。

瘢痕常发生于下颌、口周和颧弓、颏部、内眼角和面部活动较多的部位。面部下 1/3 较易发生，一般认为是说话和进食引起下面部运动过多造成的，同时该部位也经常接受一些手术、皮肤磨削和皮肤剥脱等治疗。

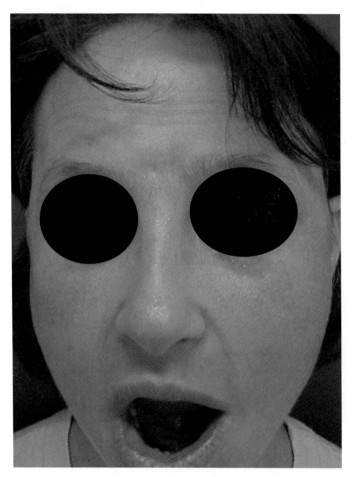

图 9-35 与图 9-3 为同一患者，剥脱治疗后出现暂时性唇外翻

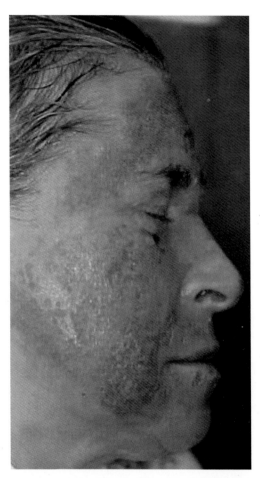

图 9-36 皮肤剥脱治疗后 7 天出现单纯疱疹病毒感染，口周还没有形成水疱，只有刚开始出现溃疡

我们发现颈部、颏下和胸骨区容易形成增生性瘢痕。苯酚剥脱很少引起萎缩性瘢痕。

12.4 感染

虽然接受苯酚剥脱的患者治疗后很少会出现细菌感染。有些患者害怕处理伤口，从而导致创面坏死组织堆积、继发性脓疱病和细菌感染。出现细菌感染后应该口服抗生素，并加强局部创面的护理。所有的化学剥脱治疗都有可能诱发单纯疱疹病毒感染。

帕金斯等发现，在没有采取抗病毒预防措施的情况下，有单纯疱疹病毒感染史的患者治疗后有 50% 概率出现口周疱疹，而没有单纯疱疹病毒感染史的患者，口周疱疹的发生概率仅为 6.6%。单纯疱疹病毒感染复发一般在治疗后 5~12 天，一旦发生，会导致创面延迟愈合。

单纯疱疹病毒感染常常并不会出现疱疹，在早期表现为圆形的皮肤溃疡，大小为 2~3mm，单独存在或呈片状，基底发红（图 9-36）。

尽管通常情况下单纯疱疹病毒感染愈合后可以不留瘢痕，但有时仍会留下难看的瘢痕。由于在创面愈合期间单纯疱疹病毒感染的发病率相对较高，因此无论患者有无单纯疱疹病毒感染史，都应该接受预防性治疗。

　　口服抗病毒药物已经成为深层剥脱的标准预防措施。有些学者建议在治疗前 2 天就开始口服抗病毒药物，持续 14 天，因为病毒复制主要发生在细胞完好的时候，而治疗后最初几天感染的可能性较小。出现活动性疱疹感染后，应快速诊断识别，及早妥善治疗。应服用最大推荐剂量的抗病毒药物（图 9-37）。

　　至于真菌感染，通常不会在苯酚剥脱治疗后发生。基本不会发生念珠菌感染，这主要与预防性应用抗生素或局部封闭治疗有关。

12.5　全身性并发症

　　在所有并发症中，全身性并发症无疑是最需要注意的，也最严重的并发症，尤其是医生需要通过严格规范手术程序来预防心律失常的发生。已知苯酚对心肌细胞具有直接毒性，动物试验表明，苯酚可降低心肌收缩的强度和电活动。在实际临床治疗中也有发生心律失常的报道，包括窦性心动过速、室性期前收缩、二联律和室性心动过速。据报道，苯酚剥脱治疗中有 10% 患者出现心律失常，因此两个美容单位治疗之间需要间隔 10~15min。

　　为尽可能地降低心律失常发生的风险，进行剥脱治疗时，应使用最小剂量的苯酚，两个美容单位的治疗必须间隔一定的时间，并静脉输液，增加苯酚排泄。

12.6　其他并发症

　　剥脱治疗后 1~3 个月，在皮肤恢复过程中会出现粟粒疹，小的表浅表皮囊肿可自行愈合，但也可以手术移除。

　　创面愈合后常会出现皮肤瘙痒，通常在治疗后 2 周开始，持续约 1 个月，可以使用抗组胺药、阿司匹林、非甾体消炎药和局部皮质类固醇继续治疗。

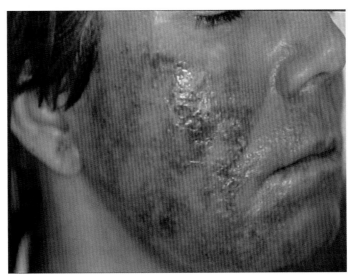

图 9-37　单纯疱疹病毒感染。一开始患者愈合良好，有一天突然出现明显的疼痛，面部红斑加重

毛细血管扩张症通常不会受皮肤剥脱的影响，但皮肤剥脱后可能会变得更加明显。因为剥脱术后皮肤变薄，应避免体育锻炼和日光直晒，预防紫癜的发生。

喉部水肿常见于吸烟者。

其他剥脱治疗后的并发症包括患者出现心理不稳定和抑郁，因此仔细选择合适患者对本项治疗至关重要。

13 组织学研究

贝克尔溶液通过角质溶解而完全破坏表皮，产生一个炎性区域，深度可达真皮网状层的中部，这种炎症反应在治疗后48h达到高峰，可持续7~14天，表皮中的细胞排列和细胞形态逐渐恢复正常，黑色素小体明显减少，但黑色素细胞排列正常。

治疗后2周真皮开始逐渐增厚，胶原蛋白重塑可持续90天（图9-38~图9-40）。表皮和下面的

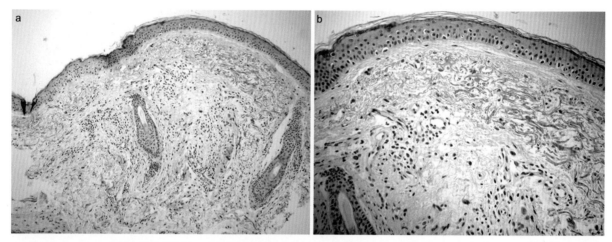

图9-38 （a、b）贝克尔溶液剥脱治疗前耳前组织学评估（H&E染色）——真皮中出现严重的弹性组织变性，血管周围出现中度淋巴细胞浸润

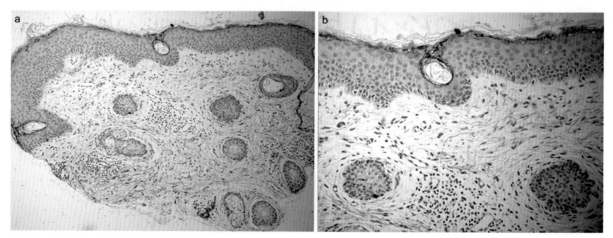

图9-39 （a、b）治疗后1个月的组织学检查结果（H&E染色），真皮仍有弹性组织变性，但只存在于真皮浅层，变性的弹性组织上方有中度的胶原蛋白沉积，排列方向与表皮平行。注意组织中有一些外形良好的成纤维细胞

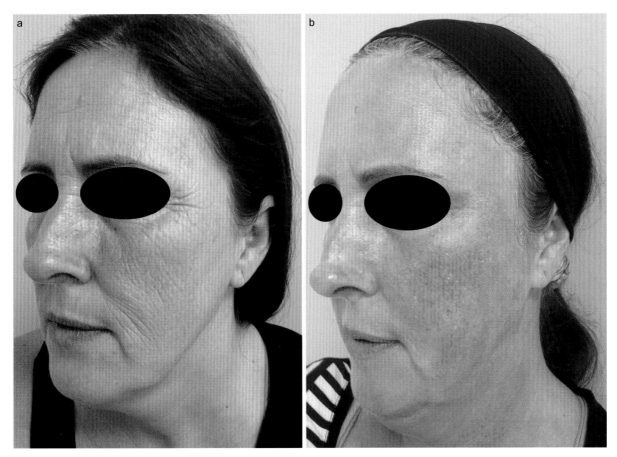

图 9-40　上述两图中耳前活检的患者照片。(a) 剥脱治疗前。(b) 剥脱治疗后 1 个月。在这个阶段临床改善的情况要好于组织学的变化

弹性组织之间形成了一条 2~3mm 厚的新生真皮带，这条新生真皮带由薄的、紧密的、排列均匀的、平行的胶原蛋白束组成，这些胶原蛋白束的排列方向与皮肤表面平行，弹性纤维再生，数量增加，呈网格状排列，有时与新生胶原纤维平行。

克里格曼、贝克尔和高登对患者进行随访后发现，剥脱后出现的这些表皮和真皮的变化能够至少持续 20 年。

虽然苯酚剥脱治疗方法简单、费用低廉，但在很大程度上依靠医生的技术和经验，治疗后可能会出现一些意想不到的效果。

由于苯酚具有细胞毒性，所以尽管苯酚剥脱治疗已存在了很长时间，但皮肤科医生仍然很少使用它。通过制订详细的治疗计划和适当的护理措施可减少该治疗对人体的伤害。

苯酚剥脱具有显著的临床和组织学效果，尽管患者皮肤的老化过程仍会继续，但组织学研究证明，苯酚剥脱治疗后的真皮重建能够持续很长时间，甚至是永久的效果。有些学者认为苯酚剥脱是医学领域持续最久的治疗方法之一（图 9-41）。

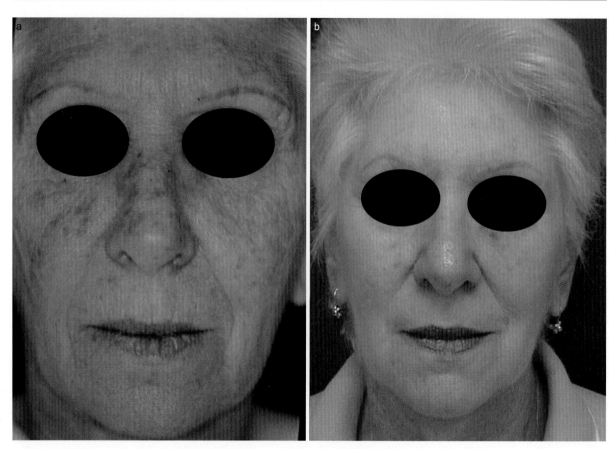

图 9-41 患者 62 岁,患有日光性黑色素沉着症。(a)贝克尔溶液剥脱治疗前。(b)治疗后 12 年

14 重点总结

- 选择合适的患者:严重的光老化和心理健康的患者。
- 治疗前后需要对患者进行书面的指导。
- 给予有效止痛,必要时需要麻醉师协助。
- 贝克尔溶液剥脱深度因巴豆油的含量、涂刷的层数、溶液的用量以及胶带封闭(或不封闭)的不同而有所不同。
- 遵照技术常规,两个美容单位的治疗需要间隔一定的时间,避免出现心律失常等全身性并发症。
- 治疗后及时对患者进行随访,第 1 周进行多次随访,以后逐渐延长随访间隔,直到治疗后 3 个月。

参考文献

[1] Abeles G, Warmuth IP, Sequeira M, Swensen RD, Bisaccia E, Scarborough DA. The use of conscious sedation for outpatient dermatologic surgical procedures. Dermatol Surg. 2000;26(2):121–126.

[2]   American Society of Anesthesiologists Task Force on Sedation and Analgesia by Non-Anesthesiologists. Practice guidelines for sedation and analgesia by non-anesthesiologists. Anesthesiology. 2002;96(4):1004–1017.

[3]   Asken S. Unoccluded Baker-Gordon phenol peels: review and update. J Dermatol Surg Oncol. 1989; 15(9):998–1008.

[4]   Baker TJ. Chemical face peeling and rhytidectomy. Plast Reconstr Surg. 1962;29:199–207.

[5]   Bames HO. Truth and fallacies of face peeling and face lifting. Med J Rec. 1927;126:86–87.

[6]   Bassanezi BSB, Oliveira Filho AG. Postoperative analgesia. Rev Col Bras Circ. 2006;33(2):116–122.

[7]   Beeson WH. The importance of cardiac monitoring in superficial and deep chemical peeling. J Dermatol Surg Oncol. 1987;13(9):949–950.

[8]   Brody HJ. Complications of chemical peeling. J Dermatol Surg Oncol. 1989;15:1010–1019.

[9]   Brody HJ. Complications of chemical peels. In: Brody HJ, editor. Chemical peeling and resurfacing. St. Louis: Mosby; 1997a. p. 161–193.

[10] Brody HJ. Deep peeling. In: Brody HJ, editor. Chemical peeling and resurfacing. St. Louis: Mosby; 1997b. p. 138–142.

[11] Brown AM, Kaplan LM, Brown ME. Phenol induced histological skin changes: hazards, technique and uses. Br J Plast Surg. 1960;13:158.

[12] Deprez. Qui (n0) a (pas) peur Du phénol? J Méd Esth Chir Dermatol. 1998;25:21–28.

[13] Di Santis EP, Elias BLF, Barros RVS, Mandelbaum SH.Peeling profundo de fenol: como controlar a dor durante a aplicação e até 12 horas após? Surg Cosmet Dermatol. 2014;6(1):11–15.

[14] Fulton JE, Porumb S. Chemical peels: their place within the range of resurfacing techniques. Am J Clin Dermatol. 2004;5(3):179–187.

[15] Hetter GP. An examination of the phenol-croton oil peel, part II. The lay peelers and their croton oil formulas. Plast Reconstr Surg. 2000a;105(1):240–248.

[16] Hetter GP. An examination of the phenol-croton oil peel, part III. The plastic surgeon's role. Plast Reconstr Surg. 2000b;105(2):752–763.

[17] Hetter GP. An examination of the phenol-croton oil peel, part I. Dissecting the formula. Plast Reconstr Surg. 2000c;105(1):227–239.

[18] Hetter GP. An examination of the phenol-croton oil peel, part IV. Face peel results with different concentration of the phenol and croton oil. Plast Reconstr Surg. 2000d;105:1061–1083.

[19] Kligman AM, Baker TJ, Gordon HL. Long-term histologic follow-up of phenol face peels. Plast Reconstr Surg. 1985;75:652–659.

[20] Kocum AI, Sener M, Caliskan E, Bozdogan N, Micozkadioglu D, Yilmaz I, et al. Intravenous paracetamol and dipyrone for postoperative analgesia after day-case tonsillectomy in children: a prospective, randomized, double blind, placebo controlled study. Braz J Otorhinolaryngol. 2013;79(1):89–94.

[21] Litton C. Chemical face lifting. Plast Reconstr Surg.1962;29:371–380.

[22] Maloney BP, Millman B, Monheit G, McCollough EG. The etiology of prolonged erythema after chemical peel. Dermatol Surg. 1998;24:337–341.

[23] Matarasso SL. Phenol chemical peels. In: Wheeland RG, editor. Cutaneous surgery. 1st ed. Philadelphia:W.B. Saunders; 1994. p. 491–508.

[24] Monheit GD, Chastain MA. Chemical and mechanical skin resurfacing. In: Bolognia JL, Jorizzo JL, Rapini RP, editors. Dermatology. Spain: Elsevier; 2008. p. 2321–2327.

[25] Moy LS, Pcacc S, Moy RL. Comparison of the effect of various chemical peeling agents in a mini-pig model. Dermatol Surg. 1996;22:429–432.

[26] Odo MEY, Chichierchio AL. Peelings quimicos. In: dos Santos H, editor. Práticas em Cosmiatria e Medicina Estética. 1st ed. São Paulo: Tecnopress Editora e Publicidade Ltda; 1998. p. 63–87.

[27] Otley CC, Nguyen TH. Safe and effective conscious sedation administered by dermatologic surgeons. Arch Dermatol. 2000;136(11):1333–1335.

[28] Perkins SW, Sklarew EC. Prevention of facial herpetic infections after chemical peel and dermabrasion, new treatment strategies in the prophylaxis of patients undergoing procedures of the perioral area. Plast Reconstr Surg. 1996;98:427–433.

[29] Price NM. EKG changes in relationship to the chemical peel. J Dermatol Surg Oncol. 1990;16:37–42.

[30] Stagnone JJ, Stagnone GJ. A second look at chemabrasion.J Dermatol Surg Oncol. 1982;8:701–705.

[31] Stagnone GJ, Orgeel MB, Stagnone JJ. Cardiovascular effects of topical 50 % trichloroacetic acid and Baker's phenol solution. J Dermatol Surg Oncol. 1987; 13:999–1002.

[32] Stegman SJ. A study of dermabrasion and chemical peels in an animal model. J Dermatol Surg Oncol. 1980; 6(6):490–497.

[33] Stegman SJ. A comparative histologic study of the effects of there peeling agents and dermabrasion on normal and sun damaged skin. Aesthet Plast Surg. 1982;6:123. Stone PA. The use of modified phenol for chemical. Clin Plast Surg. 1998;25:21–44.

[34] Stuzin JM. Chemical peel. A change in the routine. Ann Plast Surg. 1989;23:166–169.

[35] Stuzin JM. Phenol peeling and the history of phenol. Clin Plast Surg. 1998;25(1):1–19.

[36] Truppman ES. Major electrocardiographic changes during chemical face peeling. Plast Reconstr Surg. 1979; 63(1):44–48.

[37] Wexler MR, Halon DA, Teitelbaum A, et al.The prevention of cardiac arrhythmias produced in an animal model by the topical application of a phenol preparation in common use for face peeling. Plast Reconstr Surg. 1984;73:595–598.

[38] Wicke C, Halliday B, Allen D, Roche NS, Scheuenstuhl H, Spencer MM, Roberts AB, Hunt TK. Effects of steroids and retinoids on wound healing. Arch Surg. 2000;135 (11):1265–1270.

第 10 章 复合苯酚 – 巴豆油剥脱

Carlos Gustavo Wambier, Fátima Pires de Freitas

摘要

多种皮肤科治疗方法可与苯酚 – 巴豆油皮肤剥脱相结合，用来改善皮肤的老化和严重的痤疮瘢痕。为了使皮肤质地更均匀，最好再联合应用杰斯纳溶液和 35% 三氯乙酸中层化学剥脱、调 Q 开关倍频 Nd–YAG 激光（532nm 波长）或调 Q 开关 Nd–YAG 激光（1064nm 波长）等；为了加强面部年轻化的治疗效果，还可以针对面部脂肪萎缩、组织凹陷和凹陷性瘢痕等，使用多种皮肤填充剂（如聚甲基丙烯酸甲酯、聚 –L– 乳酸、透明质酸）进行个体化治疗；联合应用肉毒毒素注射可治疗明显的动态性皱纹。本章介绍了如何在临床上更好地综合运用多种治疗方式，重点讨论了联合治疗方案的最新进展，并阐述这些治疗方法的局限性、禁忌证、术前准备和治疗后的护理。

关键词

光损伤、光老化、化学剥脱、苯酚、苯酚剥脱、石炭酸、A 型肉毒毒素、皮肤填充剂、左聚乳酸、透明质酸、三氯乙酸剥脱、痤疮瘢痕

目录

1 引言

苯酚 – 巴豆油是目前最有效的剥脱方法，即便如此，它也需要配合其他辅助手段一起进行治疗。大多情况下，多种皮肤治疗方式联合应用比单独进行苯酚 – 巴豆油深层剥脱产生的效果更加明显。

巴豆油中含有多种物质，在苯酚－巴豆油剥脱中可以产生协同作用，可治疗中度和深度的静态皱纹。巴豆油可能是美容治疗作用最强的药物，具有极强的剥脱特性，可明显恢复肌肤的年轻化状态。与传统的激光或其他化学剥脱治疗引起的皮肤变性、凝固不同，巴豆油仅与皮肤接触数秒就能引起的化学刺激和炎症反应，具有高效的皮肤年轻化效果。巴豆中的佛波醇酯可以刺激组织生长并改善衰老，即便单次使用也具有很好的效果。丙二醇甲醚醋酸酯（PMA）和其他佛波醇类物质可加速诱导脱氧核糖核酸的合成和细胞的有丝分裂。

苯酚作为巴豆油的溶剂，能够将多种可溶性物质渗透到真皮深层，从而发挥治疗作用。尽管苯酚可能与巴豆油中的某些活性物质发生化学反应，但这种可能性尚未得到证实。直到撰写本书的时候，还没有单纯应用巴豆油剥脱治疗严重光老化的临床报道。希望有一天，我们可以利用激光或文身机直接将巴豆油或其中的活性物质导入皮肤内，从而保护患者和医生免受苯酚毒副作用的影响。

历史上，有人尝试将3~6滴巴豆油局部涂抹在皮肤表面，轻柔按摩8~12min，皮肤出现严重水肿，产生许多水疱，但是并不会形成瘢痕。此方法应用于喉部治疗声音嘶哑，应用于眶上部治疗局部神经痛，应用于腮腺部位治疗贝尔面瘫。

大多数情况下，如果需要对一个面部美容单位进行化学剥脱，那么面部其他部位往往也需要同步进行治疗，这样可以确保面部皮肤颜色的一致性。否则，接受治疗部位的皮肤颜色、丰满度、活力、纹理和光泽度将显得更加年轻，从而与周围的皮肤出现明显的差异。为了使面部整体的治疗效果更均匀，皮肤科医生可以使用不同的苯酚－巴豆油配方或激光磨削来治疗皱纹，使用皮秒调Q激光来治疗色素性疾病，当然色素性疾病也可以使用传统的三氯乙酸中层剥脱来进行治疗。

为了最大限度地治疗明显的动态性皱纹，剥脱治疗后可立即辅助注射A型肉毒毒素（BTxA），这样有助于维持治疗效果，促进创面愈合，使新生胶原蛋白更平滑、更均匀。应用皮肤填充剂矫正面部脂肪萎缩，填充面部凹陷以及凹陷性瘢痕，可以进一步加强治疗后的效果。

本章将重点介绍联合治疗的具体适应证，以及此类治疗的最佳时机。

2　适应证

皮肤科医生经常面临同一个解剖部位的多个美容问题。有时候，一种治疗方法就能治疗存在的多种问题，然而大多数情况下，常常需要联合多种治疗方法才能解决患者的问题。皮肤科医生需要充分了解每种治疗方式的临床适应证和局限性，才能为患者制订出更好的治疗方案。

苯酚－巴豆油剥脱可用于治疗皮肤美容性疾病，例如深层皱纹、萎缩性痤疮瘢痕、弹性组织变性和皮肤松弛。其他适应证还包括日光性角化病、日光性唇炎、扁平疣、睑黄瘤和耳垂裂修复。

苯酚－巴豆油剥脱的一个主要缺点是当血浆中苯酚浓度增加时会产生心脏毒性。需要进行大面积剥脱治疗时，需要进行分次治疗，单次治疗面积绝对不能超过体表面积（BSA）的5%。对于患有心脏病的患者，如充血性心力衰竭、心律失常、严重高血压或严重瓣膜性心脏病等，单次治疗面积不应超过 BSA 的 2%。整个治疗过程都需要在室内彻底通风的环境下进行。

　　尽管某些治疗部位可能出现短暂的、轻微的、中等的或明显的副作用，如组织增生（胶原蛋白生成增加）、神经支配受损（神经毒性）和色素脱失（黑色素细胞毒性），但这些副作用在常规苯酚 – 巴豆油剥脱治疗中并不常见。一旦出现，则需要进行针对性处理，才能达到理想的治疗效果。

3　患者的选择和治疗前准备

　　不是每一个患者都适合进行苯酚 – 巴豆油剥脱治疗。患者需要具有良好的心理素质、术后能够遵照医嘱进行护理是获得满意治疗效果的必要条件。深层剥脱治疗后严禁搔抓皮肤。患者应戒烟至少 1 年，不得经常在阳光下暴晒或接触其他致癌物。菲茨帕特里克 I ~ Ⅲ 型及格洛高 Ⅳ 型皮肤的健康患者是这种治疗的理想人选。对于具有严重的炎症后色素沉着（PIH）病史或 PIH 风险高的患者，为了确保剥脱治疗的一致性和剥脱剂的渗透性，可要求患者局部应用维 A 酸类药物至少 1 个月，如 0.1% 维 A 酸（Retin-a™）或 0.3% 阿达帕林（Differin™），并联合应用 4% 对苯二酚。治疗前 48~72h 停止局部用药，以避免对敏感部位（口周、眼周等）产生过度刺激。炎症后色素沉着是一种常见的并发症，患者需要使用化妆品 6 个月来掩盖这种暂时性的色素沉着。

4　剥脱后的治疗和护理

　　苯酚 – 巴豆油剥脱治疗会导致明显的水肿，24h 达到高峰，通常持续 3~4 天（图 10-1、图 10-2）。治疗后第 1 天，随着水肿的出现常常伴随着严重疼痛。有时，眼周水肿能够使得上睑完全遮盖视野。因此在最初的 24h 内，患者需要有人照顾。

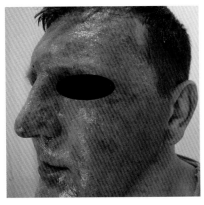 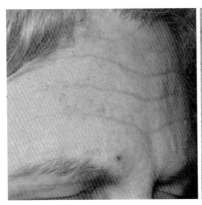 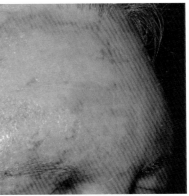

图 10–1　苯酚 – 巴豆油剥脱治疗。术后 24h 水肿明显，太阳穴和鼻翼部出现水疱

图 10–2　苯酚 – 巴豆油剥脱治疗后 24h 可见严重水肿。使用凡士林保持皮肤湿润

疼痛通常会在48h内逐渐消退，在此期间常可见到轻度至中度的浆液性至脓性渗出物。72h后，水肿基本消失，脱落的表皮和渗出物会结成干痂，可以让患者使用一些软膏（图10-3）。通常治疗后的第7~10天，结痂脱落、渗出液消失、表皮完全愈合。第1周后，在深层剥脱的部位会出现轻度至重度的持续性红斑（图10-4），这与剥脱的深度和强度直接相关。此时新生胶原蛋白快速形成。

应当避免全身或局部使用强效或超强效类固醇，因为类固醇会抑制成纤维细胞的活性。2~4周后，红斑较严重的部位会出现色素沉着，这种炎症后色素沉着通常持续2~5个月。在治疗后第1个月内，患者经常会出现轻微瘙痒或感觉迟钝，这种症状会持续到表浅神经末梢和感觉小体完全恢复为止。

巴豆油和（或）苯酚的浓度越高，剥脱效果越强。如果治疗7~10天，治疗部位未出现红斑，则可在2周内，继续使用相同浓度或更高浓度的溶液再次进行剥脱治疗。也可以在2~6个月后重新进行剥脱治疗，再次剥脱的指征是局部残留轻微皱纹，可联合应用激光进行治疗。

剥脱治疗后应避免洗脸或洗澡至少2天。在此期间，可以让患者用冷的无菌生理盐水或生理盐水纱布进行清洗，并且指导患者使用纯凡士林（凡士林™）软膏保持痂皮柔软。最初几天，在痂皮上涂抹适量的凡士林不但有助于保护皮肤避免受到刺激，还方便皮肤科医生每天检查皮肤恢复情况。一些皮肤科医生使用黏性胶带封闭皮肤，但这种方法在去除胶带时会对皮肤造成更大的伤害。明显的水肿逐渐好转后，患者可用低敏性的婴儿洗发水或沐浴露洗澡。应该告诉患者不要搔抓皮肤结痂，可使用剪刀剪断悬挂着已经部分脱落的结痂。建议每天复诊。

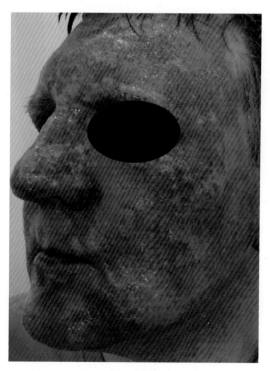

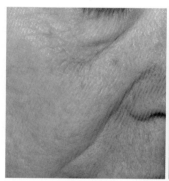 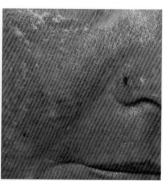

图10-4 苯酚-巴豆油剥脱治疗后第7天红斑明显

图10-3 苯酚-巴豆油剥脱治疗72h后，纤维蛋白凝固，出现黄/棕色结痂，水肿基本消退

检查是否出现感染，并进行常规的创面护理。48h 后，皮肤结痂和凝固的纤维蛋白可先用无菌生理盐水敷布浸泡 15min 以上，然后一边用无菌生理盐水冲洗，一边轻柔去除。可使用湿棉签轻轻提起并清除皮肤结痂和凝固的纤维蛋白。应用精细的无菌手术器械，如医用剪刀和无损伤性组织镊来清除坏死的皮肤、结痂以及凝固的纤维蛋白。

复诊期间，创面经常会出现脓性分泌物、异味和红斑，此时需要服用抗生素进行治疗。应避免常规预防性使用抗生素。所有患者（包括疱疹病史患者）应口服伐昔洛韦 500mg，2 次 /d，连服 7 天，以预防疱疹病毒感染。

剥脱治疗后可立即使用 4% 利多卡因乳膏止痛，然后再涂凡士林。也可以在治疗前 2h 口服可待因 30mg，每 4h 服用 1 次。如果在治疗后第 1 天出现剧烈的疼痛，可将可待因剂量加倍。更强效的阿片类药物能够更好地控制疼痛，剥脱治疗前 3h 可口服羟考酮 10mg，术后 2h 重复 1 次，然后根据需要每 8h 重复 1 次。或者口服曲马多 100mg，每 8h 服用 1 次。羟考酮和曲马多可引起恶心症状，舌下含服昂丹司琼 4mg 可以缓解恶心症状。

治疗后 6 个月内应避免局部或全身使用维 A 酸和类固醇。最好用低过敏性药妆来治疗红斑和色素过度沉着，如局部使用维生素 C、维生素 E、烟酰胺（维生素 PP）和透明质酸。

5 苯酚 – 巴豆油的制备与功效

苯酚 – 巴豆油配方有多种。最强效的配方是原液，即每毫升 88% 苯酚中含 1 滴巴豆油。该配方含有 4% 彻底溶解的巴豆油和 85% 的苯酚，呈现均匀一致的淡黄色，能够产生非常深的剥脱效果。目前作者使用该配方修复不完全耳垂裂，并结合瘢痕化学剥脱（CROSS）治疗日光性唇炎（图 10-5）、睑黄瘤、冰锥样和箱式凹陷形痤疮瘢痕。作者将这种高强度溶液命名为"魔鬼"（Capeta），以此提醒化学剥脱新手在使用这种危险且烈性的配方时要格外小心。原液制备方法：在 24mL 的 88% 纯苯酚溶液中加入 1mL 巴豆油；也可将 0.5mL 巴豆油加入 12mL 88% 的苯酚中制备少量原液。

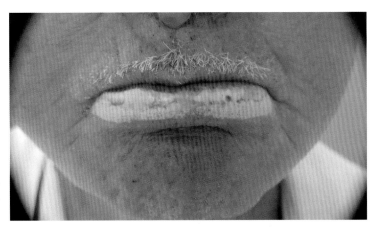

图 10-5 使用高强度的苯酚 – 巴豆油剥脱治疗下唇日光性唇炎。巴豆油浓度为 4%（每毫升 88% 苯酚添加 1 滴巴豆油）

最传统的配方是贝克尔－高登溶液，其中含有约 2.1% 的巴豆油和 50% 的苯酚，该配方具有弥漫性黑色素细胞毒性。由于具有较高的心脏毒性，因此在对整个面部进行不少于 60min 剥脱治疗期间，室内应充分通风。严重痤疮瘢痕（与使用"Capeta"的 CROSS 技术结合使用）或 I、II 型严重面部弹性组织变性使用此配方可获得理想的治疗效果。作者不建议在下睑使用此配方，因为会增加眼睑外翻的风险。贝克尔－高登溶液的制备方法：将 3 滴巴豆油加入 3mL 88% 苯酚溶液中混合。使用前，加入 8 滴 Septisol 溶液和 2mL 水充分混合，因为该配方和所有后续配方都是双相的。

最常用的配方是赫特配方，在 35% 的苯酚中含有 0.4%~1.6% 的巴豆油，也可以制备 50% 的苯酚。赫特配方的制备方法：将 1mL、2mL、3mL 或 4mL 原液加入 3mL、2mL、1mL 88% 的苯酚中，使最终的溶液量达到 10mL，可制备出 0.4%（轻度）、0.8%（中等）、1.2%（强效）和 1.6%（非常强效）的巴豆油配方。注意，要获得 35% 的苯酚溶液，原液和苯酚的总和应始终为 4mL。然后，添加 5.5mL 水和 0.5mL Septisol（总量 6mL）。50% 的苯酚配方制备方法：将苯酚的量增加至 5.5mL，而将水的量减少至 4mL。使用容积测定技术，还可制备一种与贝克尔－高登溶液相似的配方，将 5.5mL 原液与 0.5mL Septisol 溶液溶于 4mL 水中（含 2.2% 巴豆油和 50% 苯酚），或将 5mL 原液、0.5mL 88% 的苯酚和 0.5mL Septisol 溶液溶于 4mL 水中（含 2% 巴豆油和 50% 苯酚）。

最温和的配方是 1996 赫雷蒂克配方，由赫特命名并作为"非常浅层的剥脱剂"。含有 0.105% 的巴豆油和 27.5% 的苯酚，这种配方安全性高、耐受性好，仅在治疗后出现轻度水肿和轻微脱皮。1996 赫雷蒂克配方的制备方法：将 1 滴巴豆油、4mL 88% 的苯酚、16 滴 Septisol 溶液和 6mL 水混合。取 3mL 混合物，加入 2mL 88% 的苯酚和 5mL 水中。还有一种非常相似的配方，含有 0.12% 的巴豆油和 27.5% 的苯酚，可以安全地减少眼睑周围的细小皱纹，制备方法：将 0.3mL 原液、3mL 88% 的苯酚、0.6mL Septisol 溶液和 6.5mL 水混合。

对每种疾病选择适当强度的配方至关重要。作者认为，强度大于 0.4% 的巴豆油和 35% 苯酚的配方适合进行深层化学剥脱，而更稀释的配方则适合进行中浅层剥脱。

6 联合使用其他剥脱剂

传统的苯酚－巴豆油剥脱联合治疗方案是在其周围的皮肤上进行较温和的化学剥脱，如图 10-6 所示为一例联合应用蒙海特杰斯纳溶液 +35%TCA 治疗的患者。

当在上睑中央应用非常强力的苯酚－巴豆油配方，如贝克尔－高登配方剥脱后（此部位皮肤常常需要在眼睑整形术中予以切除），同时联合使用 88% 的纯苯酚溶液对剩余的眼睑和眶周皮肤进行治疗，并使用 35% 的三氯乙酸对面部其他部位进行温和的中层化学剥脱，可获得良好的治疗效果。

格雷戈里·海特对苯酚－巴豆油剥脱进行了革命性改进，他建议在治疗过程中结合使用更温和的苯酚－巴豆油配方，无须再使用其他化学物质，从而避免各部位之间留下明显的界线。海特建议强效苯酚－巴豆油配方可应用于口周，而弱效的配方可应用于眼睑和颈部，这样效果会更好。如今，医生更倾向于使用不同的苯酚－巴豆油配方及温和的治疗技术来取得均匀一致的治疗效果，而不是使用其他化学剥脱剂。若使用不同的化学剥脱剂，建议苯酚－巴豆油剥脱治疗完全恢复后，再使用其他剥脱剂进行第二次剥脱（图 10-7、图 10-8）。

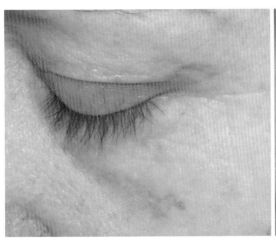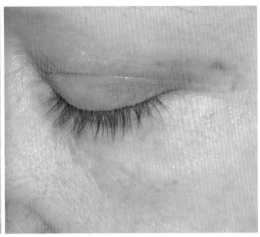

图 10-6　眼周部位使用 35% 的苯酚和 0.4% 的巴豆油剥脱，其余部位皮肤进行蒙海特中层剥脱（先用杰斯纳溶液，再用 35% 的三氯乙酸）。左：治疗前。右：治疗后 30 天

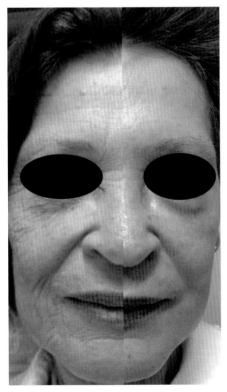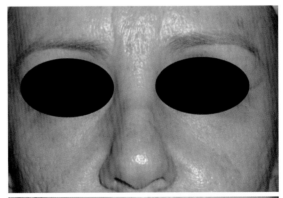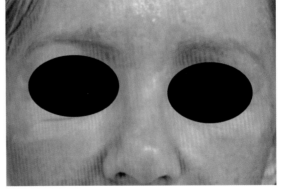

图 10-7　由于下睑严重松弛，牵拉回弹检查异常，所以在对整个面部进行苯酚－巴豆油剥脱治疗时，跳过了下睑部位。治疗后 30 天，对下睑周围采用蒙海特溶液进行中层剥脱（先用杰斯纳溶液，再用 35% 的三氯乙酸）。左图和右图为同一侧面部，根据额部的皮内痣可以证实。左：剥脱治疗前。右：苯酚－巴豆油剥脱治疗后 2 个月和下睑蒙海特溶液剥脱治疗后 1 个月

图 10-8　苯酚－巴豆油全面部剥脱治疗痤疮瘢痕。患者 5 年前行下睑整形术后引起下睑退缩，双侧出现不对称情况，因此治疗时跳过了双侧下睑区域。2 个月后用普通 88% 的苯酚对眼周区域进行治疗，没有出现并发症。左：治疗前。右：苯酚－巴豆油剥脱后 14 天

下睑松弛的患者治疗后容易出现下睑退缩或下睑外翻，治疗前必须通过牵拉回弹试验评估下睑的松弛度。如果向下牵拉后，下睑回弹迟滞或持续外翻，则深层化学剥脱后发生眼睑外翻的风险很高。尽管苯酚 – 巴豆油剥脱创面完全愈合后可以改善表浅皮肤松弛的问题，但不会作用于韧带等深层结构。因此，单纯的表浅皮肤紧绷会导致眼睑退缩和外翻。

此外，在创面愈合过程中眶周水肿可引起暂时性角膜暴露。对于牵拉回弹试验异常、睑外翻和下睑退缩的患者，建议在苯酚 – 巴豆油剥脱治疗过程中跳过下睑（图 10-7、图 10-8）。对这些患者建议结合使用不造成皮肤回缩的中层剥脱或非常轻微的苯酚 – 巴豆油剥脱治疗（表 10-1）。

表 10-1 不同苯酚 – 巴豆油配方的剥脱强度

强度	苯酚（%）	巴豆油（%）	# 滴 / 10mL	适应证
极轻度	27.5	0.12	0.3	眼睑松弛
轻度	35	0.4	1	眼睑、颈部
中等强度	35	0.8	2	常规
强	35	1.2	3	眼周、深层皱纹
很强	35	1.6	4	口周、鼻
超强（贝克尔 – 高登）	50	2.0	5	极端案例
极强（"Capeta"）	86	4	10	睑黄瘤、冰锥样痤疮瘢痕、日光性唇炎
极强（"Capeta"）	86	4	10	睑黄瘤、冰锥样痤疮瘢痕、日光性唇炎

最佳治疗时机：

- 与较温和的苯酚 – 巴豆油剥脱联合应用：同一天。
- 与其他化学剥脱剂（杰斯纳溶液 / 三氯乙酸）联合应用：14~30 天后（表皮完全恢复）。不可用于苯酚 – 巴豆油剥脱区域。

7 联合应用 A 型肉毒毒素

A 型肉毒毒素与苯酚 – 巴豆油剥脱联合应用在临床上是最常见的。在剥脱治疗前 2~3 周，用 A 型肉毒毒素（BTxA）进行预处理可以减少剥脱后的面部活动，促进创面愈合。术前预处理还可以减轻术中、术后疼痛。以前在应用巴豆油治疗声音嘶哑和面瘫的临床报道中，发现巴豆油也许能够刺激神经再生。

不建议在深层剥脱当天注射 A 型肉毒毒素，因为剥脱治疗后的 24h 内会出现明显水肿，容易导致 A 型肉毒毒素向外周扩散（图 10-1、图 10-2）。苯酚 – 巴豆油剥脱治疗后，A 型肉毒毒素治疗效果的持续时间可能会减少（图 10-9）。苯酚－巴豆油剥脱本身会在第 1 个月使面部表情受损，可能是由于苯酚的神经毒性作用以及水肿所致。因此，剥脱治疗后 14 天内使用 A 型肉毒毒素注射会延长神经肌肉的阻滞时间（图 10-10~ 图 10-12）。

最佳治疗时机：

- 如果患者经常注射 A 型肉毒毒素：要在化学剥脱治疗前 21 天注射，并提醒患者在苯酚－巴豆油

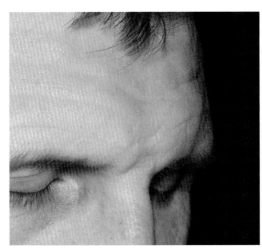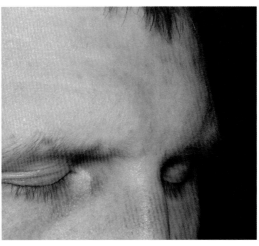

图 10-9　苯酚－巴豆油剥脱治疗前首先进行 A 型肉毒毒素注射。治疗后，患者疼痛减轻，面部活动受限，效果更佳。但是由于巴豆油的生物学特性，会使 A 型肉毒毒素阻滞神经肌肉的时间缩短。此患者治疗后 3~4 个月，面部活动完全恢复，但是最初 A 型肉毒毒素的治疗效果会维持 5~6 个月。左：A 型肉毒毒素注射前。右：A 型肉毒毒素注射后 4 个月

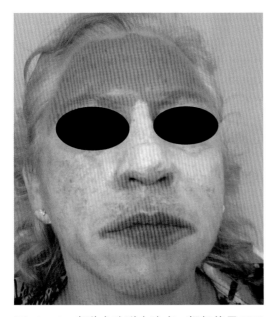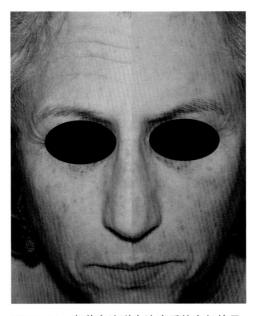

图 10-10　多种方法联合治疗。额部使用 35% 的苯酚和 1.6% 的巴豆油剥脱（可见红斑）、颧部和口周注射聚左旋乳酸 14 天后，面部上 1/3 注射 A 型肉毒毒素（红色注射点），面部下 2/3 应用蒙海特配方进行中层化学剥脱（白色结霜）

图 10-11　多种方法联合治疗后的良好效果。额部使用 35% 的苯酚和 1.6% 的巴豆油剥脱治疗（可见轻度色素减退）、颧部和口周注射聚左旋乳酸 4 个月后；面部上 1/3 注射 A 型肉毒毒素；面部下 2/3 进行蒙海特中层化学剥脱

剥脱治疗后 3~4 个月才能再次注射。

● 如果患者从未注射过 A 型肉毒毒素：先进行化学剥脱，10~14 天后再注射 A 型肉毒毒素。

8　联合使用皮肤填充剂

　　尽管有些患者希望在全面部苯酚剥脱后就能达到皮肤完全收紧和提升的效果，但是治疗后往往还需要在真皮或皮下注射填充物，以进一步提升下垂的皮肤并填充凹陷。在某些情况下，例如图 10-13 中的患者，面部有些部位并不需要进行苯酚 – 巴豆油剥脱治疗，比如面部下 2/3 不存在深层皱纹的患者。颞部脂肪萎缩在老年患者中非常普遍。因此，这种联合疗法可广泛用于那些可以耐受注射的患者（图 10-13~ 图 10-15）。对于凹陷的瘢痕或皮内进行注射，首选透明质酸或聚左旋乳酸

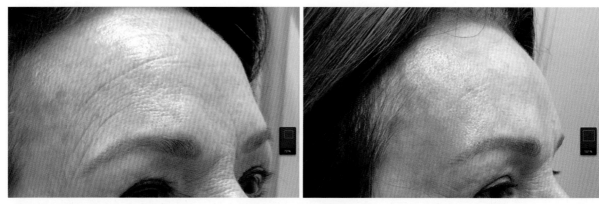

图 10-12　与 A 型肉毒毒素联合治疗。整个面部应用 35% 的苯酚和 1.2% 的巴豆油剥脱治疗后 21 天，患者面部表情基本恢复，继续进行 A 型肉毒毒素注射，以维持并巩固去皱效果

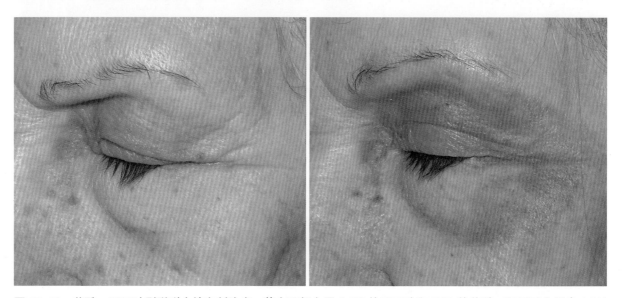

图 10-13　苯酚 – 巴豆油剥脱联合填充剂治疗。整个面部应用 1.2% 的巴豆油和 35% 的苯酚、眼周区应用含 1.6% 的巴豆油的更强效配方剥脱治疗 3 个月后（患者面部仍可见红斑和炎症后色素沉着），患者继续接受颞部填充剂注射。应用 21G 钝针深层注射 30% 的聚甲基丙烯酸甲酯后，效果极佳。左：化学剥脱前。右：注射填充前

（图 10–15）。

最佳治疗时机：

● 注射填充与化学剥脱不在同一个部位时：同一天。

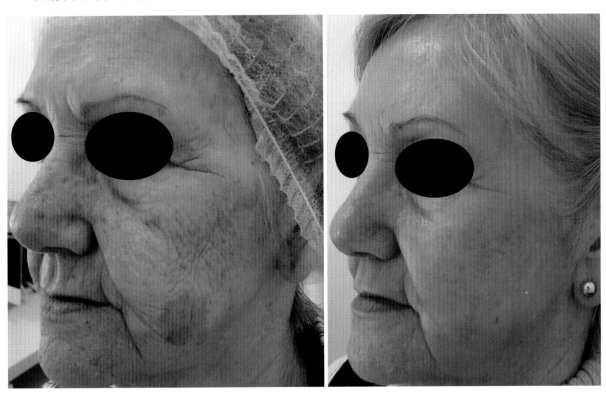

图 10–14　联合苯酚 – 巴豆油剥脱的多种治疗方式。（左）治疗前。（右）全面部应用 1.2% 的巴豆油和 35% 的苯酚，眼周应用含 1.6% 的巴豆油和 35% 的苯酚，颧部使用 21G 钝针深层注射 30% 的聚甲基丙烯酸甲酯，联合治疗后 1 年，治疗效果良好，维持时间长久。化学剥脱治疗后 2 个月，患者接受了调 Q 开关激光（532nm 波长）治疗下颌缘残留的黄斑脂溢性角化斑点

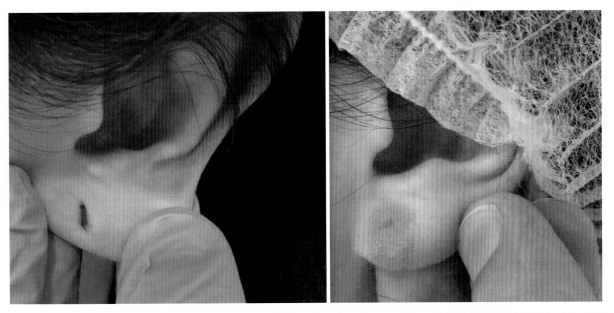

图 10–15　每毫升 88% 的苯酚溶液加入 1 滴巴豆油溶液（全强度原液，4% 的巴豆油）修复不完全耳垂裂，每 14 天 1 次，连用 5 次，并用透明质酸填充剩下的凹陷性瘢痕。最后一次剥脱后红斑持续了 4 个月之久

● 注射填充和化学剥脱在同一个区域时：剥脱治疗后 4~6 个月（完全愈合）。

9 联合使用激光治疗

深层化学剥脱可能无法完全清除色素沉着类病变，患者有时会伴随其他色素沉着类疾病，因此需要加用另外的方法进行治疗。另外，化学剥脱后也常常会残留一些色素性病变，出现不规则的色素沉着或炎症后色素沉着。调 Q 开关激光可有效解决上述问题（图 10-14、图 10-16 和图 10-17）。调 Q 开关倍频 Nd-YAG（532nm）激光可用于治疗黑色素沉着、雀斑、黄斑脂溢性角化病和咖啡斑，其中调 Q 开关 Nd-YAG 激光（1064nm）激光更适合治疗炎症后色素沉着、黄褐斑和皮肤痣。

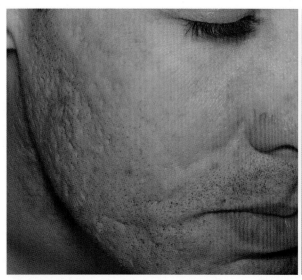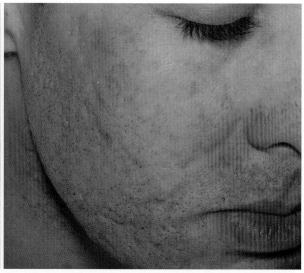

图 10-16 痤疮瘢痕进行 3 次化学剥脱治疗后，每个月 1 次，所用剥脱剂为每毫升 88% 苯酚溶液中加入 1 滴巴豆油（全强度原液，4% 巴豆油），每次治疗前全面部先用调 Q 开关 Nd-YAG 激光（1064nm 波长）治疗，以改善不规则的皮肤色素沉着和黄褐斑

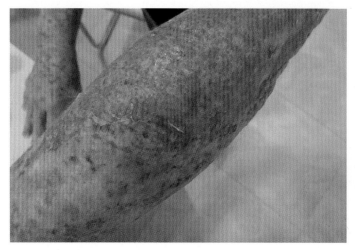

图 10-17 用 35% 的苯酚和 0.8% 的巴豆油治疗上臂和前臂的深层皱纹（红斑和黄色 / 棕色结痂）2 周后，治疗同一天用调 Q 开关倍频 Nd-YAG 激光（532nm 波长）对周围无皱纹的区域（色素沉着区域）进行治疗

深层化学剥脱后仍会残留一些轻度皱纹，可在 3~6 个月后应用剥脱性激光进行治疗，如 2940nm 铒激光或 10.600nm 二氧化碳点阵激光。

最佳治疗时机：

- 激光和剥脱治疗不在同一区域：剥脱治疗后 14~30 天再进行激光治疗（创面完全恢复）。
- 激光和剥脱治疗在同一区域：剥脱治疗后 4~6 个月再进行剥脱类激光治疗（完全愈合）。
- 激光和剥脱治疗在同一区域：剥脱治疗 30~60 天再进行调 Q 开关激光或非剥脱类激光治疗。

10　重点总结

- 应用苯酚 – 巴豆油化学剥脱进行皮肤年轻化治疗效果显著、用途广泛，但是它并不能治疗所有的皮肤老化问题。
- 可在苯酚 – 巴豆油剥脱治疗之前、治疗中或治疗后联合应用其他方法进行治疗。
- 建议等到创面完全愈合后再联合其他方法进行治疗。
- 深层苯酚 – 巴豆油剥脱联合治疗时，温和的苯酚 – 巴豆油剥脱通常比传统的中层剥脱更能够使皮肤质地显得均匀。

参考文献

[1] Arbache S, Godoy C. Microinfusion of drugs into the skin with tattoo equipment. Surg Cosmet Dermatol. 2013; 5(1):70–74.

[2] Baker TJ, Gordon HL, Seckinger DL. A second look at chemical face peeling. Plast Reconstr Surg. 1966; 37(6):487–493.

[3] Bertolini TM. Is the phenol-croton oil peel safe? Plast Reconstr Surg. 2002;110(2):715–717.

[4] Hetter GP. An examination of the phenol-croton oil peel: part I. Dissecting the formula. Plast Reconstr Surg. 2000a;105(1):227–39; discussion 249–251.

[5] Hetter GP. An examination of the phenol-croton oil peel: part IV. Face peel results with different concentrations of phenol and croton oil. Plast Reconstr Surg. 2000b;105(3):1061–83; discussion 1084–1087.

[6] Hutchinson R. Observations on the employment of croton oil. Lancet. 1833;20(507):229–231.

[7] Leite G de O, Leite LHI, Sampaio R de S, Araruna MK a, de Menezes IRA, da Costa JGM, et al. (-)-α-Bisabolol attenuates visceral nociception and inflammation in mice. [9]Fitoterapia. Elsevier B.V.; 2011;82(2):208–211.

[8] Monheit GD. Medium-depth chemical peels. Dermatol Clin julho de. 2001;19(3):413–425. vii

[9] Orra S, Waltzman JT, MLynek K, Duraes EFR, Kundu N, Zins JE. Periorbital phenol-croton oil chemical peel in conjunction with blepharoplasty: an evolving technique for periorbital facial rejuvenation. Plast Reconstr Surg. 2015;136(4 Suppl):99–100.

[10] Parada MB, Yarak S, Gouvêa LG, Hassun KM, Talarico S, Bagatin E. "Blepharopeeling" in the upper eyelids: a nonincisional procedure in periorbital rejuvenation – a pilot study. Dermatol Surg. 2008;34(10):1435–1438.

[11] Sklar LR, Burnett CT, Waibel JS, Moy RL, Ozog DM. Laser assisted drug delivery: a review of an evolving technology. Lasers Surg Med. 2014;46(4):249–262.

[12] Stuzin JM, Baker TJ, Gordon HL. Chemical peel: a change in the routine. Ann Plast Surg. 1989;23(2):166–169.

第 11 章　非面部化学剥脱

Marcelo Cabral Molinaro, Paulo S. Torreão

摘要

　　面部剥脱在皮肤科应用广泛，用于美容治疗，或疾病治疗。身体剥脱治疗借鉴了面部剥脱治疗的相关技术，同时也存在一定的差异。使用正确的剥脱剂和正确的治疗技术是取得身体化学剥脱有效性与安全性的基础。为了获得最佳的治疗效果，身体剥脱适合采用极浅层角质层剥脱以及浅层表皮剥脱。身体剥脱应根据适应证分阶段进行，循序渐进。上述规则可避免出现持续性红斑、炎症后色素沉着、肢端肥大、伤口延迟愈合，甚至坏死，继而产生不美观的皮肤瘢痕。

关键词

　　化学剥脱剂、身体剥脱、非面部区域、补充治疗、指南

目录

1　引言

尽管人们对新技术的需求日益增长，但化学剥脱在皮肤病领域中仍起着重要作用，因为这种治疗方法效果好、使用安全、易操作以及价格低廉。检索文献发现这种方法主要用于面部治疗，然而身体其他部位的化学剥脱不仅可用于特定疾病的治疗，还可作为其他治疗方法的补充治疗。本章旨在对这项技术的相关治疗操作、护理和指南等信息进行系统总结。

2　身体其他部位的特殊性

身体其他部位具有一定的特殊性，应予以考虑：

（1）皮肤面积：皮肤是吸收剥脱剂引起全身毒性的主要因素。根据每种化学剥脱剂的安全性，建议对身体其他部位进行分区治疗。一些化学物质的剥脱作用具有时间依赖性，需要中和。因此，身体大面积使用时有必要做好规划，确保不影响化学剥脱剂的中和。

（2）脱皮程度和结痂情况：身体剥脱治疗后，会出现不同程度的表皮剥脱。脱皮持续时间比面部要长。当浅层剥脱深度达到整个表皮层时，脱皮时间会更长。

（3）愈合期：身体剥脱治疗后的愈合时间会更长，主要有以下原因：

- 毛囊皮脂腺单位的数量：化学剥脱后的愈合是通过邻近的表皮增殖和毛囊皮脂腺单位中存在的干细胞迁移完成的。由于身体其他部位比面部的皮肤附属器少（颈部和胸部比面部少了约 30 倍，手背和胳膊比面部少了近 40 倍），因此需要特别注意剥脱的深度以避免造成深层坏死。

- 表皮的厚度：皮肤越薄，化学剥脱剂渗透得越快。老年人尤其如此，因为皮肤会随着年龄的增长而变薄。选择剥脱剂时要时刻小心。

- 血液供应：下肢血液供应较少会使愈合过程变得复杂。在治疗这些区域时，需要进行极浅层剥脱或浅层剥脱，以减少并发症的发生。

使用正确的剥脱剂和正确的技术是取得身体化学剥脱良好效果和安全性的基础。为了获得最佳的治疗效果，极浅层角质层剥脱和浅层表皮剥脱是最适合的治疗方法。身体剥脱应根据适应证分阶段进行，循序渐进。

遵守上述规则可避免出现持续性红斑、炎症后色素过度沉着、肢端肥大、伤口延迟愈合，甚至皮肤坏死，继而产生不美观的皮肤瘢痕。一些重要的注意事项将在下面进行讨论。

3 身体化学剥脱前的初步护理

- 严格地询问既往史，特别是过去出现的不良反应，如过敏、瘢痕疙瘩、慢性皮肤病（脂溢性皮炎和特应性皮炎）以及药物的使用，主要是口服异维 A 酸。对于曾发生炎症后色素沉着的患者，尤其是菲茨帕特里克皮肤分型为Ⅳ、Ⅴ和Ⅵ型的患者，治疗要谨慎。

- 身体曾接受过放射治疗的部位属于相对禁忌证，因为皮肤附属器可能遭到破坏，会影响创面的再上皮化。这种情况下，观察毳毛的情况可确定皮肤附属器结构的完整程度。口服异维 A 酸小于 6 个月的患者也可能发生创面愈合延迟或出现瘢痕。

- 身体剥脱治疗前几天应避免过度日晒，以避免治疗后黑素细胞过度活跃，出现色素过度沉着。

- 极浅层的身体剥脱并不完全需要提前进行皮肤准备，但提前进行皮肤准备可以预防皮肤颜色改变。皮肤准备应至少提前 14 天开始。建议联合使用类视黄醇或 α－羟基酸类脱色剂和对苯二酚或曲酸。这样可促进创面愈合，防止出现色素沉着，尤其是菲茨帕特里克皮肤分型中的Ⅳ型、Ⅴ型和Ⅵ型患者。应在剥脱前 3~5 天停用这些药物，以免干扰化学剥脱治疗，防止剥脱剂渗透得过深。

- 在治疗角化程度较高的表皮病变时，如脂溢性角化病和日光性角化病，预先使用电凝和冷冻疗法可以使治疗效果更佳。

- 最后，在治疗前 5 天内不必剃除治疗部位的毛发，避免造成表皮损伤，发生接触性皮炎或原发性刺激性皮炎，影响皮肤的完整性。

- 治疗当天处理：治疗当天的一项重要预防措施是选择合适的皮肤清洁物，温和的清洁乳液、醇醚或纯丙酮。这些清洁物会影响化学剥脱剂的渗透程度，尤其是那些渗透能力强的化学剥脱剂，如三氯乙酸（TCA）。

4 主要化学剥脱剂及其适应证

4.1 水杨酸

水杨酸由 β－羟基酸组成，用乙醇配成浓度为 20% 和 30% 的溶液，用于浅层皮肤剥脱。它具有消除粉刺、角质溶解和消炎等作用，作为治疗痤疮、柱状角化病和炎症后色素沉着的辅助治疗方法。还可用于治疗轻度光老化、皮肤纹理不规则和细小皱纹。根据临床适应证和病变的严重程度，每个疗程做 3~6 次，中间间隔 15~30 天。通常在用药后 1~3min 内出现白色的水杨酸结晶，可作为治疗是否均匀的一个参照（图 11-1）。

接下来在几分钟之内治疗部位会出现中度烧灼感，然后出现轻微的麻木感。在炎症性痤疮的皮损表面可以看到细小结霜（1 级），无须中和。5~10min 后，用清水或清洁乳剂除去过量的白色结

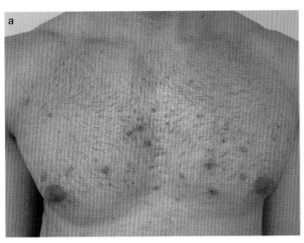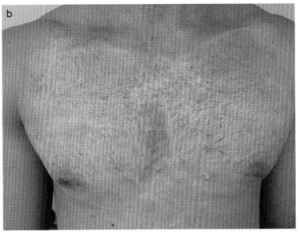

图 11–1　（a）炎症性痤疮患者使用 30% 水杨酸乙醇制剂进行剥脱治疗前。（b）治疗中出现得水杨酸白色结晶

晶。3~5 天内，会出现非常细的白色鳞屑。

　　水杨酸中毒虽然罕见，但也可能发生。症状可轻（呼吸急促、耳鸣、听力下降、头晕、恶心、呕吐和腹痛）可重（酒精中毒样中枢神经系统改变）。因此建议仅小面积使用水杨酸，如颈部和胸骨柄区域。最近一种含有 30% 水杨酸的聚乙二醇（PEG）新型制剂已经被用于皮肤老化的志愿者，获得了良好的治疗效果，如皮肤质地改善、痤疮炎症消退、粉刺消失。聚乙二醇不易挥发，对水杨酸具有较高的亲和力，从而仅在皮肤表层释放少量水杨酸。药物吸收减少，在治疗过程中全身毒性减弱，烧灼感减轻。另一方面，应用乙醇配制的水杨酸具有高度亲脂性，对毛囊皮脂腺单位具有很高的亲和力，使痤疮患者的皮肤变得干燥。

4.2　杰斯纳溶液

　　杰斯纳溶液是含有 14% 的水杨酸、14% 的乳酸和 14% 的间苯二酚的乙醇溶液，具有溶解角质、消炎和增亮肤色的作用。根据皮肤表面涂抹的层数和用量，可达到极浅层至中层剥脱作用。剥脱的深度部分取决于乳酸的表皮溶解作用，尽管乳酸的浓度很低，但乳酸的释放还是取决于剥脱剂的 pH。

　　这种剥脱治疗可作为身体（前面和后面）色素沉着区域炎症性痤疮的辅助治疗手段，尤其对于较高皮肤分型的患者。治疗时最好用纱布涂抹，稍微用些力，特别在角质层较厚和皮脂腺较多的部位。这种剥脱治疗也可用于颈部和领口区域的年轻化治疗，但所需涂抹的层数较少，避免皮肤剥脱过深（图 11–2）。

　　患者通常对杰斯纳剥脱耐受性很好，仅会出现轻度至中度刺痛，持续 3~10min。涂抹溶剂后，皮肤由于水杨酸的沉淀而略微变白，随后在轻度结霜区域（0~1 级）出现不同程度的红斑。建议每涂 1 层，等待 3~4min，以评估剥脱治疗的程度。这种剥脱治疗不需要中和，可以用清水或清洁乳除去结晶的水杨酸。治疗后 3~5 天，会出现透明至褐色的皮屑。杰斯纳溶液应每周或每月使用 1 次，连用 3~6 次。

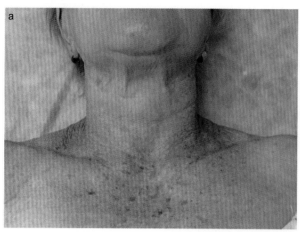
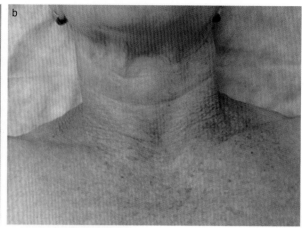
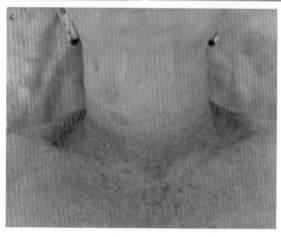

图 11-2 杰斯纳剥脱（3层）治疗中度光老化。（a）治疗前。（b）第1次治疗后（第14天）。（c）第2次治疗后（第40天）

表 11-1 身体交替剥脱治疗

时间	治疗部位	剥脱方法	间隔时间 / 治疗次数
第1周	胸部和颈部	杰斯纳溶液、乙醇酸	
第2周	手背和前臂	三氯乙酸、杰斯纳溶液	每周或每月使用1次，连用3~6次
第3周	肩膀和胳膊	水杨酸	
第4周	大腿和小腿	巯基乙酸	

　　杰斯纳剥脱是非常安全的：间苯二酚引起的过敏反应发生率很低，并且制剂中间苯二酚和水杨酸的浓度低，治疗几乎没有毒性。为了提高安全性，建议对剥脱部位交替进行治疗。本指南对其他存在全身毒性的剥脱剂同样适用（表 11-1）。

4.3　间苯二酚

　　间苯二酚是一种酚类剥脱剂，可溶于水和乙醇，制成浓度 10%~50% 的擦剂或糊剂。身体极浅层剥脱时，特别是在躯干前面和后面的痤疮，最好使用 20%~30% 较低的浓度（5~10min）。它可以与硫黄联合使用，用蒸馏水配制成浓度各为 24% 的溶液。这种剥脱还适用于治疗皮肤色素异常、细小皱纹和炎症后色素沉着。间苯二酚使用前应进行预先试验，因为它可能引起接触性皮炎。当使用更高浓度或更大面积用药时必须特别注意。

4.4　维 A 酸

维 A 酸，也称为视黄酸，是一种用于浅表剥脱的视黄醇类药物。维 A 酸溶解在丙二醇中，形成黄色的剥脱溶液，浓度为 5%~12%。为了美容效果，配方中可加入其他颜色。这种剥脱配方通过多种作用机制，广泛用于美容皮肤科：使角质层变薄、变紧致，逆转表皮细胞的异型变化，刺激真皮产生新的胶原蛋白，增加黏多糖沉积，刺激日晒损伤的胶原纤维重组，去除并分散角质细胞中的黑色素颗粒。维 A 酸应用广泛，可用于光老化和光损伤性皮肤的治疗（例如，西瓦特皮肤异色病），以及色素沉着异常的治疗，例如剃须后毛囊炎、痤疮、昆虫叮咬和身体其他部位的黄褐斑；也可用于创伤性损伤，特别是躯干和上下肢。在痤疮的治疗中发现，日常使用维 A 酸可以消除和预防毛囊角化症。

维 A 酸剥脱通常在氧化铝微晶换肤术后进行，此时角质层已被机械性去除。这种联合治疗可提高治疗效果，适用于治疗陈旧性肥胖纹或近期出现的粉红色肥胖纹，可使用浓度为 10% 的维 A 酸，在皮肤表面涂抹 4~6h 后用水去除。这项治疗一般应用于表皮增生类疾病的电凝术或冷冻手术后，如脂溢性角化病、日光性角化病、粟丘疹、皮脂腺增生和黑丘疹病等。研究表明，这种联合治疗可使皮肤颜色均匀一致，并提高患者的皮肤质量，治疗效果更好。

维 A 酸剥脱无痛且操作简单，可直接戴手套进行涂抹。3~4 天后，皮肤表面可出现白色干燥细小的皮屑，皮屑的多少与所用药物的浓度和作用时间成正比。维 A 酸的 pH 不会引起皮肤蛋白凝固，如果每 2 周或每 1 个月治疗使用 1 次则完全不会出现疼痛。由于是光敏性药物，应在晚上使用，并在皮肤表面保留至少 6h。为了获得最佳治疗结果，每次治疗时长可从 4h 逐渐增加到 12h。不建议妊娠和哺乳期女性使用（图 11-3）。

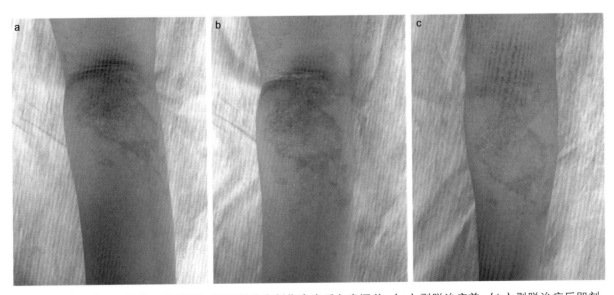

图 11-3　使用含 5% 的维 A 酸的丙二醇制剂治疗创伤炎症后色素沉着。（a）剥脱治疗前。（b）剥脱治疗后即刻。（c）第 1 次治疗后 14 天

4.5　5- 氟尿嘧啶

5- 氟尿嘧啶（5-FU）是一种氟化嘧啶，属于抗代谢药，作为细胞抑制剂治疗皮肤癌前病变和皮肤恶性肿瘤。这项技术又称为氟尿嘧啶脉冲剥脱术，包含两种浅层剥脱剂，通常为 5- 氟尿嘧啶与杰斯纳溶液或乙醇酸。第一步先用杰斯纳溶液或 70% 乙醇酸凝胶进行治疗。联合应用杰斯纳溶液时，建议涂抹 1 层或 2 层，皮肤出现轻度（0 级）红斑和水杨酸结晶为宜，不需要中和。联合应用乙醇酸时，需要用水或碳酸氢钠中和。然后，将含有 5%5-FU 的丙二醇或乳膏涂抹于身体表面，面积不超过 $500cm^2$（$23cm \times 23cm$），作用 6~12h。

治疗多发性日光性角化病时，每 1 周或每 2 周治疗 1 次，共治疗 8 次。在卡茨进行的一项研究中，发现联合使用杰斯纳溶液会减少 86% 的损伤；在另一项研究中，马里罗发现联合使用 70% 的乙醇酸治疗效果更好，可减少 92% 的损伤。

4.6　乙醇酸

乙醇酸（GA）天然存在于甘蔗中，可在实验室加工成化学剥脱剂。乙醇酸是 α- 羟基酸中分子量最小的一种，所以比其他 α- 羟基酸更容易渗透进皮肤。乙醇酸可用作极浅层剥脱或浅层剥脱，剥脱深浅取决于乙醇酸的浓度、pH 和在皮肤表面上保留的时间。乙醇酸浓度 70%，pH 低于 1.0，适当延长在皮肤表面停留的时间，可实现中层剥脱。乙醇酸的浓度越高，pH 越低，在皮肤表面保留时间越长，剥脱越深。

乙醇酸剥脱可作为一种辅助治疗方式，治疗身体其他部位的光老化、炎症性痤疮、萎缩性痤疮瘢痕以及色素障碍性疾病，如黄褐斑和炎症后色素沉着。对于腹股沟和臀部的毛囊炎和假性毛囊炎也具有良好的临床治疗效果。乙醇酸的作用源于角质层的紧致作用、表皮增厚以及胶原蛋白和黏蛋白的真皮沉积。

市售的乙醇酸为游离酸，部分被中和。不同厂家生产的乙醇酸 pH 为 1.0~3.0，部分可达到 0.6 左右。pH 越低，游离酸的含量越高，剥脱的深度越深，治疗后结霜更快、更广泛。结霜表明表皮细胞松解，根据剥脱的深度，霜的颜色从白色到灰白色不等。角质层较厚的部位在不影响治疗安全性的前提下，可以选择 pH 较低的配方（0.6~1.0），以促进乙醇酸的渗透。所有含 α- 羟基酸的剥脱治疗，达到理想深度后均需要用碱性溶液或水进行中和。首选 10% 的碳酸氢钠凝胶作为中和剂，因为它呈碱性，与酸性的剥脱剂接触后会产生气泡。形成的气泡可帮助我们更好地控制剥脱进程，达到理想的剥脱深度。

乙醇酸剥脱治疗时，先完全清洁皮肤，然后涂抹一薄层乙醇酸。一旦治疗部位开始结霜，则需要用碳酸氢钠逐步进行中和。涂抹时使用棉签，避免剥脱剂在皮肤内渗透得过深。一旦治疗部位出现均匀明显的红斑（0~1 级），则立即进行完全中和。红斑意味着剥脱剂已经渗透到所有角质层，开始向颗粒层渗透。建议一开始使用 50% 的乙醇酸，之后可逐渐增加到 70%。一般患者对高浓度的乙醇酸剥脱耐受良好，一开始会感觉皮肤发热，然后出现一定的"刺痛"，随之而来的是轻微灼烧感

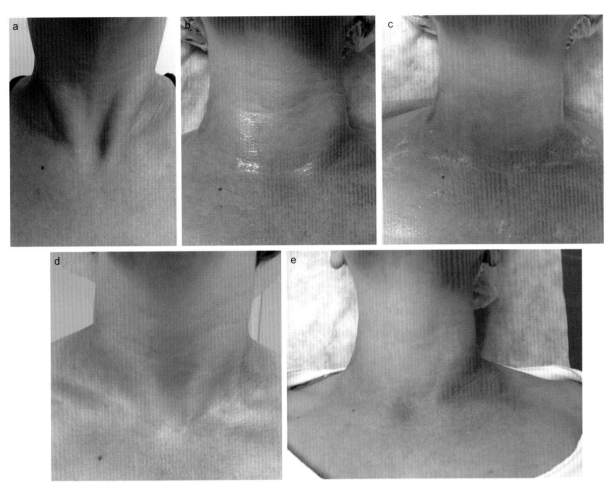

图 11-4 应用 70% 的乙醇酸凝胶（pH=0.6）治疗炎症后色素沉着。（a）治疗前。（b）涂抹乙醇酸半透明凝胶后即刻。（c）用 10% 的碳酸氢钠中和后。（d）治疗后即刻。（e）第 2 次治疗后 60 天

（图 11-4a~d）。

尽管乙醇酸的剥脱作用具有时间依赖性，但治疗过程也并不能完全依赖治疗时间，关键是治疗后出现的红斑要尽可能均匀。由于颈部的角膜层较薄，剥脱剂渗透得快，因此治疗时必须特别注意。这些部位常会出现结霜或表皮松解，因此要灵活使用中和剂。在皮肤褶皱区域也要格外小心，这些部位不应保留较多的酸，因为偶尔会出现小面积皮肤坏死。建议每 2 周或每 1 个月治疗 1 次，共治疗 6 次以上。乙醇酸剥脱使用广泛、安全无毒，建议每次治疗使用同一商家的产品，以免剥脱剂中的载体物质和 pH 发生较大变化。

4.7 三氯乙酸

三氯乙酸（TCA）是一种稳定的剥脱剂，价格低廉、不需要中和、无全身毒性。如前所述，治疗过程中皮肤出现红斑、结霜和肿胀的程度反映了剥脱的深度，因此三氯乙酸剥脱容易操作。三氯乙酸可导致蛋白质变性、皮肤细胞坏死，使皮肤结霜、变白。其在身体其他部位皮肤年轻化和表皮色素沉着的治疗等方面具有非常好的作用。如下所述，三氯乙酸可配制成不同的制剂：

● 蒸馏水配制成溶液

浓度为 10%～15% 的三氯乙酸蒸馏水溶液可用于极浅层的身体剥脱；20%～25% 浓度的溶液可用于浅层的身体剥脱；30% 以上的溶液可用于中层身体剥脱，45% 或 50% 的溶液可渗透到真皮网状层，用于面部和身体其他部位的剥脱具有较大的不可预测性和较高的并发症风险。

由于担心三氯乙酸剥脱得过深，因此人们发明了联合剥脱技术，即在同一次治疗中将两种或多种剥脱剂联合使用，这样每种剥脱剂的作用也因此结合起来。联合治疗中，首先用杰斯纳溶液或 70% 乙醇酸使角质溶解，随后立即使用 35% 的三氯乙酸蒸馏水溶液。这种中层联合剥脱治疗相比于单独使用较高浓度的三氯乙酸治疗，操作简单，剥脱深度容易控制，皮肤结霜均匀等优点，因此在临床上已经普遍使用，尤其在面部治疗中。一些学者在身体其他部位的治疗中也使用了这种方法，特别在治疗中度光老化中取得了很好的效果。然而，为了避免出现意外，不推荐新手尝试。

在浅层剥脱的联合治疗中，推荐使用浓度为 15%～25% 较低浓度的三氯乙酸蒸馏水溶液，治疗后涂上 1 层或 2 层杰斯纳溶液。对治疗轻度光损伤、皮肤变色和西瓦特皮肤异色病的效果很好。涂抹后，三氯乙酸逐渐渗透到表皮层，出现 1 级结霜（白色花边红斑）。在浅层剥脱的联合治疗之后，可以根据治疗部位选择浓度为 35%～50% 的三氯乙酸蒸馏水溶液治疗更深的皮肤变色和难治性雀斑。此方法只能作为局部单个病灶的精准剥脱治疗。

库克介绍了一种不适用于面部的中层联合化学剥脱术，在应用 70% 乙醇酸凝胶充分剥脱后，再涂抹 40% 的三氯乙酸蒸馏水溶液。乙醇酸里的凝胶可起到三氯乙酸渗透的部分屏障作用。当皮肤结霜满意后，用 10% 的碳酸氢钠溶液进行中和以结束治疗。

● 糊剂

三氯乙酸也可以制成浓度 10%～20% 的糊剂。治疗过程中需要使用一个刮刀，去除一小块糊剂，形成一个"窗口"，以便观察不透明糊剂下面的皮肤变化情况。通过"窗口"观察到的情况不能代表所有治疗部位的实际情况，但是可以正确估计中和的时机。中和结束后使用乙醇溶液洗去三氯乙酸糊剂。这是一种治疗手背和前臂的安全且不错的方法。

● 凝胶

这种凝胶制成合适的三氯乙酸浓度后，可用于身体其他部位的剥脱治疗。这种凝胶呈半透明，容易塑形、便于使用、不易出现意外，可很好观察皮肤变白和肿胀的程度，因此容易控制剥脱深度。凝胶中的三氯乙酸也容易均匀分散。

治疗前的皮肤准备应遵循三氯乙酸剥脱指南，并停用角质溶解剂。一般选择 10%～20% 的较低浓度制剂，具体取决于治疗部位的表皮厚度和剥脱所要达到的深度。该剥脱方法可用于治疗轻度至中度皮肤光老化，以胸骨前区、颈部、前臂和手背多见。

涂药时，戴上手套，用手指在治疗区域涂抹一层薄薄的凝胶（0.1～0.2mm 厚）。与蒸馏水溶液相比，这种制剂由于凝胶的封闭作用，三氯乙酸渗透得更迅速、更均匀，而且不需要涂抹太多层。

三氯乙酸凝胶剥脱的深度可达 0 级（均匀红斑）和 1 级（红斑上出现丝状或斑点样结霜）。0 级是去除整个角膜层的极浅表皮剥脱，1 级是部分表皮剥脱。在身体表面，丝状结霜是预测最大剥脱深度的参数。与三氯乙酸蒸馏水溶液剥脱不同，一旦皮肤变白程度达到预期，我们应立即去除三氯乙酸凝胶。用酒精纱布擦除或者用水进行简单的局部冲洗，防止剥脱过深（图 11-5）。

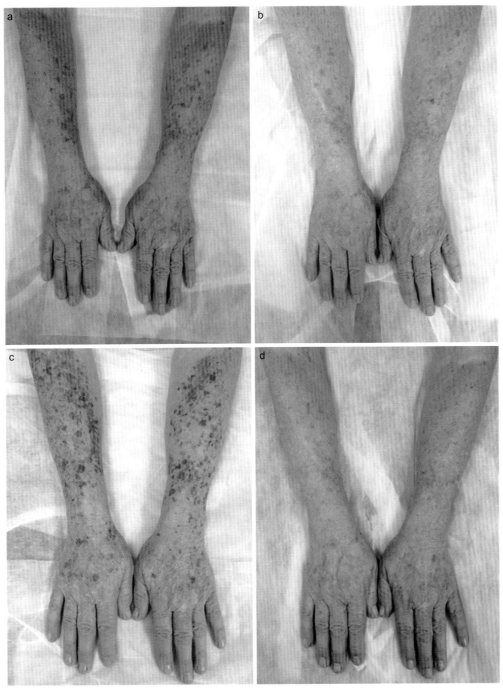

图 11-5 20% 的乙醇酸凝胶（pH=0.6）治疗炎症后色素沉着。（a）治疗前。（b）治疗过程中（1 级结霜）。（c）治疗后第 6 天出现脱屑和棕色痂皮。（d）剥脱治疗后 40 天

这种方法一般治疗 2~3 次，每次治疗间隔 45~60 天。较低浓度的连续治疗可以提高治疗的安全性，并具有良好、持续、可预测的效果，减少皮肤变色和瘢痕的发生率。剥脱后的恢复时间与蒸馏水溶液或糊剂非常相似，还会出现薄的棕色结痂。需要记住的是，三氯乙酸大面积治疗会会导致皮肤血管舒张，引起不典型的低血压、心动过速和晕厥症状。

4.8　巯基乙酸

巯基乙酸是巯基乙酸盐类的代表之一，此类物质在化妆品工业中用于制造脱毛剂、头发拉直剂和染发剂等产品。它的成分中含有硫，也称硫代乙醇酸，溶于水，也可溶于乙醇和乙醚，容易氧化，具有强烈特殊性气味。这种酸与铁的亲和力类似于脱铁铁蛋白：其结构中的巯基使其具有从含铁血黄素中螯合铁的能力。这种剥脱剂适用于 I~IV 型皮肤的患者，治疗含铁血黄素和黑色素过多形成的色素沉着症，如原发性眶下色素沉着和赭色皮炎。

巯基乙酸凝胶的浓度为 5%~12%。治疗下肢赭色皮炎时，建议每 2 周或每个月治疗 1 次，酸的浓度在 10%~12% 之间。清洁治疗部位后，戴上手套，用手指涂抹 1 层薄薄的凝胶（厚度 0.1~0.2mm）。治疗的效果与剥脱的时间成正比，一旦出现初始红斑或 0 级结霜，应立即用水除去凝胶。治疗过程中会引起轻度不适，伴有散在红斑。3 天后，轻度红斑处会出现褐色的细小鳞片，鳞片多少取决于剥脱的时间。必须特别注意这种剥脱剂在下肢存下剥脱过深的可能性，治疗部位难以愈合。

5　剥脱治疗后的特殊护理

我们将剥脱治疗后的特殊护理分为两种：剥脱结束时的护理和剥脱治疗后几天内的护理。

剥脱结束时的护理：极浅层的身体剥脱不会产生疼痛，但患者可能会出现一些瘙痒或轻微烧灼感，数分钟内消失。浅层剥脱，特别是三氯乙酸，会引起整个表皮坏死，一开始患者会感觉皮肤发热，然后出现中度的烧灼感，此时可采用冷敷或冷风机进行治疗。

剥脱治疗后几天内的护理：这种护理与面部的护理非常相似。治疗后的部位应使用敏感皮肤专用的肥皂或清洁乳液清洗，并使用润肤霜充分保湿 5~7 天，如固体或液体凡士林或其他的恢复类保湿霜或凝胶，代替被化学药剂损伤的皮肤屏障。这些保湿措施可以缓解剥脱后的灼热感和疼痛感。在油性身体部位，建议使用含油量较低的产品。这种护理方法可防止剥脱治疗后出现痤疮样丘疹。

治疗 2 天后，应开始使用广谱抗 UVA 和抗 UVB 的防晒剂，优选含有物理滤光成分的防晒剂。剥脱后立即使用防晒霜会引起皮肤轻度灼烧感，因此建议使用无化学成分的防晒霜以避免刺激。即使使用合适的防晒霜，也应在治疗后几天内避免日晒。前臂和手背治疗后，建议不要接触家用化学物品，如肥皂或洗涤剂，直至创面完全愈合为止。

当剥脱后的炎症反应消失后，可重新在家中进行局部治疗。一定要穿着舒适的衣服，以减少治疗部位的摩擦。

6　并发症

极浅层或浅层身体化学剥脱很少发生细菌或真菌感染，因为剥脱深度只到达表皮层。如果剥脱过深，应使用 0.25% 的乙酸溶液局部洗涤，2~4 次 /d，接着再用清水冲洗，可减少发生结痂和感染的可能性。一旦发生感染，应进行细菌培养和耐药性检测，立即开始抗菌治疗。这些可以减轻可能出现的其他并发症。

在接受治疗的部位附近有复发性单纯疱疹病史的患者，应预防性进行抗疱疹病毒治疗，使用阿昔洛韦，200mg，5 次 /d 或伐昔洛韦，500mg，2 次 /d。抗病毒治疗应在剥脱前 2 天开始，并在剥脱治疗后连续用药 5 天以上或者待创面完全愈合后停药。

如果创面难以愈合，出现持续性红斑或小溃疡，建议使用中效或高效糖皮质激素，伴随局部使用抗生素。这种方法可最大限度地降低色素沉着、色素减退甚至瘢痕形成的风险。

7　结论

虽然面部中层剥脱被认为是一个简单的治疗，但由于不良反应的发生率很高，例如出现创面难以愈合甚至产生瘢痕等情况，因此这不是身体其他部位剥脱治疗的理想方法。建议在非面部区域进行浅层剥脱，经过一段时间的治疗也可以看到良好的临床效果。

家庭护理可以强化并延长身体化学剥脱所产生的治疗效果。为了减少并发症、缩短恢复时间，治疗面对较厚的皮损时可以联合采用电凝术、冷冻术等其他技术。

考虑到上述的护理和技术，身体其他部位化学剥脱是一种有效的治疗手段，而且成本低廉、临床效果显著。因此，对于无法使用激光和强脉冲光（IPL）等技术的专业人员来说，化学剥脱是一种极佳的选择（表 11-2）。

表 11-2　身体剥脱剂和主要适应证

身体剥脱剂	适应证
水杨酸	痤疮、柱状角化病、黄褐斑
杰斯纳溶液	炎性后色素沉着、黄褐斑、光损伤性皮肤
间苯二酚	炎性后色素沉着
维 A 酸	光损伤性皮肤
5- 氟尿嘧啶	日光性角化病
乙醇酸	光老化、炎症性痤疮、痤疮瘢痕、色素沉着
三氯乙酸	轻度光损伤、皮肤变色、西瓦特皮肤异色病
巯基乙酸	含铁血黄素沉着症、赭色皮炎

8　重点总结

- 化学剥脱在非面部区域的应用既是某些疾病的首选治疗方法，也是其他治疗方法的辅助手段。

- 一些剥脱剂可用于身体剥脱治疗，如水杨酸、杰斯纳溶液、视黄酸、乙醇酸、TCA 和巯基乙酸。

- 身体剥脱比面部剥脱的恢复时间要长。

- 中层剥脱在面部进行时操作简便，但不推荐用于身体剥脱，这是由于中层剥脱治疗后创面难以愈合、瘢痕等不良反应的发生率较高。

- 非面部区域建议进行浅层剥脱，治疗后会产生很好的临床效果。

- 家庭护理可以强化并延长身体化学剥脱所产生的效果。

- 治疗较厚的皮损时可以联合采用电凝术、冷冻术等其他技术。

- 考虑到上述的护理和技术，身体化学剥脱是一种有效的治疗手段，而且成本低廉、临床效果显著。

- 身体剥脱治疗前后几天都应避免过度日晒，以减少治疗后黑色素细胞激化、形成色素过度沉着的风险。

参考文献

[1] Anitha B. Prevention of complication in chemical peeling.J Cut Aesthet Surg. 2010;3(3):186–187.

[2] Brody HJ. Superficial peeeling. In: Brody HJ, editor. Chemical peeling and resurfacing. 2nd ed. St Louis: Mosby Year Book; 1997. p. 73–108.

[3] Brubacher JR, Hoffmann RS. Salicylism from topical salicylates: review of the literature. J Clin Toxicol. 1996;34(4):431–436.

[4] Callender VD, St Surin-Lord S, Davis EC, et al. Postinflammatory hyperpigmentation. Etiologic and therapeutic considerations. Am J Clin Dermatol. 2011; 12(2):87–99.

[5] Clark E, Scerri L. Superficial and médium-depth chemical peels. Clin Dermatol. 2008;26:209–218.

[6] Coleman WP, Futrell JM. The glycolic acid trichloroacetic acid peel. J Dermatol Surg Oncol. 1994;20(1):76–80.

[7] Cook K, Cook JR. Chemical peel of nonfacial skin using glycolic acid gel augmented with TCA and neutralized based on visual staging. Dermatol Surg. 2000;26:11.

[8] Costa IMC, Gomes CM. Peelings médios/Peles clara e negra/Áreas extrafaciais. In: Mateus A, Palermo E, editors. Cosmiatria e laser: prática no consultório médico. 1ath ed. São Paulo: AC Farmacêutica; 2012. p. 167–174.

[9] Costa A, Basile AVD, Medeiros VLS, Moisés TA, Ota FS, Palandi JAC. Peeling de gel de ácido tioglicólico 10%: opção segura e eficiente na pigmentação infraorbicular constitucional. Surg Cosmet Dermatol.2010;2(1):29–33.

[10] Dainichi T, Ueda S, Imayama S, Furue M. Excellent clinical results with a new preparation for chemical peeling in acne: 30% salicylic acid in polyethylene glycol vehicle. Dermatol Surg. 2008;34:891–899.

[11] Fischer TC, Perosino E, Poli F, Viera MS, et al. Chemical peels in aesthetic dermatology: an update 2009. J Eur Acad Dermatol Venereol. 2010;24:281–292.

[12] Hexse D, Mazzuco R, Dal'forno T, Zechmeister D. Microdermabrasion followed by a 5% retinoid acid chemical peel vs. a 5% retinoid acid chemical peel for the treatment of photoaging – a pilot study. J Cosmet Dermatol. 2005;4(2):111–116.

[13] Hung VC, Lee JY, Zitelli JA, Hebda PA. Topical tretinoin and epithelial wound healing. Arch Dermatol. 1989;1255:65–69.

[14] Katz BE. The fluor-hydroxy pulse peel: a pilot evaluation of a new superficial chemical peel. Cosmet Dermatol. 1995;8:24–30.

[15] Kede MPV. Dermatologia estética. São Paulo: Ed Atheneu; 2009.

[16] Landau M. Chemical peels. Clin Dermatol.2008;26:200–208.

[17] Marrero GM, Katz BE. The new fluor-hydroxy pulse peel. A combination of 5-fluoruracil and glycolic acid. Dermatol Surg. 1998;24:973–978.

[18] Monheit GD. The Jessner's–trichloroacetic acid peel. An enhanced medium–depth chemical peel. Dermatol Clin. 1995;13:277–283.

[19] Peterson JD, Goldman MP. Rejuvenation of the aging chest. A review and our experience. Dermatol Surg. 2011;37:555–571.

[20] Takenaka Y, Hayashi N, Takeda M, et al. Glycolic acid chemical peeling improves inflammatory acne eruptions through its inhibitory and bactericidal effects on Propionibacterium acnes. J Dermatol. 2012;39:350–354.

[21] Tung CR, Rubin MG. Procedures in cosmetic dermatology series: body peeling. In: Chemical peels, vol. 12. 2nded. Philadelphia: Elsevier; 2011. p. 117–122.

[22] Yokomizo VMF, Benemond TMH, Chisaki C, Benemond PH. Peelings químicos: revisão e aplicação prática. Surg Cosmet Dermatol. 2013;5(1):58–68.

[23] Zanini M. Trichloroacetic acid – a new method for an old acid. Med Cut Iber Lat Am. 2007;35(1):14–17.

第 12 章 深色皮肤的化学剥脱

Katleen Conceição, André Ricardo Adriano, Tiago Silveira Lima

摘要

深色皮肤的患者在激光和剥脱治疗后更容易出现并发症，由于肤色较深，对物理和化学刺激更容易产生炎症反应，临床上常会出现色素沉着、色素脱失、增生性瘢痕和瘢痕疙瘩，而深色皮肤的人对美容的需求越来越多，因此皮肤科医生也要时常更新他们这方面的知识。关于化学剥脱，重要的是需要考虑所用的剥脱剂及其浓度、治疗前后的护理以及深色皮肤患者的最佳适应证。尽管对于白色人种来说，最佳适应证为治疗日光性老化，但对于非洲人来说，化学剥脱常用于治疗黄褐斑、炎症后色素沉着、痤疮和假性毛囊炎。通常情况下，深色皮肤的人对于极浅层剥脱和浅层剥脱的耐受性很好，中层剥脱要谨慎，深层剥脱要避免，因为出现色素脱失和瘢痕的风险较高。可用于深色皮肤剥脱治疗的剥脱剂包括乙醇酸、水杨酸、维 A 酸、杰斯纳溶液。皮肤磨削可单独进行，也可与化学剥脱联合进行。

关键词

深色皮肤、黑色皮肤、剥脱剂、乙醇酸、水杨酸、维 A 酸、杰斯纳溶液、三氯乙酸、化学剥脱、点状剥脱、黄褐斑、炎症后色素沉着、痤疮、假性毛囊炎

目录

1　引言

皮肤科医生需要明白黑色人种和白色人种在皮肤生理、身体解剖、审美理念、文化传统、治疗期望等方面存在一定的差异。通常情况下，所有患者都希望拥有光滑红润的皮肤，皮肤颜色均匀一致，没有瑕疵和皱纹。

世界上黑色人种的人数每天都在增长，据估计，到 2050 年，美国国内的黑色人种的人数将接近50%，英国从 2001—2011 年这 10 年间的黑色人种的人数已经增长 1 倍。尽管世界上深色皮肤的人占了很大一部分人口数量，但化学剥脱方面的文献大部分都是关于白色人种的。

随着新技术的不断涌现，美容治疗方法越来越安全有效，创伤越来越小，人们对美容的需求也越来越多。在所有微创治疗中，化学剥脱在临床上应用时间最长，费用也较低，化学剥脱对治疗痤疮、膨胀纹、斑点、皱纹、瘢痕以及皮肤年轻化都很有效。深色皮肤的患者对化学剥脱的需求很大，很多疾病都能通过化学剥脱取得良好的效果。然而，治疗深色皮肤患者时，需要调整剥脱剂的种类、浓度和治疗技术，因为这些患者并发症的发生率较高，如出现色素脱失、色素沉着及瘢痕。

研究表明，深色皮肤患者（菲茨帕特里克Ⅳ～Ⅵ型）与白种人相比，光老化的年龄晚 10~20 年，病变程度相对也轻。另一方面，深色皮肤的人日光照射后更容易出现色素方面的疾病。因此白色皮肤患者化学剥脱常用于治疗皱纹，而深色皮肤患者化学剥脱常用于治疗黄褐斑、炎症后色素沉着、痤疮以及假性毛囊炎。

2　发展历史和概念

在历史上与化学剥脱最相关的人物是古埃及著名的皇后，克利奥佩特拉，她经常用酸奶沐浴来保养皮肤。尽管当时人们对化学剥脱的相关知识并不了解，但这种治疗与牛奶中的乳酸（α‐羟肟酸）息息相关。文献中也有关于非洲女性应用盐、搓澡石、尿液进行皮肤剥脱的报道。

皮肤剥脱定义为应用物理或化学方法对皮肤的表浅层造成损伤，刺激皮肤的再生，治疗皮肤疾病。化学剥脱对于深色皮肤的患者，治疗效果好、费用较低、操作简单。通常情况下，黑色皮肤患者对极浅层剥脱和浅层剥脱的耐受性良好，中层剥脱治疗时要小心，避免采用深层剥脱，因为容易出现色素异常和瘢痕。

很多研究发现对于黑皮肤的人应用乙醇酸剥脱可取得安全良好的治疗效果。也有其他报道应用 10%~20% 的三氯乙酸，或杰斯纳溶液 +15% 的三氯乙酸溶液，或乳酸溶液 +20%~30% 的水杨酸溶液也会取得良好的效果。格里姆斯（1999 年）开展了一项研究，对黑色皮肤的患者应用 20%~30% 的水杨酸进行剥脱，用于治疗黄褐斑。结果发现治疗效果良好，但 16% 的患者有暂时性的副反应，一般 7~14 天自行消退。萨卡尔建议对黑色皮肤的人联合应用扁桃酸和水杨酸进行治疗，可以提高疗效，减少并发症。这些学者同时也支持采用果酸进行治疗。对于患有黄褐斑的肤色较深的患者，选择不同类型的剥脱剂单独进行治疗，复发率较高。因此常规需要进行多次治疗，日常也需要选择力度较小的剥脱剂进行维护治疗。表 12-1 列举了文献中记录的传统用于黑色皮肤患者的有效剥脱剂。

表 12-1 用于黑色皮肤患者的剥脱剂

浅层剥脱剂（表皮至真皮乳头上层）
30%~50% 的乙醇酸溶液或 70% 的乙醇酸凝胶 杰斯纳溶液（孔贝斯配方） 20%~30% 的水杨酸乙醇溶液 1%~7% 的维 A 酸 10%~35% 的三氯乙酸
中层剥脱剂（表皮到真皮网状层上部）
70% 的乙醇酸溶液 杰斯纳溶液 +35% 的三氯乙酸 88% 的苯酚（不封闭） 35%~50% 的三氯醋酸 25%~35% 的三氯乙酸 +70% 乙醇酸凝胶
深层剥脱不得用于菲茨帕特里克 IV~VI 型皮肤的患者

3 剥脱剂的种类

3.1 水杨酸

水杨酸是一种亲脂性 β-羟基酸，可导致皮肤表层脱屑，具有角质溶解和粉刺溶解作用。它还可以与其他剥脱剂组合使用，以促进其他剥脱剂更好地渗透到皮肤内。通常我们使用 20%~30% 的水杨酸乙醇溶液，对于炎症性和非炎症性痤疮以及炎症后色素沉着都非常有用。水杨酸也适用于其他类型的炎症后色素沉着，如黄褐斑和色素性角化病。

剥脱治疗过程中的烧灼感一般都能忍受。当皮肤出现带有白色结晶的均匀红斑时，停止剥脱。停止剥脱并没有必要使用中和剂。冷敷只能起到安慰患者的作用。治疗过程中患者也可能出现咳嗽和打喷嚏。

3.2　乙醇酸

乙醇酸是一种 α – 羟基酸，与其他同类酸一样，如乳酸、柠檬酸、扁桃酸、苹果酸和酒石酸，乙醇酸在应用几分钟后，就可导致表皮松解，提高皮肤剥脱效果，促进表皮黑色素的分散。当皮肤出现均匀红斑（在白种人中更明显），或出现结霜时（表皮松解），就应该停止治疗。因此，最好在 2~3min 内将乙醇酸中和。中和剂可应用 1% 的碳酸氢钠溶液、生理盐水或清水。乙醇酸剥脱的效果具有时间依赖性，有效浓度为 10%~70%。

乙醇酸具有抗炎作用，对痤疮丙酸杆菌具有抗菌作用，因此适用于治疗痤疮。乙醇酸治疗后痤疮（粉刺、丘疹和脓疱）会明显减少，皮肤色素沉着也得到明显改善。研究表明，浓度为 70% 的乙醇酸能在几分钟内挤出脓疱和粉刺。对表浅性、混合性黄褐斑及炎症后色素沉着的疗效较差。一小部分患者在治疗后会出现皮肤刺激、色素脱失和色素沉着。为了减少这些风险，最好应用乙醇酸凝胶而不是乙醇酸溶液进行剥脱，并用较高 pH 的物质进行缓冲，未缓冲乙醇酸的 pH 在 0.08~2.75 之间。pH < 2 导致皮肤坏死和角质形成细胞破坏，从而增加了并发症的发生概率，但不会增强治疗效果。因此，我们建议使用缓冲后的产品或部分缓冲后的产品。

3.3　三氯乙酸

三氯乙酸会导致蛋白质变性，引起凝固性坏死和细胞死亡。组织坏死的程度取决于三氯乙酸的浓度和涂抹层数。这种酸无法中和，蛋白质变性会在几秒钟内出现。临床上，蛋白质变性表现为皮肤出现白色斑点，又称结霜。根据剥脱的深度，红斑表面可见不同程度的灰白色区域。对于深色皮肤患者来说，治疗后并不需要皮肤出现结霜，因此建议使用低浓度的三氯乙酸，浓度最高只能达到25%。治疗过程非常痛苦，伴有严重的烧灼感。

阿尔·瓦伊兹和阿尔·沙尔奇对 15 名深色皮肤的患者进行了一项关于杰斯纳剥脱后立即应用 35% 三氯乙酸剥脱治疗痤疮瘢痕的研究。他们观察到 1 名患者痤疮瘢痕显著改善（病灶清除率大于 75%），8 名患者中度改善（病灶清除率为 51%~75%），4 名患者轻度改善（病变清除率为 26%~50%），1 名患者有轻微改善（1%~25% 的清除率），1 名患者无反应。9 名（73.4%）患者出现一过性炎症后色素沉着。其中两名患者出现色素沉着前皮肤红斑持续 1 个月以上。所有患者术后 3 个月均完全恢复。考虑到疗效一般及存在潜在的风险，我们不建议将三氯乙酸用于黑色皮肤患者。

3.4　维 A 酸

维生素 A 会刺激胶原蛋白生成，减少皮肤瑕疵。使用浓度一般为 1%~9%。可用作面膜，在皮肤上保持 4~8h，然后使用清洁剂去除。形成的痂皮在 3~4 天后开始脱落，持续 2~3 天。它对痤疮、色素性疾病的治疗以及皮肤年轻化非常有效。对于深色皮肤的患者也非常安全。在治疗过程中，通常不会造成任何不适。维 A 酸为淡黄色，通常用有色溶剂配制，使用时类似化妆，可以让患者在治疗后立即离院（图 12-1）。

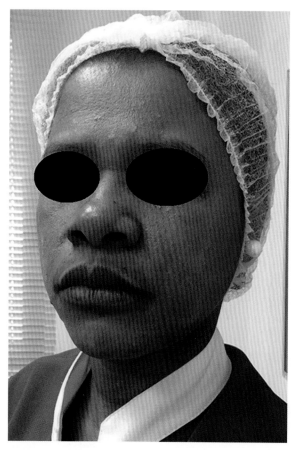

图 12-1 使用有色溶剂的维 A 酸剥脱

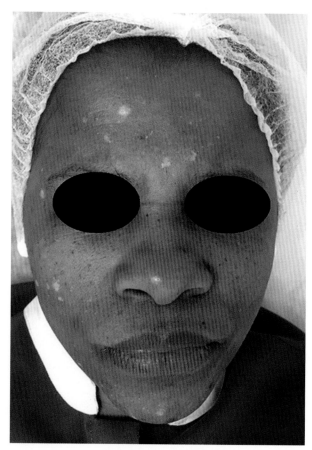

图 12-2 应用杰斯纳溶液进行点状剥脱

3.5 杰斯纳溶液

杰斯纳溶液含有乳酸、水杨酸和间苯二酚，非常适合用于表层剥脱或与其他剥脱剂联合使用。其最大的优点是溶液中的 3 种角质溶解剂可起到协同治疗作用。由于含有间苯二酚，因此具有良好的皮肤增亮作用。需要强调的是在 V 型和 VI 型皮肤上使用这种剥脱剂时需要小心，加强护理，因为间苯二酚可能会导致色素脱失。当皮肤出现均匀性红斑，并伴有白色结晶，但并没有结霜时（类似水杨酸剥脱），终止治疗，治疗后不需要冲洗或中和。治疗过程中会出现烧灼感，如果反应强烈，则应当立即终止治疗（图 12-2）。

4 点状剥脱的适应证和操作提示

有时我们需要集中于一点进行剥脱，治疗时对局部小面积皮肤进行化学剥脱，周围皮肤不涉及。这种方法对于局部皮肤病变非常有用，例如色素沉着、日光性雀斑样痣、脂溢性角化病、活动性痤疮或痤疮瘢痕。最常用的剥脱剂为水杨酸（20%~30%）、杰斯纳溶液和三氯乙酸（20%~30%）。可以在局部应用两种剥脱剂进行治疗，面部其他区域只应用一种剥脱剂进行治疗。也可应用不同浓度的同一种剥脱剂进行治疗，较高浓度用于局部剥脱，较低浓度用于全面部剥脱。

宗等报道了使用三氯乙酸（10%～65%）对东方人Ⅳ～Ⅵ皮肤类型的色素病变（日光性雀斑样痣、黄褐斑和雀斑）进行点状剥脱的优异治疗效果。脂溢性角化病和雀斑样痣的治疗效果最好，黄褐斑的复发率较高。治疗时用牙签粘上三氯乙酸轻压病变处。令人惊讶的是，即使应用更高浓度的三氯乙酸也没有出现严重的副作用。

4.1 痤疮和假性毛囊炎

- 化学剥脱由于具有角质溶解、抗炎和亮肤的作用，因此适用于治疗痤疮和假性毛囊炎。用化学剥脱治疗痤疮是一种很好的方法，因为不仅能治疗活动性炎症痤疮，还能治疗炎症后的色素沉着。
- 如果没有炎性病变，可以在化学剥脱之前进行微晶磨削。我们通常使用这种组合（皮肤磨削 + 化学剥脱）与 20% 的水杨酸或杰斯纳溶液进行联合治疗。
- 另一种方法是将高浓度的水杨酸（30%）精准地涂到脓疱的顶部。
- 也可用 7% 的维 A 酸在皮肤上保留 4～6h。
- 据报道，α - 羟基酸是一种很好的剥脱剂；但是由于这种酸剥脱后需要中和，所以建议由有丰富经验的医生来进行这项操作。

4.2 黄褐斑

- 黄褐斑是非洲人最重要、最常见的疾病之一，好发于Ⅳ～Ⅵ皮肤类型的患者，主要是西班牙裔、非洲裔、非裔美国人和亚洲人。
- 可单独使用杰斯纳溶液或与其他剥脱剂联合使用。
- 我们对一种名为 CIMEL 的剥脱剂有很好的使用经验，我们倾向于使用改进后的 CIMEL 配方，该配方含有 3% 的氢醌、3% 的曲酸、3% 的维 A 酸、3% 的乳酸、9% 的水杨酸和 3% 的维生素 C（抗坏血酸）以及 1% 的凝胶。
- 另一种方法是单独应用缓冲的 70% 的乙醇酸或联合应用 3%～7% 的维 A 酸。

4.3 残余色素沉着

- 我们对浅层剥脱具有很好的经验，尤其是联合使用水杨酸和维 A 酸方面。
- 建议日常在家中使用含有漂白剂的护肤品及局部采取防晒措施（化学的和物理的）。

根据文献，表 12-2 和表 12-3 列出了有色人种使用各种剥脱剂的证据水平和推荐强度：

表 12-2　有色人种使用各种剥脱剂的证据水平和推荐强度

浅层剥脱剂（表皮至真皮乳头上层）
乙醇酸Ⅱ -iA
杰斯纳溶液Ⅱ -iiiB
乳酸Ⅱ -iiiB
果酸Ⅲ C
丙酮酸Ⅲ C
水杨酸Ⅱ -iiiB
三氯乙酸Ⅱ -iiiB

表 12-3 美国预防服务工作组的临床试验分级证据水平

证据级别
Ⅰ 从至少一个适当设计的随机对照试验
Ⅱ-i 从精心设计的队列或病例对照分析研究中获得的
Ⅱ-ii 最好是从更多证据中获得的证据，多于一个中心或研究小组
Ⅱ-iii 在有或无干预的情况下从多时间序列中获得的证据；戏剧性的结果，不受控制的实验也可以被认为是这样的证据类型
Ⅲ 权威人士基于临床经验、描述性研究或专家报告的意见得出的证据
Ⅵ 由于方法学问题导致证据不足

建议的力度
A 有充分的证据支持使用过程
B 有公平的证据支持使用程序
C 支持使用程序的证据不充分
D 有公正的证据支持拒绝使用该程序
E 有充分的证据支持拒绝使用该程序

5 患者选择

患者应该配合治疗，需要了解治疗的所有步骤，包括治疗前的准备和治疗后的护理。应该向患者充分解释和告知治疗的效果与副作用以及治疗的局限性，以避免患者期望过高。

对于有增生性瘢痕或瘢痕疙瘩病史、家族史的深色皮肤患者，医生应该密切注意，必要时禁止施行化学剥脱。患有接触性湿疹、脂溢性湿疹、酒渣鼻敏感性皮肤、白癜风、牛皮癣者不是很好的治疗对象。吸烟者治疗后创面恢复慢。放疗、近期做过手术和口服维A酸类药物的患者是这项治疗的禁忌证患者，因为这些治疗会干扰胶原蛋白的再生。停止口服维A酸后需要间隔6~12个月，以避免影响创面愈合。需要认真了解使用光敏性物质（细胞周期蛋白、胺碘酮、噻嗪类、三环抗抑郁剂、非甾体抗炎药）或激素的患者，因为这些药物可引起治疗后色素沉着。

6 剥脱前的准备

建议患者使用防晒霜和增白剂，例如氢醌、维A酸、乙醇酸或氢醌+维A酸+皮质类固醇的三重组合（Kligman公式），需要在剥脱治疗前至少2周就开始使用，治疗前3天停用。重要的是剥脱前7天不要进行任何脱毛或去角质治疗。这样能减少并发症的发生，特别是炎症后色素障碍。如果患者有复发性单纯疱疹病既往史，应口服抗病毒药物进行预防，如伐昔洛韦500mg/12h，连续5天，在治疗前2天开始服用。患者应签署知情同意书，说明所有的操作过程，包括治疗效果和可能出现的风险。治疗前和治疗后拍照有助于评估临床治疗效果，也有助于向患者展示治疗效果，避免患者对治疗产生抱怨。

7　治疗过程

应根据适应证来选择合适的剥脱剂。但是由于许多表浅皮肤剥脱剂的临床效果都差不多，因此医生一般都选择他们熟悉的剥脱剂，这样可以减少副作用的发生。我们前面提到的所有剥脱剂，除了三氯乙酸外，其他都不建议用于V型和Ⅵ型皮肤患者的深层剥脱。

治疗时首先应清洁皮肤，目的是去除化妆品、防晒霜等，同时也要去除皮肤的油脂，以便于进行剥脱治疗。患者应使用肥皂或洗面奶和清水洗脸，然后由医务人员用酒精、丙酮或霍夫曼酒纱布连续擦洗面部，直到彻底清洁。用力多擦几遍，也可以去除部分极表浅角质层，这样也有利于剥脱剂的均匀渗透。

为了防止眼睛、鼻子或嘴唇周围发炎，可以在剥脱前涂上凡士林或其他乳膏，主要是防止水杨酸制剂不小心碰到这些部位。治疗过程中头发应该戴上帽子。

剥脱剂可以用不同的溶剂进行配制，操作过程中医务人员可根据自己的习惯，戴上手套，应用棉签或木制物品（如棍棒和压舌板）进行涂抹。黏稠的制剂可以戴上手套涂抹。大多数制剂为水溶液或水-酒精溶液，因此最好使用棉球或纱布涂抹。为便于治疗，可将面部划分为不同的解剖区域，从额部开始操作，然后是颧部和鼻部，最后是下巴。

据我们所知，剥脱的深度及随后的炎症反应取决于以下因素：剥脱剂的种类和浓度，涂抹的量（涂抹的遍数），清洁皮肤或涂抹剥脱剂时所用的压力，以及剥脱的时间，尤其是需要中和以中断剥脱时。剥脱得越深，炎症反应越重，皮肤恢复得越慢，对深色皮肤患者越危险。如果患者能够耐受，再次治疗时，剥脱可以更强一些，先在隐藏部位（耳后）小面积测试下一次剥脱的强度。对于黑色皮肤患者，也可以考虑增加两次治疗之间的间隔时间，以减少并发症的发生。对于毛囊皮脂腺单位较少、愈合较慢、副作用风险高的身体其他部位，治疗时应给予特别关注。

8　剥脱后的护理

剥脱后即刻建议患者使用具有保湿、促进创面愈合和止痛作用的面霜，连续应用几个小时，每天再用热水洗脸几次。对于油性和有痤疮倾向的皮肤，建议使用不会堵塞毛孔的"无油"保湿霜。对于炎症反应明显，皮肤持续红斑的部位，应外用皮质类固醇激素，以减少炎症性色素沉着的发生。必须局部防晒。一般来说7天后患者复诊，此时医生重新评估后，可让患者继续应用漂白剂。

9　副作用

对于敏感的患者，即使是浅层剥脱也会造成瘢痕或色素减退。红斑和色素沉着最为常见，有时会难以治疗。当发现持续性红斑时，应尽快使用强效的局部皮质类固醇激素进行治疗。

如果发生过敏反应，可局部应用皮质类固醇进行治疗。

痤疮和痤疮丘疹可先用物理方法去除，然后再用常规药物进行治疗。

细菌和真菌感染非常罕见，可通过正确的消毒和护理予以避免。单纯疱疹可以使用抗病毒药物进行预防。

10　重点总结

- 皮肤科医生必须了解黑色皮肤的特点，这些患者的解剖结构，以及他们的审美标准、文化传统和对治疗的预期。

- 在白种人中，皮肤剥脱主要用于治疗光老化和皮肤皱纹，而对于黑色皮肤患者，皮肤剥脱剂更常用于治疗黄褐斑、炎症后色素沉着、痤疮和假性毛囊炎。

- 对于皮肤菲茨帕特里克分型更高的患者，需要调整剥脱剂的种类和剥脱技术，因为黑色皮肤容易发生色素脱失、色素沉着和瘢痕。

- 对于黑色皮肤，最好的剥脱剂是乙醇酸、水杨酸、维 A 酸和杰斯纳溶液，以及诸如点状剥脱和组合剥脱技术。

- 化学剥脱对于黑色皮肤患者的痤疮治疗是一个很好的方法。

- 水杨酸和杰斯纳溶液不仅适用于治疗炎症性痤疮，也适合治疗炎症后色素沉着。

- 治疗痤疮的其他剥脱剂包括维 A 酸和乙醇酸。

- 皮肤科医生应密切关注黑色皮肤患者的乙醇酸剥脱，因为治疗结束时需要进行中和。

- 点状剥脱可用于局部病变，最常用的剥脱剂为水杨酸（20%~30%）、杰斯纳溶液和三氯乙酸（20%~30%）。

- 杰斯纳溶液剥脱可单独使用或与其他剥脱剂联合使用。

- 治疗黄褐斑的另一个剥脱剂称为 CIMEL（在适应证和操作提示章节中查看具体成分）。

- 水杨酸剥脱 + 维 A 酸剥脱对于黑色皮肤残存的色素沉着是一种很好的治疗方法。

- 中层剥脱应谨慎操作，深层剥脱应避免。

- 日常在家中应用增白剂和防晒措施（化学或物理方法）可作为辅助治疗手段，是达到良好效果和避免并发症的基础治疗。

参考文献

[1]　Al-Waiz MM, Al-Sharqi AI. Medium-depth chemical peels in the treatment of acne scars in dark-skinned individuals. Dermatol Surg. 2002;28(5):383–387.

[2]　Been MJ, Mangat DS. Laser and face peel procedures in non-Caucasians. Facial Plast Surg Clin North Am. 2014;22(3):447–452.

[3]　Burns RL, Prevost-Blank PL, Lawry MA, Lawry TB, Faria DT, Fivenson DP. Glycolic acid peels for post inflammatory

hyperpigmentation in black patients. A comparative study. Dermatol Surg. 1997;23(3):171–4; discussion 175.

[4]　Chun EY, Lee JB, Lee KH. Focal trichloroacetic acid peel method for benign pigmented lesions in dark-skinned patients. Dermatol Surg. 2004;30(4 Pt 1):512–6; discussion 516.

[5]　Davis EC, Callender VD. Aesthetic dermatology for aging ethnic skin. Dermatol Surg. 2011;37(7):901–917.

[6]　Grimes PE. The safety and efficacy of salicylic acid chemical peels in darker racial-ethnic groups. Dermatol Surg. 1999;25(1):18–22.

[7]　Khunger N, Sarkar R, Jain RK. Tretinoin peels versus glycolic acid peels in the treatment of Melasma in dark-skinned patients. Dermatol Surg. 2004; 30(5):756–760.

[8]　Roberts WE. Chemical peeling in ethnic/dark skin. Dermatol Ther. 2004;17(2):196–205.

[9]　Rullan P, Karam AM. Chemical peels for darker skin types. Facial Plast Surg Clin North Am. 2010;18(1):111–131.

[10]　Salam A, Dadzie OE, Galadari H. Chemical peeling in ethnic skin: an update. Br J Dermatol. 2013;169 Suppl 3:82–90.

[11]　Sarkar R, Bansal S, Garg VK. Chemical peels for melasma in dark-skinned patients. J Cutan Aesthet Surg. 2012; 5(4):247–253.

第 13 章　浅层化学剥脱的新方法

Heloisa Hofmeister

摘要

化学剥脱在全世界范围内是一项古老且应用广泛的美容方法，在皮肤科领域是一项流行的治疗方法。表浅化学剥脱又称"焕颜剥脱"或"亮肤剥脱"，指的是应用一种或多种化学物质达到轻度皮肤剥脱的效果。表浅化学剥脱适用于面部，对于某些患者，也适用于身体其他部位的剥脱。近些年，又出现了一些新的浅层剥脱技术。这些技术通常会联合 α–羟基酸或维 A 酸以及其他脱色剂。本章中我们将讨论化学剥脱的分类、治疗适应证、具体操作、出现的副作用及其处理方法。

关键词

表浅化学剥脱、α–羟基酸、乙醇酸、脂羟基酸、β–羟基酸、氟–羟基酸、光老化、黄褐斑、痤疮

目录

1　引言

化学剥脱在全世界范围内是一项古老且应用广泛的美容方法，在皮肤科领域是一项流行的治疗方法。表浅化学剥脱是一项安全而相对便宜的治疗技术，可以使皮肤变得年轻。在浅层剥脱中，α – 羟基酸和最近研发的脂羟基酸，以及 β – 羟基酸及其组合，可用于表皮和真皮上层剥脱。研究表明，多次浅层剥脱对皮肤的治疗作用更深，年轻化效果更好。

表浅化学剥脱，也称为"焕颜剥脱"，指的是应用一种或多种化学物质达到轻度皮肤剥脱的效果。剥脱深度仅限于颗粒层和真皮乳头上层，因此浅层剥脱的深度非常表浅，或仅比表皮略深一点。一些化学剥脱具有累积效应，多次治疗后可以达到中层剥脱的效果。多次剥脱后，可以刺激真皮上层，使胶原蛋白再生。由于非常安全，所有浅层剥脱都适用于面部，有些浅层剥脱还适用于身体的任何部位。

2　发展历史

当我还是一名医学生时，我去了位于里贝雷奥·普雷托的圣保罗大学，向路易斯·马里诺·贝切利教授学习皮肤病学，并告诉他我想学习"一门新的皮肤学专业——皮肤美容学"，他回答说："这没什么新鲜的。当埃及艳后在牛奶中沐浴时，她就享受到乳酸带来的好处。"

古埃及人用动物油脂、盐、雪花石膏和酸牛奶来改善皮肤的肤质。最早应用酸性物质进行皮肤剥脱的记录出现在公元前 1550 年埃及医学的埃伯斯文稿中。当应用酸奶来使皮肤光滑时，起主要作用的是其中的乳酸——一种 α – 羟基酸。后来希腊人和罗马人使用含有芥末、硫黄和石灰石提取物的药膏来改善皮肤。浮石粉、乳香、没药和树脂都曾用来增亮皮肤，去除雀斑和皱纹。土耳其人使用火烧灼皮肤，以诱导轻度皮肤剥脱。印度女性混合尿液与浮石用于皮肤治疗。在欧洲，匈牙利吉普赛人将他们用于皮肤治疗的特殊配方代代相传。19 世纪，皮肤科医生开始对皮肤剥脱表现出兴趣。

1874 年在维也纳，皮肤科医生费迪南德·冯·赫布拉使用皮肤剥脱术治疗黄褐斑、艾迪生氏病和雀斑。1882 年在汉堡，保罗 G. 乌纳描述了水杨酸、间苯二酚、三氯乙酸和苯酚对皮肤的作用。随后，许多学者也进行了这方面的研究。

在 20 世纪，很多皮肤科医生对这项技术做出了宝贵的贡献，如：F.C.康姆斯、托马斯·贝克、马克斯·杰西纳、索雷尔·雷斯尼克、哈罗德·布罗迪、加里·蒙海特和 R.F. 布鲁姆等，这项技术随后也得到了迅速发展。

在 20 世纪 70 年代后期，尤金·范斯科特和 R.J. 于对 α - 羟基酸进行了研究。他们对这种浅层剥脱剂的试验研究在 20 世纪 80 年代取得了成果，并且在整个 20 世纪 90 年代，α - 羟基酸在临床上的应用取得了化学剥脱史上前所未有的成功。

维 A 酸剥脱在 20 世纪 90 年代初开始应用于临床，在巴西作为"主要"的剥脱剂广泛使用。维 A 酸会诱导胶原蛋白形成，并使黑色素细胞分散，对治疗光老化非常有意。

在整个 20 世纪 90 年代，市场上出现了很多专利化学剥脱剂。这些产品含有不同的酯和 α - 羟基酸，并配有好听的名字，不但作为剥脱剂进行销售，而且可以添加在防晒霜和漂白剂中。

1996 年，我们在《巴西皮肤病学会杂志》上发表了第一篇关于乙醇酸皮肤剥脱的论文。我们使用乙醇酸治疗光老化皮肤，取得了良好的临床结果，无论从患者角度还是从医生角度，效果都非常满意。患者平时在家中使用 10% 的乙醇酸，每月来医院应用 70% 的乙醇酸治疗 1 次，6 个月后发现皮肤中的 I 型胶原蛋白含量明显增加。

20 世纪末，又出现了氟羟酸剥脱。它将 5- 氟尿嘧啶与乙醇酸或杰斯纳溶液结合起来用于治疗日光性角化病。

近几年来，在浅层剥脱方面，联合使用各种剥脱剂已经成为一种趋势。

3　基本概念

化学剥脱是一种在皮肤表面使用化学物质以刺激表皮和真皮更新的医疗过程。

"化学剥脱是一种刺激皮肤再生的行为！"

化学剥脱的治疗效果可以是清洁皮肤，也可以是彻底重塑皮肤。它是治疗皮肤老化不可缺少的一种方法。皮肤剥脱可以达到如下治疗效果：

- 使人显得年轻。
- 肤色明亮，略带粉红色。
- 色斑减少。
- 减少皱纹，使皮肤光滑。
- 增加皮肤弹性，提升肤质。

为了保证治疗过程中的安全性，医生必须了解剥脱剂的作用机制，明白临床表现与组织学变化之间的关系，这样才能掌握正确的剥脱深度，制定出有效而安全的剥脱方法。

理想的剥脱治疗是应用较小的损伤，刺激皮肤产生尽可能多的新生胶原蛋白。

一些学者把表浅化学剥脱分为极浅层剥脱（去除角质层，深度 0.06mm）和浅层剥脱（剥脱深度从颗粒层直到基底层，深度 0.45mm）。剥脱的深度取决于几方面的因素：所用的剥脱剂、剥脱剂浓度、溶液的 pH、剥脱技术、剥脱前的皮肤准备和剥脱时间。

传统浅层剥脱可以改变皮肤的质地和颜色。浅层剥脱常用于增亮皮肤、调理肤色、减少细纹、缩小毛孔。浅层剥脱可单独施行，也可与其他方法联合治疗，如微晶磨削或非剥脱性点阵激光。

浅层剥脱与其他类型的剥脱一样，可以刺激真皮深层的再生机制。皮肤表浅层次的损伤会通过一些化学介质如细胞因子和压力蛋白，刺激愈合过程中的表皮和真皮的有丝分裂。同时也利于剥脱过程中化学分子的渗透。

浅层剥脱治疗一般不需要请假休息。

4　适应证和禁忌证

4.1　适应证

光老化：皮肤粗糙、黄斑、细纹、皮肤角化和晒斑。

色素性疾病：黄褐斑和炎症后色素沉着。

痤疮：活动性炎性痤疮和表浅或色素性瘢痕。

4.2　禁忌证

妊娠期和哺乳期患者、活动性单纯疱疹、过敏反应和抱有不切实际期望的患者。

5　患者选择

像其他治疗一样，化学剥脱也需要选择合适的患者。皮肤科医生需要考虑患者的皮肤颜色、皮肤类型和光老化程度。其中最重要的是医生要了解患者对治疗的期望，这是治疗成功的关键。

患者对治疗的期望必须是现实的。剥脱的力度越大，剥脱得越深，治疗效果越好，但并发症也会越多。换句话说，剥脱得越浅，越安全，但效果会越差。患者必须知道这一点。

浅层剥脱适合任何类型的面部治疗，大部分也适合身体的剥脱治疗。

6　剥脱前准备

在剥脱之前皮肤准备是很重要的，它可以使皮肤剥脱得更均匀，防止出现炎症后色素沉着，并提高剥脱的效果。

治疗前 2~4 周，根据皮肤的油性程度，每天用洁面乳洗脸 2 次。如果剥脱的目的是治疗光老化，在夜间可应用 0.025%~0.1% 的维 A 酸或 8%~10% 的 α–羟基酸。在早晨，可根据皮肤色素沉着情况，使用 8%~10% 的 α–羟基酸，同时联合应用 3%~5% 的对苯二酚。所有患者治疗前后都要使用防晒霜，一般早上涂上，并根据辐射和日晒情况一天中重复使用 1~2 次。

7　特殊护理

拍照，一定不要忘记！

治疗时患者需要呈 45° 坐姿，保持舒适体位。

避免对敏感性皮肤或皮肤发红的患者进行治疗。治疗过程中，密切观察皮肤情况。一旦出现红斑和（或）结霜，则及时停止治疗。随时准备好棉签和生理盐水，必要时可保护眼睛。

通常来说，对于极浅层剥脱来说，一旦皮肤发红，则终止剥脱。对于浅层剥脱来说，一旦皮肤出现不规则红斑，伴有结霜，则及时终止治疗。

很多浅层剥脱治疗结束时都需要进行中和。随时备好中和剂。

8　剥脱制剂

8.1　杰斯纳溶液

杰斯纳溶液由麦克斯·杰斯纳研制，含有 14% 的间苯二酚、14% 的水杨酸、14% 的乳酸的 95% 的乙醇溶液。水杨酸是光敏性的，而乳酸会吸收空气中的水分；因此，溶液对空气和光敏感。其作用机制基于水杨酸和间苯二酚的角质溶解作用和乳酸的表皮松解作用。

杰斯纳溶液剥脱被称为"康姆斯剥脱"，用于治疗面部、颈部和躯干的黄褐斑、粉刺性痤疮、痤疮瘢痕、光老化和炎症后色素沉着。可与三氯乙酸或与 5– 氟尿嘧啶结合用于不同皮肤疾病的治疗，达到不同的剥脱深度。它对身体（面部以外的区域）皮肤疾病的治疗非常有效。

治疗时杰斯纳溶液用纱布涂抹 1~3 层，直至皮肤出现均匀结霜（面部）或红斑（身体）。可以每周或每隔 1 周重复治疗 1 次。

改良的杰斯纳溶液为 pH1.7 的无水乙醇溶液，还有 8% 的柠檬酸、17% 的水杨酸和 17% 的乳酸。

8.2　维 A 酸

全反式维 A 酸是一种人工合成的维生素 A 类化合物，用于多种皮肤疾病的治疗。昆格等比较了 1% 的维 A 酸和传统的羟基乙酸对双侧面部 Ⅲ~Ⅳ 型黄褐斑的治疗效果。间隔 12 周治疗 1 次。两组在减少改良 MASI 评分方面基本一致。

在巴西，维 A 酸的使用浓度要高得多。5%～10% 浓度的维 A 酸可作为面膜使用 4～8h。这样的话，剥脱比较温和，持续 3～4 天，并有助于减少色素沉积和痤疮的发生。

维 A 酸还能有效地治疗光老化和面部皱纹。

和所有的浅层剥脱剂一样，为了达到更好的效果，一定需要进行多次治疗。

8.3　三氯乙酸

三氯乙酸作为剥脱剂已经使用了很长时间，并且仍然是中等剥脱最有效最安全的制剂，特别是与杰斯纳溶液结合使用时。渗透深度取决于三氯乙酸浓度和皮肤准备情况，特别是皮肤油脂清洁情况。高达根据文献，确定 20% 的三氯乙酸可用于浅层剥脱。另外，剥脱深度不仅取决于浓度，还取决于应用技术。如果皮肤的油脂清洁得比较彻底，剥脱的深度要比预期的深得多。

交叉技术（痤疮瘢痕化学重建术）是使用 90%～100% 的三氯乙酸进行点状剥脱，治疗时用棉球裹住针头，使劲压在凹陷性瘢痕上，形成多个结霜的白斑。它通常与浅层剥脱或中层剥脱或激光配合治疗。这种方法是刺激皮肤胶原蛋白新生，使真皮增厚。这种方法已证明对于深色皮肤的患者有效的，包括Ⅳ～Ⅵ型皮肤的人。

8.4　α－羟基酸

α－羟基酸是在 α 位具有羟基的一组有机化合物。α－羟基酸通常从水果和甘蔗中提取；它们是碳水化合物循环和其他重要代谢过程的代谢物。α－羟基酸包括乙醇酸、乳酸、苹果酸、柠檬酸、酒石酸和扁桃酸，它们的分子量和碳链长度不同。乙醇酸来源于甘蔗，其分子结构中有 2 个碳原子。从牛奶中提取的乳酸，其分子结构中有 3 个碳原子。苹果酸，来自苹果，有 4 个碳原子。来自葡萄的酒石酸具有 4 个碳原子，而来自柠檬果实的柠檬酸其分子结构中有 6 个碳原子。扁桃酸来源于杏仁。丙酮酸是一种酮酸，在生理状态下可转化为羟基形式，即乳酸，反之亦然。

当浓度较低时，如 5%～15% 的浓度，所有 α－羟基酸特性基本一样。它们会降低角质细胞之间的凝聚力，特别是角质层的下半部分。

当浓度较高时（50%～70%），α－羟基酸会降低角质形成细胞之间的结合力，甚至可能导致表皮完全松解，影响到真皮乳头层和网状层，从而刺激胶原蛋白的生成。

8.5　乙醇酸

第一个 α－羟基酸剥脱剂是乙醇酸。它是一种小分子，很容易进入真皮层，刺激组织再生，但不会出现脱皮。研究已经表明，乙醇酸可使角质层变薄，促进表皮松解，分散基底层黑色素，增加胶原蛋白基因表达。

在剥脱过程中，溶液的 pH 非常重要。通常情况下，所用溶液的 pH 非常低，因此治疗 pH 与皮肤烧伤 pH 之间的界限很小。市售的乙醇酸一般为游离酸，部分是经过中和（pH 较高）、缓冲或酯化的溶液。

乙醇酸溶液的浓度一般为 25%~70%，pH 为 1~3；患者的耐受性一般良好。浓度越高，pH 越低，剥脱效果越明显。

皮肤清洁油脂后，使用棉签、一次性刷子或纱布涂抹乙醇酸溶液。在我的实践中，我确实更喜欢使用一次性刷子。

皮肤涂抹上一层薄薄的溶液后，当红斑出现时，必须在 2~4min 内进行中和。医生必须密切观察，因为剥脱剂的渗透深度可能比预期的更深，因此一旦出现结霜，必须立即停止，以避免灼伤皮肤。可用碱性溶液如 1% 碳酸氢钠或水进行中和。为了达到更好的临床效果，一般需要数次剥脱治疗。可以每隔 1 周或几周治疗 1 次。随着治疗的进展，可根据患者的耐受性及治疗效果，逐渐增加剥脱剂的浓度。

乙醇酸是角质溶解剂，具有抗炎和抗氧化作用。

8.6 乳酸

乳酸是一种 α - 羟基酸，其作用机制与乙醇酸相似。可促进表皮细胞解离，引起脱屑，使黑色素消散，增加胶原蛋白和糖胺聚糖的合成。此外，据报道，乳酸还具有酪氨酸酶抑制的作用，临床上已用于黄褐斑的治疗。常用浓度为 85%，溶解于 3.5% 水醇溶液中。

沙基等首先对乳酸进行了初步研究，发现它是一种安全有效的治疗黄褐斑的剥脱剂。在他们对 20 名患者的研究中，92% 的纯乳酸最多应用了 6 次，完成试验的所有 12 名患者 MASI 均显著下降（56%）。另外，将乳酸与杰斯纳溶液分别应用到同一个顾客的双侧颜面中，6 个月后随访，发现双侧颜面症状改善基本相似，没有复发。这些研究让我们认为有必要对乳酸用于深色皮肤剥脱进行进一步的实验研究。

最近的一项研究表明，使用 15% 的乳酸和 3.75% 的三氯乙酸（两种药物均为低浓度）对黑眼圈的患者进行剥脱治疗，治疗效果良好，黑眼圈变浅。

8.7 果酸

果酸是一种 α - 羟基酸，在低 pH 下具有活性且不需要中和。它具有渐进的和连续的治疗作用，对皮肤不产生明显的损伤。治疗过程中不会引起灼烧感，不需要中和，在皮肤上可保留到第二天。可以每周重复使用 1 次，甚至每周重复使用 2 次，达到更快的治疗效果。对于深色皮肤的黄褐斑治疗，是一种非常安全和有效的剥脱剂。

8.8 α - 酮酸

丙酮酸是近年来备受关注的 α - 酮酸的一种。之所以如此，是因为它具有不同的角质溶解、抗菌、抑制皮脂腺分泌的作用，并能够刺激新生胶原蛋白和弹性蛋白的合成。除了对痤疮、光损伤和表浅瘢痕具有治疗作用外，还可用于浅色皮肤色素障碍性疾病的治疗。

但是治疗过程中强烈的烧灼感限制了其在临床上的广泛使用。最近，贝拉尔代斯卡进行了一项研究，他使用了一种新的丙酮酸制剂，这种制剂不会引起皮肤红斑，作者评估了其治疗光损伤、表浅瘢痕和黄褐斑的有效性及患者的耐受性。结果发现，这种新型制剂对 3 种疾病都有很好的治疗效果，且治疗中和治疗后都没有明显的烧灼感。

由于所有的研究都是针对菲茨帕特里克 II ~ IV 型皮肤，目前尚不知道对于有色人种这种制剂是否也会表现出良好的治疗效果。

50% ~ 80% 浓度下的丙酮酸乙醇溶液，可在 1 ~ 2min 内渗透进皮肤，尽管不具有全身毒性，但容易引起灼伤和瘢痕。它的渗透性高度不可预测，治疗所产生的皮疹可持续 15 ~ 60 天。像所有的 α - 羟基酸一样，丙酮酸也可以治疗光老化、痤疮和表浅瘢痕。丙酮酸可以随着时间分解成二氧化碳气体和乙醛；如果吸入这些气体，可能会刺激上呼吸道。治疗过程中可使用风扇进行预防。

8.9　β - 羟基酸

水杨酸（邻羟基苯甲酸）常用浓度为 20% ~ 30%，主要用于浅层剥脱，一般用于痤疮的治疗。它是一种亲脂性剥脱剂，可使亲脂性的角质层浅层剥脱，具有角质溶解作用，是治疗粉刺性痤疮的首选方法，因为其具有亲脂性，在毛囊皮脂腺中的浓度较高。

治疗时首先清洁皮肤，去除皮肤的油脂。将水杨酸涂抹到皮肤后，患者会立即感觉到灼热和刺痛，并很快出现白色水杨酸结晶。待几分钟溶液蒸发后，烧灼感就会消失。然后用清水洗脸。治疗后 2 天开始脱皮，可能持续 5 ~ 7 天。

水杨酸剥脱可每周进行 1 次，持续治疗 6 ~ 8 周。还可治疗炎症后色素沉着、光老化、黄褐斑等。

水杨酸还可以用 95% 乙醇配制，这种溶液可导致刺痛、灼烧、皮肤发红和结霜，随后在治疗部位出现结痂和色素沉着。人体对水杨酸的吸收很高，如果大面积使用可能会导致水杨酸中毒。

水杨酸也可以用聚乙二醇配制，这样可减少身体的吸收，但不会影响治疗效果。

它还可以制成高浓度（40% ~ 50%）的软膏用在上肢的皮肤上。

8.10　β - 脂羟基酸

β - 脂羟基酸是一种水杨酸亲脂性衍生物，称为脂羟酸，也是一种剥脱剂。常用浓度为 5% 和 10%。脂羟酸作用于角质体 / 角化细胞界面以分离单个角质体。角质体与邻近的角质细胞分离，但并不发生碎裂，表明脂羟酸可能作用于跨膜糖蛋白。这种作用发生在致密层 / 疏松层的交界面，不会影响到角蛋白受体或角质细胞膜。脂羟酸还会刺激表皮细胞和细胞外基质的再生，治疗效果类似于维 A 酸。与其他化学剥脱剂不同，脂羟酸的 pH 与正常皮肤相似（5.5），并且治疗结束时不需要中和。

8.11　巯基乙酸

巯基乙酸也称为硫代乙醇酸，是一种含有硫的化合物，分子量为 92.12（介于三氯乙酸和乙醇酸之间，后两者分别为 163.4 和 76.05）。它易溶于水、乙醇和乙醚，且易氧化。在含铁血黄素沉着症的治疗中，所用浓度为 5%~12%。它与铁的结合类似于脱铁蛋白，由于硫醇基的存在而具有螯合含铁血黄素中的铁的能力。一项临床试验评估了使用 10% 硫醇后眶下色素沉着的临床改善情况，发现这是一种安全、有效、低成本的治疗方法。

对于赭色皮炎的治疗，最常用的浓度为 5%~20%，每 3 周治疗 1 次，每次治疗的浓度逐渐增加，直到达到理想的效果。第 1 次治疗 10min 后用自来水或热水中和，以后的每次治疗时间逐渐增加，直到 30~40min。手术后使用舒缓乳霜。巯基乙酸具有刺鼻的硫磺味。在我的诊所中，这项治疗总是安排在最后。

9 联合剥脱

近几年，市场上出现了几种新的浅层剥脱剂。它们通常由 α-羟基酸或维 A 酸和其他脱色剂组合而成。我们通常使用下述组合剥脱剂，称为"CIMEL"剥脱剂：维 A 酸（3%~5%）+α 羟基酸（乳酸 9%）或 β 羟基酸（水杨酸 2%~3%）+脱色剂（氢醌 3%~4%+曲酸 2%）。治疗时戴上手套，将其涂抹到面部或身体清洁后的皮肤上（图 13-1a~c）。对于深色皮肤的痤疮和色素沉着具有很好的效果，同时还可以改善皮肤质地（图 13-2、图 13-3）。

9.1 氟羟基剥脱剂

5-氟尿嘧啶（5-FU）是治疗日光性角化病（AKS）的有效药物。它通过抑制 RNA 和 DNA 合

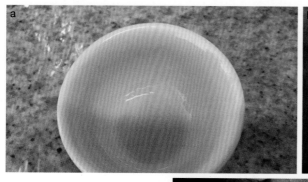
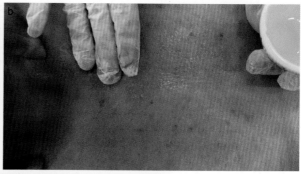
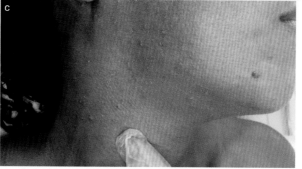

图 13-1 （a）CIMEL 剥脱剂。（b）戴上手套，涂抹 CIMEL 剥脱剂。（c）炎性痤疮的顶部出现结晶

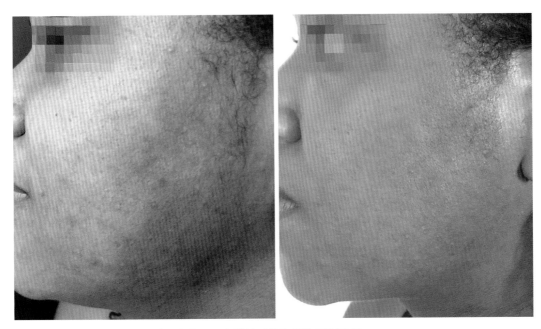

图 13-2　CIMEL 剥脱治疗前和治疗后：皮肤的质地和颜色得到改善

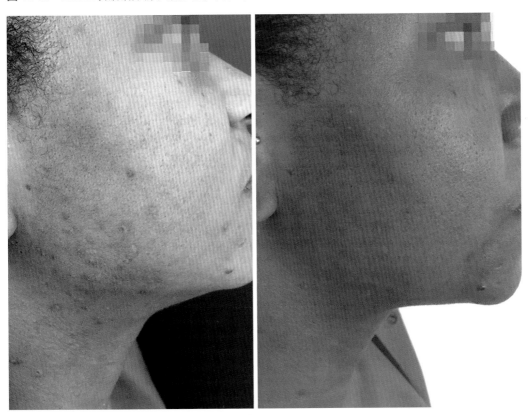

图 13-3　CIMEL 剥脱治疗前和治疗后：痤疮和色素沉着得到改善

成，从而破坏日光性角化病的过度增生。然而，治疗前和治疗后基本上都会出现严重的红斑，皮肤刺激症状、水肿和不适，持续 4~8 周。

乙醇酸与 5- 氟尿嘧啶是治疗日光性角化病的有效组合，在应用 5- 氟尿嘧啶之前，每周使用

70% 乙醇酸治疗，持续 8 周。这样可将乙醇酸的角质溶解作用与 5- 氟尿嘧啶治疗日光性角化病作用结合起来，从而减少了单独应用 5- 氟尿嘧啶引起的并发症。

9.2 水杨酸 – 扁桃酸

这是一种由 20% 水杨酸（β – 羟基酸）与 10% 扁桃酸（α – 羟基酸）形成的组合剥脱剂。水杨酸是亲脂性的，能迅速穿透活性痤疮的皮损，而作为最大 α – 羟基酸之一的扁桃酸能缓慢和、均匀地穿透表皮，适合于敏感性皮肤的治疗。它特别适用于有色人种的皮肤，可防止出现炎症后色素沉着。主要适应证为治疗痤疮、痤疮后瘢痕和色素异常，包括黄褐斑。

扁桃酸适用于对其他 α – 羟基酸敏感的患者。它的分子量很大，所以渗透得很慢，不会引起烧灼感或刺痛。治疗后皮肤柔软。它具有很好的新生胶原蛋白合成能力，可增加真皮乳头层弹性蛋白和糖胺聚糖的含量。此外，它还具有抗菌和皮脂调节作用。最好的应用方式是凝胶或面膜。

这是一种安全的剥脱剂，治疗黄褐斑的效果与乙醇酸相当，但耐受性更好，更适合用于印度人的皮肤。

9.3 其他组合剥脱剂

临床上还可以使用其他多种组合剥脱剂，最终配方取决于操作医生的药理学知识、剥脱剂的适应证和患者。下面列出了一些可用于组合剥脱的剥脱剂（表 13–1）：

表 13–1 常用剥脱剂及用于组合剥脱的脱色剂

常用剥脱剂
乙醇酸 0.2%~30% 乳酸 5%~25% 柠檬酸 5%~30% 果酸 2.5% 扁桃酸 20%~40% 水杨酸 2%~30% 巯基乙酸 5%~10% 丙酮酸 25%~40%
可用于组合剥脱的脱色剂
曲酸 5%~7% α – 熊果苷 2% 壬二酸 10%~20% 对苯二酚 2%~5%

10 副作用及其处理方法

操作正确的话，浅层剥脱是很安全的，副作用和并发症会很少。

皮肤发红很常见，可持续几天。

理想的治疗效果是达到轻度剥脱，患者应该明白这一点。

色素沉着很少见，一般由剥脱过深引起，可通过漂白剂和防晒霜来治疗。

11　重点总结

- 皮肤剥脱对于皮肤科的治疗是非常重要的，这种治疗安全、起效快、费用低。短短几天就会使皮肤变白、变得漂亮。

- 了解如何应用各种剥脱剂非常重要。

- 目前临床上越来越多的是多种化学剥脱剂（α–羟基酸、维 A 酸和脱色剂）的组合应用。

- 掌握基本的皮肤科知识是所有剥脱治疗成功的关键，即使是非常表浅的剥脱。医生一定要考虑患者皮肤的颜色、厚度、松弛度、油性和弹性。

- 除非患者的皮肤经过 4～5 周的皮肤科常规准备，否则不要对患者进行剥脱治疗，即使是浅层剥脱。

参考文献

[1] Berardesca E, et al. Clinical and instrumental evaluation of skin improvement after treatment with a new 50% pyruvic acid peel. Dermatol Surg.2006;32:526–31.

[2] Bernstein EF, et al. Glycolic acid treatment increases type 1 collagen mRNA and hyaluronic acid content of human skin. Dermatol Surg. 2001;27:429–33.

[3] Brody HJ, et al. A history of chemical peeling. Dermatol Surg. 2000;26:5.

[4] Costa A, et al. 10% thioglycolic acid gel peels: a safe and efficient option in the treatment of constitutional infraorbital hyperpigmentation. Surg Cosmet Dermatol. 2010;2(1):29–33.

[5] Dainichi T, et al. Excellent clinical results with a new preparation for chemical peeling in acne: 30% salicylic acid in polyethylene glycol vehicle. Dermatol Surg. 2008;34:891–9.

[6] Fischer TC, et al. Chemical peels in aesthetic dermatology: an update 2009. JEADV. 2010;24:281–92.

[7] Garg VK, et al. Glycolic acid peels versus salicylicmandelic acid peels in active acne vulgaris and postacne scarring and hyperpigmentation: a comparative study. Dermatol Surg. 2008;35:59–65.

[8] Griffin TD, et al. The use of pyruvic acid as a chemical peeling agent. J Dermatol Surg Oncol. 1989;15:13.

[9] Hofmeister HA, et al. Glycolic acid in photoaging. An Bras Dermatol. 1996;71(1):7–11.

[10] Khunger N, et al. Tretinoin peels versus glycolic acid peels in the treatment of Melasma in dark-skinned patients. Dermatol Surg. 2004;30:756–60.

[11] Landau M. Chemical peels. Clin Dermatol. 2008;26:200–8.

[12] Marrero GM, Katz BE. The new flúor-hydroxy pulse peel. A combination of 5-FU and glycolic acid. Dermatol Surg. 1998;24(9):973–8.

[13] Reinoso YD, et al. Extrinsic skin aging. Treatment with tretinoin. An Bras Dermatol. 1993;68(1):3–6.

[14] Safoury OS, et al. A study comparing chemical peeling using modified Jessner solution and 15% TCA versus 15% TCA in the treatment of melasma. Indian J Dermatol. 2009;54(1):41–5.

[15] Salam A, et al. Chemical peeling in ethnic skin: an update. Br J Dermatol. 2013;169:82–90.

[16] Sarkar R, et al. Chemical peels for melasma in dark skinned patients. J Cutan Aesthet Surg. 2012;5(4):247–53.

[17] Sarkar R, et al. Comparative evaluation of efficacy and tolerability of glycolic acid, salicylic mandelic acid and phytic acid combination peels in melasma. Dermatol Surg. 2016;42(3):384–91.

[18] Sharquie KE, et al. Lactic acid as a new therapeutic peeling agent in melasma. Dermatol Surg. 2005;31 (2):149–54.

[19] Sharquie KE, et al. Lactic acid as a new therapeutic peeling agent in the treatment of Lifa disease (frictional dermal melanosis). Indian J Dermatol. 2012;57(6):444–8.

[20] Vavouli C, et al. Chemical peeling with trichloroacetic acid and lactic acid for infraorbital dark circles. J Cosmet Dermatol. 2013;12:204–9.

[21] Vigneron, JL. The wonderful world of the peelings. 24th EADV Congress. Copenhagen, October 2015.

[22] Yokomizo VMF, et al. Chemical peels: review and practical applications. Surg Cosmet Dermatol. 2013;5(1):58–68.

化学换肤操作方法及流程

第 14 章　化学剥脱并发症的处理

Izelda Maria Carvalho Costa, Patrick Silva Damasceno, Keila Gabrielle Pati Gomes

摘要

化学剥脱是应用化学制剂造成皮肤可控性的损伤，然后刺激皮肤再生和重塑的过程，主要用来治疗痤疮、色素沉着和光老化问题。治疗结果和并发症的发生与剥脱的深度有关，剥脱得越深，治疗效果越好，并发症的发生率越高。并发症更多发生于深色皮肤的人，也与某些剥脱剂和光照射有关。并发症可以是轻微的刺激，也可以是不均匀的色素沉着，甚至是永久性瘢痕。极端情况下，并发症可能危及生命。这一点对于预防、减少和消除并发症非常重要。肿胀、疼痛、持续性红斑、瘙痒、过敏反应、毛囊炎 / 痤疮、感染、疱疹复发、色素减退和色素沉着、不同部位肤色差异和瘢痕将是本章讨论的一些并发症。避免并发症的第一步是识别有风险的患者，以便预测和预防并发症的发生，如果出现了并发症，则尽快进行治疗。

关键词

化学剥脱、并发症、红斑、色素沉着、瘢痕、三氯醋酸、苯酚

目录

1　引言

化学剥脱是应用化学剥脱剂，造成皮肤可控性的损伤，刺激皮肤再生和重塑的过程，主要用来改善皮肤质地，治疗皮肤疾病。近些年，这种方法作为一种有效的门诊治疗技术，用于皮肤保养和治疗各种皮肤疾病。剥脱过程需要考虑治疗的深度和患者的皮肤状态，从而选择合适的剥脱剂、剥脱浓度、治疗次数和治疗中所用的压力。

根据剥脱的深度，化学剥脱可分为浅层剥脱、中层剥脱和深层剥脱。浅层剥脱仅穿透表皮层，可用于治疗一系列皮肤疾病，包括痤疮、黄褐斑、色素异常和光损伤。中层剥脱可渗入真皮乳头层，常用于治疗色素异常、多发性日光性角化病、浅表瘢痕和色素性疾病。深层剥脱可深入真皮网状层，常用于极度光老化、深层皱纹和瘢痕。

治疗结果和并发症的发生与剥脱的深度有关。尽管深层剥脱可获得更明显的效果，但中层剥脱也可以获得良好的治疗效果，并且并发症的发生率要比深层剥脱低。在大家将化学剥脱作为常规临床治疗方法之前，要将它看作与其他所有治疗技术一样，会有许多潜在的副作用。

即使剥脱后的创面在可控范围之内，治疗后也可能会发生一些并发症。医生必须完全熟悉皮肤剥脱的种类和各种皮肤类型患者的术后护理。深色皮肤患者、某些剥脱剂及日晒更容易发生并发症。并发症可以是轻微的刺激、不均匀的色素沉着，也可以是长期的瘢痕。极端情况下，可能危及生命。意识到这一点，对预防和减少并发症的发生至关重要。

避免并发症发生的第一步是识别具有危险因素的患者，便于提前预测和预防并发症的发生。如果仍然发生，也可以尽早治疗。这些具有危险因素的患者包括那些皮肤颜色较深的患者，他们容易出现炎症性色素沉着；皮肤细腻或有特应性皮炎病史的患者；皮肤干燥，略带红色的患者；露天作业的患者；对光敏感或有炎症性色素沉着病史的患者；服用光敏药物的患者；有瘢痕疙瘩病史，创面愈合困难（图 14-1）或疱疹病毒感染的患者；最近使用过异维 A 酸的患者；对治疗抱有不切实际期望的患者；不合作、烦躁的患者；以及患有精神障碍的患者。

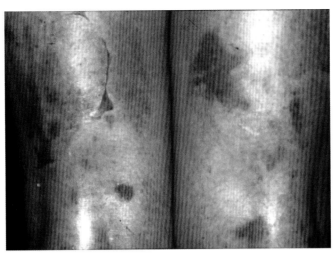

图 14-1　伤口愈合不良。大腿后侧（毛囊结构较少的部位）用 25% 三氯乙酸剥脱后长达 6 周以上，创面才愈合

治疗技术的选择建立在对皮肤病损认真检查的基础之上，并权衡治疗效果和可能发生的风险。最终应根据每个患者的需要制订个体化的治疗方案。尽管可能发生并发症，但这种治疗方法对于某些外科手术无法解决的情况仍然是重要的手段。

为了避免将来出现不愉快的情况，每名患者都应该签署知情同意书，并在治疗前进行拍照。另外，告诉患者表皮剥脱后至少 5 天、中层剥脱后 20 天、深层剥脱后 30 天内，都不要安排重要活动。

主要并发症如表 14-1 所述。

表 14-1　所有类型剥脱的常见并发症

持久性红斑	毛细血管扩张
眼球受伤	感染
肿胀	疱疹复发
疼痛和烧灼感	粟丘疹
瘙痒	治疗区与未治疗区分界明显
毛囊炎 / 痤疮	皮肤质地变化
过敏反应	色素减退
起水疱	色素沉着
瘀青	瘢痕

2　所有剥脱剂都可能出现的并发症

2.1　持久性红斑

所有类型的剥脱治疗后出现红斑都很正常，但持续性红斑是血管本身舒张的结果，这表明纤维增生持续的时间比较长。因此，愈合会出现皮肤增厚和瘢痕形成。

持续性红斑形成的原因包括手术前后局部使用维 A 酸、治疗前口服异维 A 酸、饮酒、接触性皮炎、过敏，以及治疗前皮肤本身的状况（酒渣鼻、特应性皮炎、红斑狼疮）。

中层和深层剥脱更容易出现持久性红斑。浅层剥脱后的红斑通常在 3~5 天内消失，中层剥脱后的红斑一般在 15~30 天内消失，深层剥脱后的红斑一般在 60~90 天内消失。如果经过上述时间后红斑仍存在，则需要重新进行考虑，因为有可能形成瘢痕。

一旦确诊为持续性红斑，必须立即使用强力外用类固醇药物 1~2 周，并在外出时戴帽子、涂抹防晒霜，连续应用润肤剂进行治疗。有时，涂抹化妆品可减少治疗期间的红斑。可以向病灶内注射、口服或肌肉内注射激素类药物。持久性红斑往往对强脉冲光或脉冲染料激光有良好的反应。

治疗前一定要签署知情同意书，告知患者术中和术后可能发生的情况。

2.2 眼球受伤

任何化学剥脱剂不慎进入眼中都会导致角膜损伤，因此医生在对眼周进行剥脱治疗时必须非常谨慎。如果不慎溅到眼睛里，应使用生理盐水进行冲洗，以防损伤角膜。如果使用的是苯类剥脱剂，则应使用矿物油而不是生理盐水进行冲洗。

为了避免出现这一并发症，剥脱中可使用棉签快速去除靠近睫毛的眼泪，如果剥脱剂不慎进入眼睛里，应使用生理盐水进行冲洗，并及时咨询眼科医生。

据报道，有些苯酚剥脱的患者发生了瘢痕性睑外翻，据研究认为，下眼睑外翻的发生与眼周深层剥脱联合下睑成形术有关。多见于老年眼睑松弛的患者，曾施行过外切眼袋手术的患者，以及皮肤薄弱的患者。大多数情况下，这种并发症可自行恢复，不需要进行特殊处理，只需保守治疗即可（局部按摩，对眼睑进行适当包扎，尤其是在夜间，并联合应用人工泪液以保护眼球）。

2.3 肿胀

所有剥脱都可能导致肿胀，尽管深层剥脱更容易发生。水肿一般会在治疗后 24~72h 内出现，可能需要几天才能恢复。通常情况下，水肿都比较轻微，但有时肿胀范围广泛，影响患者睁眼。提前告知患者，以免一旦发生，引起患者不必要的担心。冰敷、服用抗组胺药（氯雷他定 10mg，羟嗪 25mg，苯海拉明 25~75mg，夜间服用）和适当的伤口护理是有助于避免出现严重肿胀。对于水肿严重的患者，应使用类固醇激素，如泼尼松或甲泼尼龙。有些医生会预防性使用激素，但可能会导致创面愈合不佳。

2.4 疼痛和烧灼感

正常情况下，中层和深层剥脱都会出现疼痛。疼痛的强度因人而异，有些人较轻，有些人严重。在中层剥脱中，涂抹剥脱剂后疼痛仅持续几分钟，通常不需要让患者服用止痛药。治疗中也可以使用 2.5% 的利多卡因 +2.5% 的丙胺卡因或 4% 的利多卡因，可减轻疼痛，但不会影响剥脱的深度。深层剥脱治疗引起的疼痛更明显，通常会持续数小时，最多可达 8~12h。长时间阳光暴晒、不经常涂抹防晒霜、剥脱后立即局部使用维 A 酸或乙醇酸都可引起明显的疼痛。令人难以理解的是，在少数患者中，防晒霜本身可导致过敏或接触性皮炎。敏感皮肤的患者，剥脱过程中更容易出现疼痛和灼热感。

治疗后立即冰敷可减轻疼痛和烧灼感。在深层剥脱中，需要使用强效止痛药。同样，局部使用炉甘石乳膏可以让皮肤感觉更舒服。局部使用类固醇如氢化可的松或盐酸替卡松可减少炎症反应。应用润肤剂可滋润皮肤，应用防晒霜可预防炎症后色素沉着。

2.5　皮肤瘙痒

皮肤出现瘙痒是由于创面重新上皮化造成的，通常出现在治疗后 2 周，可持续约 1 个月，中层和深层剥脱后更常见。如果瘙痒伴随明显红斑或脓疱，有可能是伤口护理中使用的药膏导致的接触性过敏所致。有些患者由于瘙痒确实会感到心烦，可给予口服抗组胺药和外用氢化可的松乳膏。为了避免组织萎缩或毛细血管扩张，使用氟化类固醇要小心。

2.6　毛囊炎和痤疮

有些敏感的患者，化学剥脱可导致毛囊炎或痤疮的爆发。剥脱治疗后不久，就可出现多个红斑、小丘疹，这主要是由于在此期间使用了润肤霜所致。这种并发症的治疗比较困难，因为大多数外用痤疮药物对正在恢复的皮肤有刺激性。可口服抗生素（四环素 500mg BID/ 米诺环素 100mg BID），皮疹通常在 1 周内消失。

2.7　过敏反应

间苯二酚、水杨酸、曲酸和乳酸更容易引起过敏性皮炎。任何剥脱都可能引起刺激性皮炎，特别是频繁剥脱、剥脱剂浓度过高或使用丙酮或其他强力皮肤脱脂剂时。

由间苯二酚引起的过敏反应通常是荨麻疹型皮疹。三氯乙酸（TCA）或乙醇酸等剥脱剂还未有真正的过敏反应报告；然而，三氯乙酸可导致胆碱能性荨麻疹。如果发生过敏反应，可通过口服抗组胺药来治疗。目前的问题是需要区分过敏反应与剥脱后皮肤正常出现的红斑和肿胀。如果患者对任何剥脱剂都曾发生过敏反应，则应预防性给予抗组胺药治疗。

2.8　起水疱

水疱通常发生于年轻患者松弛的眼眶周围皮肤。深层剥脱，特别是 α - 羟基酸剥脱可导致表皮松解，引起水疱，特别是在敏感区域，如鼻唇沟和口周。50% 的三氯乙酸和 70% 的乙醇酸都会引起水泡。为避免出现这种并发症，应使用凡士林保护鼻唇沟、内眼角和嘴角。

2.9　瘀青

瘀青通常发生在一些患者的眶下区域，它是一种不常见的化学剥脱并发症。瘀青与剥脱后的严重水肿有关，皮肤萎缩或光老化的患者容易发生。瘀青可自行消失，最好的预防办法是在瘀青出现之前积极控制皮肤肿胀，始终让患者意识到这种风险出现的可能性。

2.10　毛细血管扩张

化学剥脱可有效治疗毛细血管扩张症；然而，导致毛细血管扩张症的原因复杂，剥脱治疗后由于周围的光老化和色素沉着被去除，毛细血管扩张会变得更加明显。治疗前告知患者出现这种情况的可能性，以免引起患者的担心。

如果患者仍然对此感到不安，可以使用强脉冲光、电离子或血管激光来治疗扩张的毛细血管。本身就有毛细血管扩张的患者在苯酚剥脱治疗后可能进一步加重。

2.11　感染

2.11.1　细菌性感染

化学剥脱后出现感染的情况并不常见，因为在治疗过程中使用的剥脱剂本身具有杀菌作用。然而，如果封闭的药膏较厚、用的时间较长、创面处理不当或者患者害怕处理创面，就会导致坏死组织碎片积聚，发生继发性肿胀，引起链球菌、葡萄球菌或假单胞菌感染。发生感染的临床表现为伤口延迟愈合、毛囊炎、溃疡和结痂（图 14-2）。

为了减少感染的发生风险，可建议患者用 0.5% 的醋酸浸泡轻压皮肤，每日 3 次，直至痂皮消失。如患者皮肤比较敏感，可局部使用抗生素软膏。如果感染发生在剥脱治疗后，必须密切关注，因为有形成瘢痕的风险，可使用广谱抗生素进行治疗。抗生素治疗前应做细菌培养和革兰染色，这样有助于使用合适的抗生素。

如果患者在剥脱治疗后 2~3 天出现发热、晕厥、低血压、呕吐或腹泻，随后出现猩红热样皮疹和脱屑，应警惕中毒性休克。其他症状还包括肌痛、黏膜充血和肝肾功能损伤、血液系统或中枢神经系统受损。应静脉输入大量 β - 内酰胺酶类抗生素。

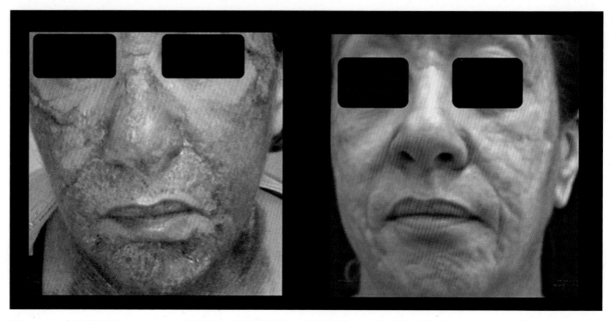

图 14-2　杰斯纳溶液 + 35% 的三氯乙酸中层剥脱后发生细菌感染。患者用头孢氨苄治疗了 1 周，第二张照片为治疗 1 周后

2.11.2 念珠菌性感染

剥脱治疗后也可能发生念珠菌性感染，但由于皮肤糜烂，念珠菌感染很难被识别。念珠菌性感染常出现为浅表脓疱。

近期口服过抗生素、免疫功能低下或糖尿病患者以及局部长期使用类固醇是念珠菌感染的诱发因素。需要记住的是，念珠菌感染通常不会出现在苯酚剥脱中。

念珠菌性感染可通过局部使用 1% 克霉唑或全身使用抗真菌药（氟康唑 50mg/d）进行治疗。

2.11.3 疱疹复发

化学剥脱可诱导疱疹复发，因此必须询问患者关于单纯疱疹发作的情况。单纯疱疹的复发开始时间可在治疗后 5~12 天或更长时间。由于剥脱后的表皮还没有完全形成，复发的疱疹不会形成水疱，因此常表现为溃疡，直径 2~3mm，呈圆形，孤立存在或呈现基底连成片的广泛红斑。治疗药物为阿昔洛韦（400mg，4~5 次 /d）或伐昔洛韦（500mg，3 次 /d）。预防性治疗可在剥脱前 2~3 天开始口服阿昔洛韦（200~400mg，3 次 /d）或伐昔洛韦（500mg，2 次 /d），直到剥脱结束后 14 天。

治疗的目的是避免形成瘢痕，尽管疱疹感染通常不会留下瘢痕。愈合期脓疱疮与疱疹复发难以鉴别，因此对于难愈性创面应进行细菌培养，并用广谱抗生素治疗。表 14-2 列出了最常见的感染并发症。

表 14-2 感染并发症

细菌性感染	病毒性感染	真菌性感染
葡萄球菌	单纯疱疹	念珠菌
链球菌		
假单胞菌		
中毒性休克综合征		

2.12 粟丘疹

据统计，化学剥脱后 20% 的患者会发生粟粒疹。这是一种包涵性囊肿，是恢复期的一种正常现象。一般在剥脱治疗后 1~3 个月形成，也可由深层剥脱后的护理引起，因为毛囊皮脂腺单位会被创面护理所用的药膏阻塞。

剥脱前后使用维 A 酸可以减少粟粒疹的出现。因为维 A 酸会干扰伤口愈合，也会刺激皮肤，所以需要在红斑消失后再使用。粟粒疹通常会自行消失，所以只有在患者要求的情况下才进行治疗。包涵性囊肿可用针、手术刀片或电离子去除。

2.13 治疗区与未治疗区之间的分界线

分界线是皮肤色素改变的过渡区域，是剥落区与未剥落区相连的部位，最常发生于下颌下、眼周和口周。它本身并不是并发症，只是治疗区域和未治疗区域之间的界线。但是，当分界线非常明显时，也显得并不美观。为了防止出现这种明显的分界线，在进行中度和深层剥脱时，特别是对于颜色较深的皮肤，应在治疗边缘用较低浓度的剥脱剂，使治疗区域向周围正常皮肤缓慢过渡。医生也应注意分界线的不规则性。

为了使眼周的过渡平滑，下睑剥脱部位应该正好位于睫毛下方，上睑剥脱部位需要位于上睑皱褶上方。在口周区域，剥脱范围可延伸到鼻唇沟，但不能到达面颊部，这样分界线可留在鼻唇沟内，而不是脸颊部位。在发际线和下颌骨上，剥脱范围逐渐延伸至发际线上，并向下延伸到下颌下方与颈部。需要注意的是患者再次接受提升手术后，会将这条分界线提升到面部。

如果剥脱形成的分界线太过明显，则需要对面部的其余部分进行中层或深层剥脱。颈部的毛囊皮脂腺单位较少，而毛囊皮脂腺单位对创面的重新上皮化很重要，因此，面部和颈部之间的分界线有更大形成瘢痕挛缩的风险。避免在颈部使用贝克尔－高登配方剥脱，建议使用较浅的配方进行剥脱。

2.14　皮肤质地改变

由于去除了角质层，在剥脱治疗后会出现短暂的毛孔扩大现象。

剥脱治疗前需要彻底清除面部的化妆品，因为它会影响剥脱的均匀性，使皮肤的改变深浅不一。同样，由于操作技术不当或患者对剥脱剂的反应，也可能发生皮肤质地的改变。建议患者在剥脱完成后的几天内不要使用油性护肤品。医生应该在皮肤上均匀地涂抹剥脱剂，以避免剥脱的深度深浅不一。如果某些部位剥脱得过深，可使用微晶磨削或重新进行剥脱治疗。

2.15　色素减退

化学剥脱后都会出现轻微的色素减退，这是由于在剥脱过程中肯定会发生表皮脱落。在下颌颈部区域常常会注意到颈部未处理的皮肤似乎与面部治疗后的皮肤不太相同。当表皮细胞被去除时，表皮中的黑色素量将减少。在表皮剥脱后，肯定会发生色素减退，但这种现象只是暂时的。如果整个表皮被去除，黑色素细胞也被去除，因此需要较长时间，新的黑色素细胞才能移动到新生表皮中。永久性色素减退是一种可怕的并发症，在深色皮肤的患者中更为常见。当剥脱不均匀时，就更容易发生色素减退。此外，感染和瘢痕也可导致色素减退，这在Ⅲ型以上深色皮肤的患者中更为明显。瓷娃娃外观，又称为"石膏雕像"外观，通常在红斑消退后出现，是苯酚剥脱的典型特征，因为苯酚有直接的黑色素毒性效应。

2.16　色素沉着

色素沉着可发生于化学剥脱后的任何阶段，但通常发生在4~60天之间。它是三氯乙酸剥脱最常见的并发症，如果处理不当，会长期存在。另外重要的是需要通过伍德灯确定色素沉着的程度。在浅层剥脱后，出现的色素沉着或色素异常一般是暂时性的，尤其是深色皮肤的患者（图14-3）。剥脱后雀斑样痣和黑痣有时会变得更明显，这是由于这些病变周围的日光性皮损被清除造成的。

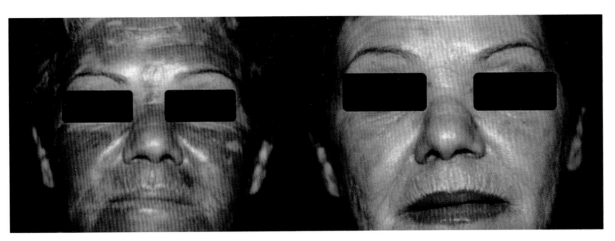

图 14-3　应用杰斯纳溶液 + 35% 的三氯乙酸中度剥脱后出现的色素沉着。第二张图片为应用维 A 酸 + 氢醌治疗后的最终结果

色素沉着发生的高危人群是Ⅲ~Ⅵ型皮肤、阳光暴晒后呈棕色的Ⅰ型和Ⅱ型皮肤、使用光敏剂未涂抹广谱防晒霜过早暴露于阳光下的患者，以及使用含有雌激素的药物，如口服避孕药和激素替代疗法的患者。过去因其他皮肤损伤造成色素沉着的患者，在进行全面部剥脱治疗之前，必须先选择一小片区域进行剥脱试验。

剥脱后 6 个月内怀孕的患者色素沉着的发生率增高，即使在防晒的情况下。皮肤较黑的孕妇在剥脱治疗后应进行长达 1 年的抗色素沉着治疗。

4%~6% 的对苯二酚是最常用的治疗色素沉着的药物，当创面愈合后，可以与维 A 酸联合使用，以增强漂白效果。如果患者对氢醌过度敏感，可应用维生素 C、曲酸和壬二酸替代治疗。有时可使用浅层剥脱（30%~40% 乙醇酸）来快速治疗色素沉着。如果剥脱浅层皮肤就存在色素沉着，那么剥脱前至少 2~4 周需要对皮肤进行充分准备，并在剥脱前 3~5 天停止，这是至关重要的。可应用脱色剂如氢醌或维 A 酸对皮肤进行准备。

为了获得更持久的效果，良好的皮肤护理很重要。研究表明在没有维护治疗的情况下，剥脱的皮肤在 2~6 个月内恢复到治疗前的状态。患者在剥脱前和剥脱后应分别使用广谱（紫外线 A 和 B）防晒剂，并严格避免日光照射。剥脱前应暂停服用避孕药，因为避孕药可能会引起色素变化。

2.17　瘢痕

瘢痕是最可怕的并发症，一般发生于剥脱后 2~3 个月。医生必须在治疗前提醒患者存在发生这种并发症的可能性，并对容易形成瘢痕的患者提高警惕。持续性红斑预示着早期瘢痕的形成。尽管这种情况在化学剥脱中不常见，但最难处理。幸运的是，形成的瘢痕更多为增生性瘢痕，而不是瘢痕疙瘩、瘢痕挛缩、萎缩性瘢痕和组织坏死。增生性瘢痕和瘢痕挛缩会影响面部的功能与运动，因此，需要手术切除并联合多种方法进行治疗。中层剥脱很少会导致增生性瘢痕，一旦发生，通常会出现在下颌缘处、口周、颧骨、下颏、内眼角和面部运动过多的区域。面部下 1/3 部位出现瘢痕的概率最高，这与人的说话和进食动作有关。记住，颈部、胸骨上部和颏下是容易产生增生性瘢痕的

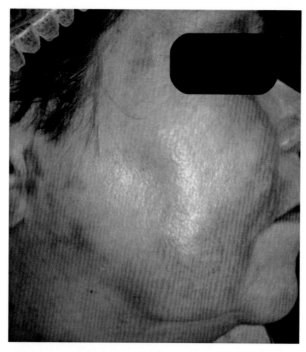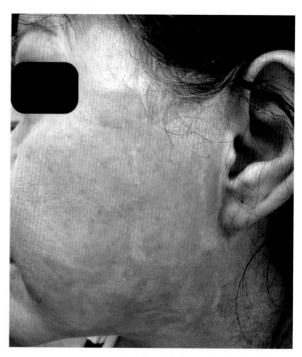

图 14-4 杰斯纳溶液 + 35% 的三氯乙酸中层剥脱后 40 天形成的瘢痕

图 14-5 50% 的三氯乙酸剥脱后 6 个月形成的瘢痕

部位。萎缩性瘢痕并不常见于苯酚剥脱，三氯乙酸（TCA）相比苯酚更容易产生瘢痕，因为它更具腐蚀性（图 14-4、图 14-5）。

如果患者曾经出现过创面愈合不良、瘢痕疙瘩或增生性瘢痕、严重的光损伤或剥脱的较深，则更容易导致瘢痕的形成。颈部、手背和胸部的皮肤由于毛囊较少，进行剥脱治疗不可能完全没有瘢痕形成。医生们必须小心，不要对刚进行剥脱过的区域重复剥脱。

其他容易形成瘢痕的诱发因素包括吸烟史、近期面部手术、面部其他剥脱治疗（包括 6 个月内皮肤磨削或激光磨削）、三氯乙酸用量过大，以及下颌、颈部和胸部等区域的中层剥脱。由于三氯乙酸剥脱更容易达到真皮网状层，皮肤较薄的患者更容易形成瘢痕。一些学者认为，最近接受过激光脱毛的患者在进行中层或深层剥脱后更容易产生创面愈合困难，因为创面重新上皮化需要皮肤附属结构。异维 A 酸也会导致创面愈合困难，增加瘢痕形成的概率。因此患者需要至少等待 6 个月才能进行中层或深层化学剥脱。

瘢痕形成的第一个指征是持续性红斑、瘙痒和创面延迟愈合（创面需要 2 周以上才重新上皮化）。如果出现这种情况，应立即局部使用强效的类固醇激素进行治疗，同时不要忘记长时间应用激素治疗会导致组织萎缩和毛细血管扩张。如果创面需要 2 周以上的时间才能重新上皮化，则需要应用生物敷料和抗生素进行干预。一旦出现瘢痕，最好的治疗方法是向病灶内注射类固醇激素（曲安奈德 10~40mg/mL）。局部按摩、外用硅胶片、加压包扎和使用类固醇浸渍的胶带有助于软化顽固的瘢痕。强脉冲光和脉冲染料激光有助于改善红色瘢痕。手术切除至少在 6 个月后才能进行。

3　特殊剥脱剂引起的并发症

特殊剥脱剂引起的并发症虽然罕见，但间苯二酚、水杨酸和苯酚可能引起人体中毒。

3.1　水杨酸中毒

如果大量的水杨酸被人体吸收，就会产生毒性作用，如耳鸣、恶心、呕吐、呼吸急促、胃肠道刺激，甚至卒中。由于杰斯纳溶液和库姆配方中含有水杨酸，这两种配方在临床上应用普遍，因此治疗前需要提醒患者注意中毒症状，并告诉患者不要服用过量的阿司匹林，因为它与水杨酸可以产生协同作用。

3.2　间苯二酚中毒

间苯二酚的治疗强度为苯酚的 1/4，因此不要在背部等部位大面积使用。医生在剥脱中需要限制这种剥脱剂的浓度，因为如果使用过量，会引起全身中毒反应，表现为不同程度的恶心、呕吐、腹泻、面色苍白、出冷汗、颤抖、头晕、嗜睡、头痛、心动过缓、麻痹、呼吸急促和紧张。由于间苯二酚具有抗甲状腺活性的作用，因此持续使用间苯二酚可导致黏液性水肿。体重较轻的患者应谨慎反复应用。

3.3　苯酚毒性

苯酚通过肝脏代谢和肾脏排泄，大剂量使用时会对人体造成伤害。肝脏吸收的苯酚有 20%~25% 会与葡萄糖醛酸和硫酸结合，然后随尿液排出体外。使用后 15~20min，70%~80% 吸收的苯酚会通过尿液排出体外。因此，当使用苯酚剥脱时，面部至少划分为 5 个区域。每个区域剥脱需要间隔 15min，以便吸收的苯酚随尿液排出体外，不会引起心脏问题。为了增加苯酚的排泄，减少全身的毒性反应，治疗中患者应静脉输液，并进行心脏监测。

心脏毒性是苯酚剥脱引起的最常见的全身反应，剂量越大，越可能出现全身反应。苯酚中毒可导致心律失常，尽管患者之前心脏功能正常。心律失常的发生与患者年龄、性别或使用皂素制剂或非皂素制剂无关。苯酚剥脱后 30min，患者可能会主诉心动过速，随后出现室性期前收缩、二联律、阵发性房性心动过速和室性心动过速。一些患者会发展为心房颤动。为防止出现这种并发症，应避免大面积使用苯酚。应用苯酚局部剥脱联合面部其他区域的中层剥脱比整个面部都用苯酚剥脱更安全。

兰道等观察到，如果深层剥脱操作正确，出现心脏并发症的概率会比以前报道的低。作者在研究期间共对 181 名患者进行了苯酚剥脱治疗，有 12 名患者（6.6%）在治疗期间出现心律失常。根据这项研究，患有糖尿病、高血压和抑郁症的患者更容易发生心律失常。

如果苯酚剥脱后 24h 可出现喘鸣、声音嘶哑和呼吸急促的症状，则可吸入加热的气雾剂治疗，一般 24h 后消退。这可能是因为喉部的过敏反应造成的，必须立即进行治疗。长期受到烟草、烟雾刺激的患者更有可能出现这种并发症，在治疗前使用抗组胺药可以有效避免这种并发症的发生。

苯酚剥脱中出现的并发症总结在表 14-3 中。

表 14-3　全身及局部皮肤并发症

全身性并发症	局部皮肤并发症		
	色素性	瘢痕	结构性
心脏	色素沉着 色素脱失	瘢痕疙瘩	睑外翻
肾脏	分界线	增生性瘢痕	唇外翻
肝脏	黑痣加重 持续性红斑 持续性皮肤潮红	萎缩性瘢痕 组织坏死	

4　结论

掌握关于剥脱治疗的知识对于避免并发症是至关重要的。一旦发生并发症，必须有能力以最好的方法进行处理，避免出现不利的结果。本章旨在帮助专业人员更好地了解化学剥脱，为化学剥脱治疗提供必要的知识。一定要记住，要让患者了解可能发生的并发症，让患者对治疗的期望更现实一些。对于不熟悉化学剥脱的人员来说，按常规进行操作，不要追求快速结果，选择合适的适应证。一名因治疗结果不彻底而感到失望的患者，可再次进行治疗，总比因出现并发症难以处理而失望的患者要好。

5　重点总结

- 并发症对于深色皮肤患者更为常见，也常见于某些剥脱剂和日光暴晒情况下。并发症可以是轻微的刺激症状，也可以是不均匀的色素沉着，甚至出现永久性瘢痕。
- 避免并发症的第一步是识别出高危人群的患者，以便提前采取预防措施，一旦发生，应尽早进行治疗。
- 一定要让患者了解可能发生的并发症，让患者对治疗的期望更现实一些。
- 对于不熟悉化学剥脱的人员来说，按常规进行操作，不要追求快速结果，选择合适的适应证。
- 一名因治疗结果不彻底而感到失望的患者，可再次进行治疗，总比因出现并发症难以处理而失望的患者要好。

参考文献

[1]　Anitha B. Prevention of complications in chemical peeling. J Cutan Aesthet Surg. 2010;3(3):186–8.

[2]　Brody HJ. Complications of chemical resurfacing. Dermatol Clin. 2001;19:427–38. vii–viii.

[3]　Camacho FM. Medium-depth and deep chemical peels. J Cosmet Dermatol. 2005;4:117–28.

[4]　Dailey RA, Gray JF, Rubin MG, Hildebrand PL, Swanson NA, Wobig JL, Wilson DJ, Speelman P. Histopathologic changes of the eyelid skin following trichloroacetic acid chemical peel. Ophthal Plast Reconstr Surg. 1998;14(1):9–12.

[5]　Dmytryshyn JR, Gribble MJ, Kassen BO. Chemical face peel complicated by toxic shock syndrome. A case report. Arch Otolaryngol. 1983;109:170–1.

[6]　Fischer TC, Perosino E, Poli F, Viera MS, Dreno B, Cosmetic Dermatology European Expert Group. Chemical peels in aesthetic dermatology: an update 2009. J Eur Acad Dermatol Venereol. 2010;24:281–92.

[7]　Gadelha AR, Costa IMC. Dermatologia cirurgia dermatológica. 2nd ed. São Paulo: Atheneu; 2009.

[8]　Glogau RG, Matarasso SL. Chemical Peels. Dermatol Clin. 1995;13(2):263–74.

[9]　Gross BG. Cardiac arrhythmias during phenol face peeling. Plast Reconstr Surg. 1984;73:590–4.

[10]　Khunger N. Standard guidelines of care for chemical peels. Indian J Dermatol Venereol Leprol. 2008;74:5–12.

[11]　Khunger N. Complications. In: Step by step chemical peels. 1st ed. New Delhi: Jaypee Medical Publishers; 2009. p. 280–97.

[12]　Klein DR, Little JH. Laryngeal edema as a complication of chemical peel. Plast Reconstr Surg. 1983; 71(3):419–20.

[13]　Landau M. Cardiac complications in deep chemical peels. Dermatol Surg. 2007;33:190–3.

[14]　Landau M. Chemical peels. Clin Dermatol. 2008;26:200–8.

[15]　Levy LL, Emer JJ. Complications of minimally invasive cosmetic procedures: prevention and management. J Cutan Aesthet Surg. 2012;5(2):121–32.

[16]　Litton C, Trinidad G. Complications of chemical face peeling as evaluated by a questionnaire. Plast Reconstr Surg. 1981;67:738–44.

[17]　LoVerme WE, Drapkin MS, Courtiss EH, Wilson RM. Toxic shock syndrome after chemical face peel. Plast Reconstr Surg. 1987;80:115–8.

[18]　Matarasso SL, Glogau RG. Chemical face peels. Dermatol Clin. 1991;9(1):131–50.

[19]　Mendelsohn JE. Update on chemical peels. Otolaryngol Clin N Am. 2002;35(1):55–71.

[20]　Monheit GD. Chemical peels. Skin Therapy Lett. 2004;9:6–11.

[21]　Nikalji N, Godse K, Sakhiya J, Patil S, Nadkarni N. Complications of medium depth and deep chemical peels. J Cutan Aesthet Surg. 2012;5(4):254–60.

[22]　RendonMI, Berson DS, Cohen JL, RobertsWE, Starker I, Wang B. Evidence and considerations in the application of chemical peels in skin disorders and aesthetic resurfacing. J Clin Aesthet Dermatol. 2010;3(7):32–43.

[23]　Schürer NY, Wiest L. Chemical peels. Hautarzt. 2006;57 (1):61–76. quiz 77.

[24]　Singh-Behl D, Tung R. Chemical peels. In: Alam M, Gladstone HB, Tung RC, (eds). Requisites in Dermatology: Cosmetic dermatology. Philadelphia, PA: Elsevier Ltd; 2009:83.

[25]　Spira M, Gerow FJ, Hardy SB. Complications of chemical face peeling. Plast Reconstr Surg. 1974;54:397–403.

[26]　Stuzin JM. Phenol peeling and the history of phenol peeling. Clin Plast Surg. 1998;25(1):1–8.

[27]　Truppman ES, Ellenby JD. Major electrocardiographic changes during chemical face peeling. Plast Reconstr Surg. 1979;63:44.

[28]　Tung RC, Rubin MG. Procedures in cosmetic dermatology series: Chemical Peels. St Louis, MO. 2nd Ed. Saunders Elsevier. 2011.

[29]　Uday K, Sushil P, Nischal K. Sunscreens. In: Handbook of dermatological drug therapy. 1st ed. New Delhi: Elsevier; 2007. p. 299–304.

[30]　Velasco MVR, Okubo FR, Ribeiro ME, Steiner D, Bedin V. Rejuvenescimento da pele por peeling químico: enfoque no peeling de fenol. An Bras Dermatol. 2004;79(1):91–9.

第 15 章　化学剥脱经验谈

Carlos Gustavo Wambier

摘要

过去几十年中各项新技术得到快速地发展。最近相关的强势行业营销占领了皮肤病治疗领域。除了少数几种具有"专利"的商业配方外，化学剥脱几乎不存在行业营销。本章中所介绍的概念和技术仅供专业皮肤科医生阅读。协会和学会会定期举办许多讲习班，但亲自操作仍是不断进步的唯一方式。每一项医疗技术都有其学习曲线，而以监督培训的方式（如住院医师培训）开始学习是合乎道德规范的。愿这一章会给那些愿意学习化学剥脱的人带来热情，也给有经验的医务人员带来欢乐。

关键词

光损伤、光老化、化学剥脱、丙酮酸、巴豆油、三氯醋酸、粉刺、痤疮瘢痕、水杨酸、乳酸、维A酸、杰斯纳溶液、乙醇酸

目录

1 引言

精确复制一个艺术家的笔触与动作并非易事，与任何形式的艺术一样，皮肤的化学剥脱治疗也是这样。应用激光治疗，容易复制出同样的效果，可通过设置一定的脉冲持续时间、照射的次数、光斑大小、密度和频率来实现。但没有办法准确预测用棉签或刷子涂抹一次所用剥脱剂的准确剂量，以及皮肤表面残留的剥脱剂蒸发或吸收所需的准确时间。

有一些因素会影响到最终的治疗结果。可以对这些因素加以控制，以提高每次治疗结果的稳定性。记住这些因素有助于在每次治疗中进行适当调整。

2 化学剥脱的基础知识

2.1 化学

所有的溶液都是不稳定的，容易受到周围空气、光照、温度、微生物制剂、木材、棉花或其他化学或生物物质的影响。一个不经意出现的小错误就可能不可逆转地改变化学制剂的成分。因此，所有的溶液都必须标注有效期，这是卫生法规强制要求的。

为了保持预期的有效期，应将装有制剂的瓶子保存在特定的温度下，一旦从瓶中取出部分液体到玻璃杯中后，需要立即将瓶口封闭。最重要的是，任何物质都不得接触瓶中的原液，包括水、棉签、塑料或木质刷子、纱布、带有或不带滑石粉的手套。

正确取出玻璃瓶中溶液的方法是将其倒进干净的玻璃容器（例如小玻璃杯）中，然后立即将瓶口封闭。玻璃容器中的溶液可使用任何类型的工具进行涂刷。

最好的"小玻璃杯"是那些量杯（图 15-1）。每种制剂都要使用单独的量杯，以避免交叉污染。

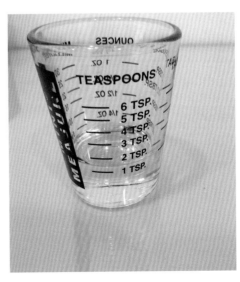

图 15-1 带有刻度的量杯

173

2.2　化学制剂

决定最终结果的主要因素是剥脱剂本身。一些剥脱剂与皮肤产生相互作用，并具有生化作用和药理作用，而不仅仅是物理化学作用（特别是那些来自自然界的剥脱剂）。例如维A酸作用于细胞核受体；水杨酸和丙酮酸具有抗炎作用。巴豆油具有促炎症作用和促增殖作用。苯酚、丙酮和乙醇可用作溶剂。另一方面，一些制剂仅产生化学凝固作用，而没有其他生化作用，例如三氯乙酸，这种制剂治疗相对安全，治疗结果相对稳定。

有些药物具有不同作用的异构体，即L-乳酸和D-乳酸。同分异构体的比例也可能影响最终治疗结果。

2.3　浓度

溶液的作用强度取决于浓度，同样，治疗结果也是如此。然而，在某些情况下，"少即多"，也就是特定的浓度产生特定的效果。浓度过高可能导致不良反应或更明显的副作用。

所有溶液都有一个饱和度，也就是在特定温度和特定溶剂中的最大浓度。一些剥脱剂需要用过饱和溶液或混悬液，旨在让剥脱剂在皮肤上多"停留"几个小时，以进一步加强与皮肤的相互作用。

剥脱剂的浓度越高，治疗效果越明显。

2.4　pH和温度

一些溶液在不同的pH和不同的温度下对皮肤的渗透性不同，因此控制溶液的pH和温度至关重要。有些溶液在冷藏时会出现结晶。

溶液的pH越低、温度越高，治疗效果越明显。

2.5　溶媒

有些溶媒在操作过程中可能会蒸发，可限制皮肤与溶液的接触。有些溶媒可促进溶液在皮肤中的渗透。一些溶媒具有封闭的作用，便于剥脱剂在皮肤中的渗透。有些溶媒会溶解皮肤中的油脂。

油性溶媒的治疗效果更强。

2.6　皮肤

每个患者的皮肤都应视为一个温和可变的环境。一些皮肤提前处理方案可能会影响最终治疗结果，因此需要提前制订。

一般情况下，化学剥脱的理想皮肤是健康、柔软、年轻、非油性的Ⅰ～Ⅱ类型，在手术当天没有受到刺激。这些特征可以通过治疗前的皮肤处理来达到。注意皮肤刺激可能会导致副作用的出现。每次剥脱前都要仔细检查。如有必要，请推迟治疗。

化学剥脱前的皮肤准备应以健康为目标。

2.7　皮脂

皮肤有其自身的防御机制，其中最重要的就是脂质层。它能溶解和稀释可溶性物质，并有效排斥水溶性物质。因此，在化学剥脱之前，去除皮肤上的油脂是至关重要的。取出皮肤油脂的方法有多种，最有效的方法是用洗涤剂洗脸，然后冲洗干净。然后，用浸有丙酮、乙醇或乙醚－乙醇溶液的棉垫温和彻底地擦洗皮肤。特别是鼻子、眉毛、脸颊、前额和颏部等皮脂腺丰富的区域。受皮肤油脂影响最大的剥脱剂是三氯乙酸和乙醇酸，它们是亲水性的水溶液。

皮脂分泌较多的部位愈合得更快，也更厚。这些部位需要进行更多的剥脱以获得均匀的效果。

在去除油脂的过程中尽量不要刺激皮肤，以防出现斑点，特别是浅层剥脱时。浅层剥脱之前，要小心存在脂溢性皮炎或任何其他皮炎。皮肤炎症会导致局部发热，当使用脱脂剂时，会使皮肤受到损伤，这样会增加皮肤的局部刺激。

对每一种剥脱剂都要用同样的方法进行皮肤脱脂。这样的话，您可以在剥脱过程中改变药物的渗透性。

非油性皮肤的治疗效果更佳。

2.8　皮肤光照类型

对于菲茨帕特里克皮肤光照类型较高的患者（＞Ⅳ），不建议使用某些化学剥脱剂，如酚类剥脱剂，因为容易形成持续性色素沉着及瘢痕。幸运的是，在现实生活中，这些患者不会出现需要进行深度化学剥脱的皮肤疾病。炎症后色素沉着（PIH）更常发生于中间光照类型（Ⅲ / Ⅳ）的患者。

使用氢醌至少 1 个月可降低炎症后色素沉着的发生率，可经常用于Ⅲ～Ⅴ皮肤类型的患者。治疗前一晚和治疗后使用强效外用类固醇激素 2 周可预防炎症后色素沉着的发生。

患者应在剥脱前至少 48h 停止使用任何刺激性药物。氧化苯甲酰：至少治疗前 1 周停用。剥脱后使用强效局部类固醇可引发严重的痤疮、酒渣鼻、毛发生长和毛细血管扩张。因此，类固醇激素的应用应因人而异。

2.9　操作方法

操作技术因人而异，治疗中需要对各种因素进行调整，以达到预期的治疗效果。90% 三氯乙酸单次、快速、轻柔的半干式治疗效果与 10% 三氯乙酸缓慢、高压、湿性治疗效果类似。

涂刷工具的尺寸、厚度和光滑度也是影响治疗效果的重要因素；就像油漆工可以用滚轴、喷枪或漆刷等多种工具一样。有些绘画可能需要多次涂改，而有些可能一次就能完成。这都是艺术的一部分。

剥脱剂用量越大，涂刷时越用力，剥脱时间越长，治疗效果越明显。

2.10　涂刷工具

化学剥脱中使用的所有涂刷工具都应该是一次性的（图 15-2）。

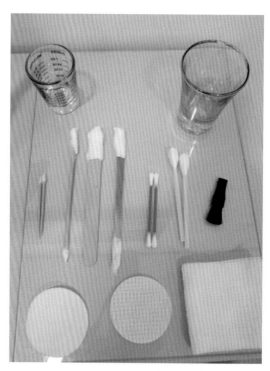

图 15-2　化学剥脱中所用的各种涂刷工具

棉垫或棉球：通常使用柔软的涂抹器。这些工具不能与腐蚀手套的酸（浓度大于 50% 的三氯乙酸或苯酚）一起使用。如果将它们撕成更小的碎片，则可以进一步节省剥脱剂的用量。

一次性羊毛刷子：特别适合快速涂刷，如杰斯纳溶液剥脱和维 A 酸剥脱。当使用维 A 酸染色溶液时，由于棉花会过滤溶液并吸收悬浮的颗粒，使得颜色变得更加均匀。

棉头塑料涂刷器（Q-TIPS）：可将溶液吸到塑料空心管中，溶液通过虹吸作用积聚在棉签头部，使棉签长时间不会干燥。棉头塑料涂刷器在眼周剥脱时便于吸收泪水。棉头塑料棉签在使用过程中容易吸收过多的溶液，从而导致不慎滴落，因此并不建议用于眼周剥脱治疗。

人造棉涂刷器：适用于乙醇酸和三氯乙酸剥脱。人造棉起到海绵的作用，塑料手柄比普通的棉签的要大，虹吸效应较弱，涂抹得更均匀。

木柄棉签：涂抹过程中液体不容易滴落，非常适合眼周剥脱的治疗。

缠有棉花的压舌板涂刷器：比通常用的棉签要宽，这种涂刷器是将棉花缠在压舌板上手工制作而成。压舌板越宽，涂刷时可用的压力越大，摩擦力也越大。由于这种涂刷器顶端不对称，因此可以在不同的角度使用，用于不同的皮肤表面，这是一种非常通用的铲状涂刷器。

木制牙签：适用于眼周或口周深层皱纹的治疗。

玻璃毛细管（血细胞比容管）：比 Q-TIPS 的塑料管要细，适用于较深的冰锥样痤疮瘢痕的剥脱治疗，因为液体仅由毛细管的尖端排出。

4in × 4in 纱布：优点是可在涂刷时造成轻微的皮肤磨损。使用时应该对折 2 次，以减小表面积并提高精度，但没有必要把它们剪成小方块。非常适合三氯乙酸剥脱治疗。

海绵： 在涂刷过程中可以形成轻度到中度的皮肤磨损，使用方法灵活。海绵的绿色部分可用于严重痤疮瘢痕的三氯乙酸剥脱治疗中，这样可以使瘢痕部位剥脱得更深。

戴手套的手指： 可用于涂抹凝胶、乳膏和糊状的剥脱剂。

2.11 羽化

为了避免治疗区域与非治疗区域之间产生明显的分界，在涂抹治疗区域的周边时动作要轻柔，以便与周围未治疗区域产生平滑过渡。

进行羽化治疗的最好方法是在整个治疗区域涂抹完成后，用同样半干的刷子，在周边区域快速涂刷，到达未治疗区域时抬起刷子。作者在临床实践中经常应用一种"埃尔·佐罗面具"技术（图 15-3），额部和眼周正常涂抹剥脱剂，从眼睛到脸颊和鼻子进行羽化，最终与不需要剥脱的下面部形成均匀的过渡。

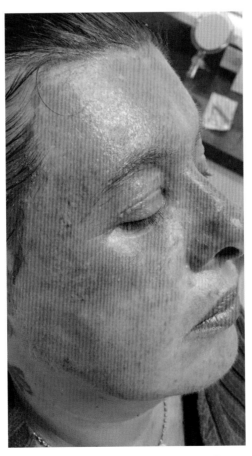

图 15-3 苯酚－巴豆油剥脱，"埃尔·佐罗面具"技术形成完美的羽化

2.12　剥脱剂的去除

一些剥脱剂如三氯乙酸可自我中和，其他酒精溶液干燥后会留下无活性的结晶粉末（假霜）如水杨酸。临床上需要用 10% 碳酸氢钠中和的两种常用化学剥脱剂是乙醇酸和丙酮酸，中和后需要冲洗，以防过度剥脱。其他剥脱剂都可完全渗透入皮肤，不会在皮肤表面留下任何残留物。

治疗后可以在普通水槽中洗脸，注意不要让洗脸水进入到眼睛，也可以用柔软的湿布擦洗面部，这样可使医生对治疗过程进行更好的控制。

2.13　治疗室的设置

治疗室应配备空调，以便设定合适的湿度和温度。苯酚剥脱时，还要用风扇直吹患者面部，便于室内苯酚快速排空。

在大多数剥脱治疗中，为了让患者感到更舒适，需要在剥脱区域直接吹风。在高温环境下，剥脱溶液会变热；皮肤也变热，使溶液对皮肤剥脱得更快、更强烈。当湿度较高时，乙醇和苯酚的蒸发速度会变慢。

2.14　安全保障

治疗室应配备氧气、医疗设备和抢救药物，以便于应对紧急情况，如过敏反应、小便失禁、惊厥、心律不齐、支气管刺激和吸入化学试剂引起的身体躁动。对于眼周剥脱和深层剥脱患者，治疗后严禁开车。如果患者眼睑水肿严重而遮挡视野，或剥脱过程中用了麻醉药，则需要全程有人陪伴。

3　化学剥脱的适应证

在我的私人诊所，大多数患者要求用化学剥脱来治疗慢性日光性损伤和痤疮（表 15-1）。其他适应证包括表浅脂溢性角化病、黄素瘤和扁平疣。尽管临床治疗技术不断创新，但截至 2017 年，还没有任何技术能在严重光老化方面取得与苯酚 – 巴豆油剥脱类似的效果（图 15-4~图 15-6）。

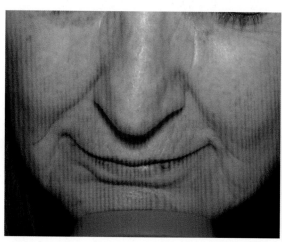 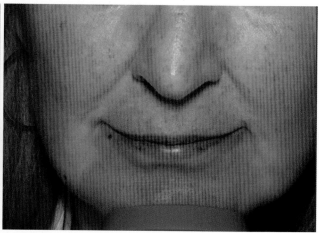

图 15-4　苯酚 – 巴豆油对光老化的治疗效果有时超出我们的预期

表 15-1　化学剥脱的适应证

适应证	第一选择	其他选择
痤疮 I ~ II	水杨酸 - 丙酮酸	水杨酸、维 A 酸、杰斯纳溶液、改良杰斯纳溶液、10%~20% 三氯乙酸、丙酮酸
痤疮 III	丙酮酸	水杨酸、维 A 酸
痤疮瘢痕（轻度）	杰斯纳溶液 + 三氯乙酸	改良杰斯纳溶液 + 三氯乙酸、水杨酸 +30% 三氯乙酸、CO₂ 激光 + 三氯乙酸
痤疮瘢痕（重度）	苯酚 - 巴豆油 + 瘢痕化学重建	杰斯纳溶液 + 三氯乙酸 + 瘢痕化学重建、CO₂ 激光 + 三氯乙酸
日光性角化病	丙酮酸 + 三氯乙酸 +5- 氟尿嘧啶	杰斯纳溶液 + 三氯乙酸 +5- 氟尿嘧啶、乙醇酸 +5- 氟尿嘧啶
日光性唇炎	苯酚 - 巴豆油	三氯乙酸
眼周剥脱	苯酚 - 巴豆油	改良杰斯纳溶液 - 三氯乙酸、杰斯纳溶液 + 三氯乙酸
毛囊角化症	丙酮酸 + 维 A 酸	水杨酸 + 维 A 酸
雀斑	杰斯纳溶液 + 三氯乙酸	改良杰斯纳溶液 + 三氯乙酸、水杨酸 - 维 A 酸
黄褐斑	改良杰斯纳溶液	三氯乙酸、水杨酸、维 A 酸、丙酮酸
黄褐斑（难治性）	改良杰斯纳溶液 + 三氯乙酸	苯酚 - 巴豆油
炎症后色素沉着	改良杰斯纳溶液 + 三氯乙酸	改良杰斯纳溶液、三氯乙酸、水杨酸、维 A 酸
酒渣鼻	三氯乙酸	水杨酸
细纹	三氯乙酸 + 维 A 酸	丙酮酸 - 维 A 酸
表浅脂溢性角化病	三氯乙酸	丙酮酸 - 三氯乙酸、丙酮酸 - 巴豆油
扁平疣	丙酮酸 + 三氯乙酸	杰斯纳溶液 + 三氯乙酸
皱纹（表浅性）	丙酮酸 - 巴豆油	杰斯纳溶液 + 三氯乙酸、丙酮酸、CO₂ + 三氯乙酸
皱纹（深）	丙酮酸 - 巴豆油	CO₂+ 三氯乙酸
睑黄瘤	丙酮酸 - 巴豆油	三氯乙酸

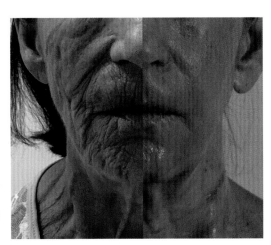

图 15-5　苯酚 - 巴豆油剥脱治疗后 2 周产生的魔幻治疗效果

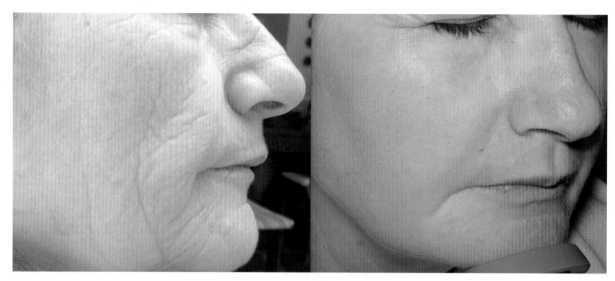

图 15-6　苯酚 - 巴豆油剥脱皮肤年轻化治疗 2 个月后的效果比激光和注射剂填充显得更自然

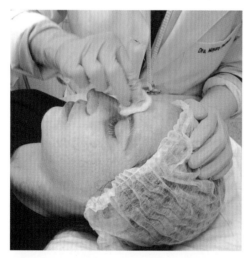

图 15-7　圣保罗大学里贝罗·普雷托医学院临床医院皮肤科第三年住院医师进行中层剥脱（照片由若昂·卡洛斯·西芒博士提供）

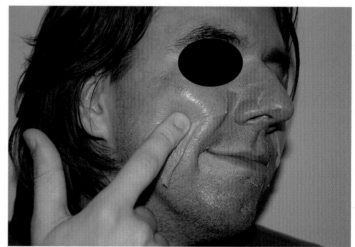

图 15-8　重度剥脱治疗后第 4 天

4　化学剥脱的学习过程

尽管化学剥脱起源于业余剥脱师，但随着医学的发展，皮肤病学和整形外科已经将化学剥脱作为常规临床治疗，因此需要掌握正确的知识和科学的方法。

学习化学剥脱地最佳方法是在正规的医疗机构中向有经验的医生学习，例如住院医师培训（图15-7）。教科书可能会激发人们的学习兴趣，对实际工作进行指导，但它绝不能取代面对面、手把手的教学，就像其他外科学习过程一样。

正确的训练不仅可以掌握每种化学剥脱的正确知识，而且也会使我们记住每次剥脱后每天的变化过程。因此，医生可以对剥脱引起的任何附带或不利影响采取措施（图 15-8）。

5　重点总结

- 化学剥脱有多种，要想掌握需要进行适当的训练。
- 适当的技术是治疗和应用的必要条件。
- 尽管技术不断创新，但化学剥脱仍然被认为是治疗光老化和痤疮的最有效方法。

参考文献

[1] Caperton C, Valencia O, Romanelli P, Fulton J. Pyruvic acid facilitates the removal of actinic keratoses and seborrheic keratoses. Dermatologic Surg. 2012;38(10):1710–5.

[2] Cotellessa C, Manunta T, Ghersetich I, Brazzini B, Peris K. The use of pyruvic acid in the treatment of acne. J Eur Acad Dermatol Venereol. 2004;18(3):275–8.

[3] Cucé LC, Bertino MCM, Scattone L, Birkenhauer MC. Tretinoin peeling. Dermatologic Surg. 2001;27(1):12–4.

[4] Dainichi T. Paradoxical effect of trichloroacetic acid (TCA) on ultraviolet B-induced skin tumor formation. J Dermatol Sci. 2003 May;31(3):229–31.

[5] Dainichi T, Ueda S, Imayama S, Furue M, Ainichi TED, Eda ÃSEU, et al. Excellent clinical results with a new preparation for chemical peeling in acne: 30% salicylic acid in polyethylene glycol vehicle. Dermatol Surg. 2008;34(7):891–9; discussion 899.

[6] Hengge UR, Ruzicka T, Schwartz RA, Cork MJ. Adverse effects of topical glucocorticosteroids. J Am Acad Dermatol. 2006;54(1):1–18.

[7] Imayama S, Ueda S, Isoda M. Histologic changes in the skin of hairless mice following peeling with salicylic acid. Arch Dermatol. 2000 Nov;136(11):1390–5.

[8] Ivanov II, McKenzie BS, Zhou L, Tadokoro CE, Lepelley A, Lafaille JJ, et al. The orphan nuclear receptor RORgammat directs the differentiation program of proinflammatory IL-17+ T helper cells. Cell. 2006 Sep;126(6):1121–33.

[9] Khunger N, Sarkar R, Jain RK. Tretinoin peels versus glycolic acid peels in the treatment of Melasma in darkskinned patients. Dermatol Surg. 2004;30(5):756–60; discussion 760.

[10] Marczyk B, Mucha P, Budzisz E, Rotsztejn H. Comparative study of the effect of 50% pyruvic and 30% salicylic peels on the skin lipid film in patients with acne vulgaris. J Cosmet Dermatol. 2014;13(1):15–21.

[11] Nolting J, Daniel C, Reuter S, Stuelten C, Li P, Sucov H, et al. Retinoic acid can enhance conversion of naïve into regulatory T cells independently of secreted cytokines. J Exp Med. 2009;206:2131–9.

第三部分
美容皮肤学物理疗法

第 16 章　经皮微针胶原蛋白诱导

Emerson Lima, Mariana Lima, Sarita Martins

摘要

对于妊娠纹、瘢痕和衰老的治疗，目前越来越趋向于采用侵入性较小的单一或联合技术，其中，经皮微针胶原蛋白诱导（Percutaneous Collagen Induction with Microneedles，PCIM）作为一种治疗选择，可以刺激胶原蛋白的生成，且不会出现消融治疗所导致的完全去上皮化，因此可用于各类需要通过刺激胶原蛋白生成来治疗的皮肤病。为达到治疗目的，应该根据病变损伤程度选择微针的长度，另外，可以针对皮肤病的类型，选择微针穿刺数量和方向。

关键词

胶原蛋白、伤口愈合、门诊外科手术、年轻化

目录

1　引言

皮肤剥脱治疗（Ablative treatment）可刺激胶原蛋白纤维，诱导真皮重塑，已在皮肤科得到应用。众所周知，通过机械或化学方法去除表皮后，将触发细胞因子释放和炎性细胞迁移，最终导致受损组织被瘢痕组织替代。中度、深度化学剥脱可刺激诱导胶原蛋白的产生，是皮肤科医生常用的皮肤剥脱方法，可用于治疗瘢痕（图 16-1）、促进皮肤年轻化（图 16-2）、改善老化皮肤的纹理、亮度和色泽。然而，剥脱治疗恢复时间较长，可导致皮肤过敏，容易发生炎症后色素沉着及光过敏，还可能导致其他相关并发症，如增生性瘢痕、持续性红斑和色素异常（图 16-3）。因此，目前皮肤科越来越趋向于采用微创性的单一或联合技术进行治疗，旨在降低并发症的发生风险，使患者尽早恢复正常生活。经皮微针胶原蛋白诱导治疗的最大优势在于它不会导致剥脱治疗时出现的完全去上皮化。

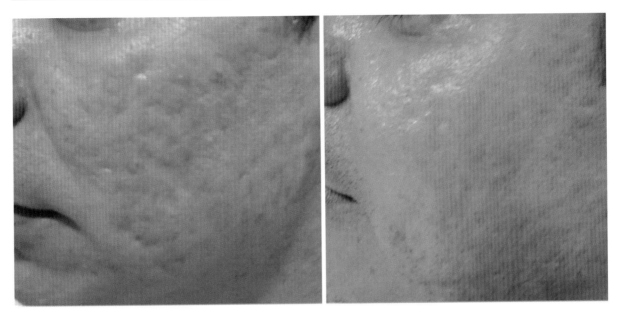

图 16-1　痤疮瘢痕患者用 35% 的三氯乙酸治疗 60 天，前后对比

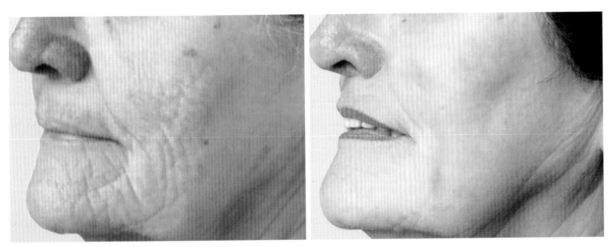

图 16-2　皱纹和皮肤松弛患者用 35% 的三氯乙酸治疗 60 天，前后对比

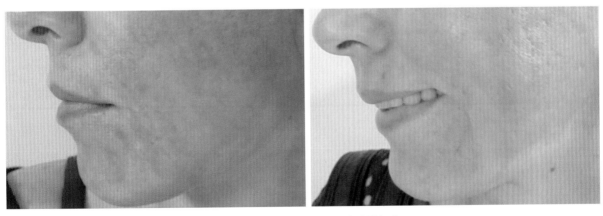

图 16-3　患者皮肤剥脱治疗术后 30 天和 60 天，出现色素异常和持续性红斑

2　PCIM 的基本原理

奥伦特里奇应用"皮下切开术"这个名词来描述皮下针刺治疗，以刺激胶原蛋白产生，从而达到治疗凹陷瘢痕和皱纹的目的，其他研究者基于同样的原理，去除受损的表皮下胶原蛋白，并由新生的胶原蛋白和弹性蛋白替代，证实了奥伦特里奇的初步研究。近期，人们已开发出一种可用于皮肤的微针治疗系统，其机制是采用微针进行深达真皮层的多点穿刺，导致出血，触发炎症反应，进而诱导胶原蛋白生成。

这种技术被称为经皮胶原蛋白诱导（PCI），它会破坏皮肤屏障的完整性（造成角质细胞分离），诱导多种细胞因子的释放，如白细胞介素 -1α（最主要成分）、白细胞介素 -8、白细胞介素 -6、肿瘤坏死因子 -α 和粒细胞集落刺激因子，导致皮肤血管扩张和角质细胞迁移，修复损伤的表皮。为了易于理解和教学的目的，可以把微针治疗后的愈合过程分为 3 个阶段，第一阶段（损伤阶段）：血小板和中性粒细胞聚集，释放可作用于角质细胞和成纤维细胞的生长因子，如转化生长因子 α 和 β（TGF-α 和 TGF-β）、血小板衍生生长因子（PDGF）、蛋白Ⅲ（结缔组织激活剂）以及结缔组织生长因子；第二阶段（愈合阶段）：中性粒细胞被单核细胞取代，血管新生、上皮化和成纤维细胞增殖。随后，Ⅲ型胶原蛋白、弹性蛋白、糖胺聚糖和蛋白多糖合成。同时，单核细胞分泌成纤维细胞生长因子、TGF-α 和 TGF-β，大约在损伤后 5 天，纤维连接蛋白基质完全形成，而胶原蛋白直接沉积在表皮基底层之下；第三阶段（成熟阶段）：愈合过程早期阶段普遍存在的Ⅲ型胶原蛋白逐渐被Ⅰ型胶原蛋白取代（这一过程持续时间可长达 5~7 年）。

为了促使上述炎症过程的发生，微针造成的创伤必须深达 1~3mm，而同时表皮必须得到完好保留（仅仅只是小的穿孔，不切除），通过人为制造成百上千的微损伤，可导致真皮内柱状出血、治疗区水肿和局部凝血。治疗的反应与手术中使用的微针的长度成正比，例如，1mm 微针穿刺深度导致的血肿几乎只是显微镜下才能观察到，而 3mm 微针治疗后的血肿则可以用肉眼看到，并且会持续数小时。应该注意的是，在微针治疗过程中，微针并非全长穿入皮肤，据估计，一根长度为 3mm 的针刺入皮肤深度只是 1.5~2mm（50%~70% 的总长度）。如果选用的是较短的 1mm 长度的微针，对皮肤造成的损害将仅限于真皮浅层，造成的炎症反应很轻微。

3　PCIM 的特点

PCIM 治疗需要用到一种聚乙烯滚轴，其表面有对称排列的无菌微型不锈钢针，一般有 190 个左右（数量可因制造商而异），微针被固定于滚轴表面，长度 0.25~2.5mm 之间。通常在治疗中，可选用长度不超过 1mm 的微针，患者局麻下手术的耐受性良好（图 16-4），若是使用更长的微针，建议使用浸润性麻醉。

PCIM 是一项技术性很强的治疗，医生对设备的熟悉度和技术的熟练度将直接影响最终的治疗效

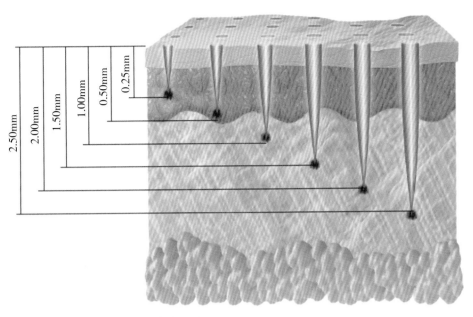

图 16-4　微针长度与刺入深度的关系

果。施加在滚轴上的垂直压力不能太大，以免损伤更深的解剖结构，引起过度疼痛。建议用拇指和食指捏住滚针手柄，用大拇指控制力度，来回滚动，在整个治疗区域进行均匀打孔，形成类似于瘀斑的外观。为了达到这种效果，必须在相同方向上进行 10~15 次滚动，并且在治疗区域中至少进行 4 次交叉滚动。从理论上讲，滚压 15 次导致的控制性损伤程度相当于每平方厘米有 250~300 个穿刺点。

治疗区出血点出现的时间因皮肤厚度和穿刺针长度的不同而变化，相比于厚而纤维化的皮肤（例如痤疮瘢痕）、薄而松弛的皮肤（通常光损伤所致）更易出现均匀分布的出血点，因此，微针长度的选择取决于拟治疗皮肤的类型和手术的最终目的。目前在治疗中，还没有制定将微针长度与预期损伤深度相结合的分级方法。

艾默生·利马等在 2013 年进行了微针长度与损伤深度之间的相关性研究。在这项研究的第一阶段，他们采用了与人类皮肤最为相似的活体猪的皮肤作为研究对象，试验中，猪背部的右侧区域被分成数个区域，在相应区域内，用滚针来回移动，持续 2~3min，微针的长度分别为 0.5mm、1mm、1.5mm、2mm 和 2.5mm。治疗后的猪皮外观（图 16-5）表明，微针造成的损伤与针的长度成正比。第一阶段（即刻损伤后）的显微镜检查显示：主要变化为血管扩张和红细胞外渗。当使用 0.5mm 的微针时，血管扩张和红细胞外渗可见于真皮乳头层（图 16-6）。当用更长的微针时，血管扩张和红细胞外渗可深达真皮网状层（图 16-7），出血量与微针长度成正比；在光学显微镜下，除了针孔部位，其余部位表皮保持完整（图 16-8），所有样本均未发生皮下组织病变。基于该研究结果，作者建议：可结合微针的长度和控制性损伤的程度，将微针损伤分为轻度、中度和深度 3 级（表 16-1 和表 16-2）。

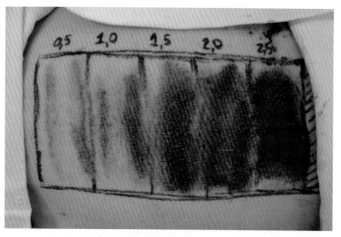

图 16-5 从左到右，不同长度微针造成的损伤情况

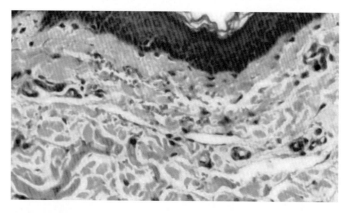

图 16-6 0.5mm 微针治疗后，浅表出血局限于真皮乳头层（HE，100×）

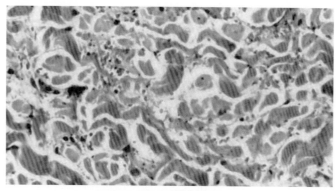

图 16-7 2.5mm 微针治疗后，真皮网状层出血（HE，100×）

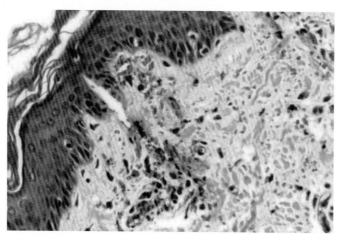

图 16-8 微针造成的皮内出血，邻近表皮无明显改变（HE，100×）

表 16-1 微针损伤严重程度分级

微针损伤严重程度分级	
刺激特征	微针长度
轻度损伤	0.25～0.5mm
中度损伤	1.0～1.5mm
深度损伤	2.0～2.5mm

表 16-2　不同程度微针损伤的治疗适应证

不同程度微针损伤的治疗适应证	
轻度损伤	药物导入，细纹，改善皮肤光泽和纹理
中度损伤	皮肤下垂，中度皱纹，全面年轻化
深度损伤	凹陷性扩张性瘢痕，妊娠纹，不规则、可伸缩的瘢痕

4　治疗方法

PCIM 是一项技术性很强的手术，医生对设备的熟悉度和技术的熟练度将直接影响最终治疗效果。

用于实施 PCIM 的设备包括一个聚乙烯滚轴，其表面对称排列有 192 个长度为 2.5mm 的无菌不锈钢微针。

我们建议采用以下步骤进行操作：用皂液除去皮肤上的油脂；用氯己定消毒；进行眶下神经和颏神经阻滞麻醉；将 2% 利多卡因用盐水稀释后（1∶3）进行浸润麻醉，根据患者体重计算最大麻醉剂量。

用微针在皮肤表面来回滚动，直到出现均匀的出血点。在治疗结束后，用无菌纱布敷贴 24h，然后可在沐浴时取下敷料。术后每天使用皮肤屏障再生剂 3 次，直到皮肤完全恢复。手术后，应注意监测和评估可能发生的副作用，如红斑、水肿或感染，术后 7～10 天方可进行正常工作，中度的水肿和红斑可持续 25～35 天，术后 15 天可指导患者使用局部祛斑药物（0.05% 维 A 酸 +4% 对苯二酚 +0.01% 氟轻松），交替使用皮肤屏障再生剂和防晒霜（SPF50+）。术后 30 天，可每晚使用脱色霜。

要达到理想的出血点，滚轴通过次数主要依赖于皮肤厚度和微针的长度。与较厚的皮肤相比，薄而松弛的皮肤，例如光损伤的皮肤，更易呈现出均匀的出血点；痤疮瘢痕的皮肤较厚，需要更多的滚轴通过次数和较长的微针，以便获得均匀的出血点。当选用的微针治疗参数较大时，治疗的副作用（如红斑和水肿）会更严重。一些患者可发生中度的炎症后色素沉着，在术后 30～45 天内使用脱色剂可以逆转这种情况（图 16-9～图 16-11）。

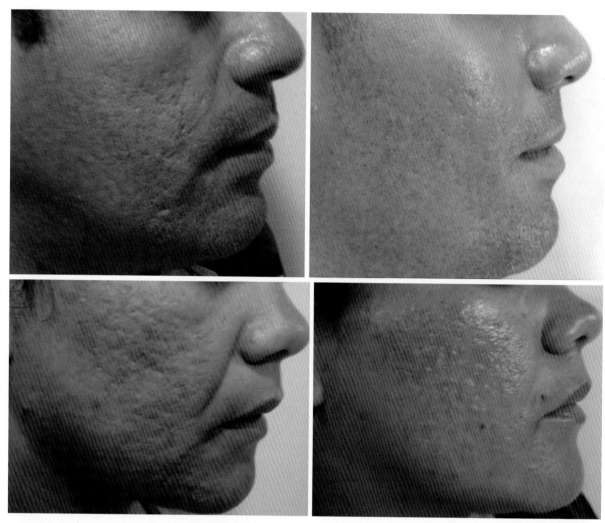

图 16-9 PCIM 治疗后 30 天，痤疮瘢痕得到改善

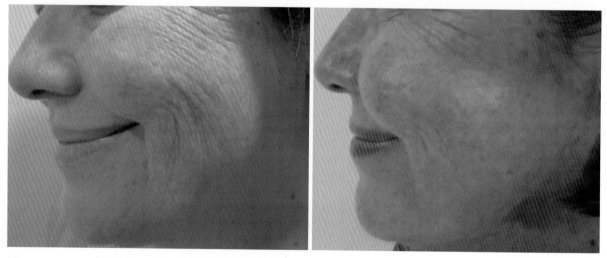

图 16-10 PCIM 治疗后 30 天，皮肤皱纹和松弛状况得到改善

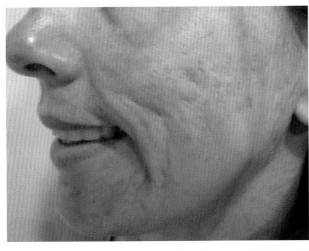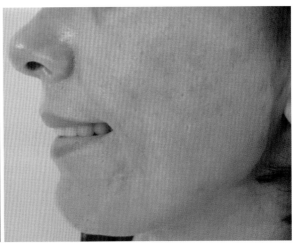

图 16-11　PCIM 治疗后 30 天，痤疮瘢痕、皮肤松弛和黄褐斑均得到改善

5　结论

　　PCIM 是一种创新性的治疗方法，它能够刺激胶原蛋白的生成，具有广泛的适应证，是皮肤科医生的临床新武器。明确滚轮上微针的长度与皮肤损伤程度之间的相关性，可方便医生针对不同适应证选择合适的手术设备。每个皮肤科医生都应该准确评估拟治疗的病变，在技术上充分准备，在推荐的适用范围内实施该项治疗。

6　重点总结

- PCIM 可刺激皮肤胶原蛋白的产生，但又不需要去除表皮。
- 与剥脱技术相比，PCIM 治疗愈合时间短，副作用的发生风险低。
- PCIM 治疗后皮肤变得更厚，更具抵抗力，而不会像剥脱治疗那样，出现容易受到光损伤的瘢痕组织。
- PCIM 适用于所有皮肤类型和肤色的患者，也可用于皮脂腺密度较低的部位。
- 与高投资成本的技术相比，该项治疗成本花费更低。
- 这是一项技术含量较高的治疗技术，应接受规范培训后才能上岗。
- 中度到深度的组织损伤，需要较长的恢复时间。
- 必须对患者进行仔细评估，并制订与可能达到的结果相一致的治疗方案，避免患者产生不切实际的期望。

参考文献

[1]   Aust MC. Percutaneuos Collagen Induction therapy (PCI)- an alternative treatment for scars. Wrinkles Skin Laxity. Plast Reconstr Surg. 2008a;121(4):1421–9.

[2]   Aust MC. Percutaneuos Collagen Induction therapy (PCI)- minimally invasive skin rejuvation with risk of hyperpigmatation-fact or fiction? Plast Reconstr Surg. 2008b;122(5):1553–63.

[3]   Bal SM, Caussian J, Pavel S, Bouwstra JA. In vivo assessment of safety of microneedle arrays in human skin. Eur J Pharm Sci. 2008;35(3):193–202.

[4]   Brody HJ. Trichloracetic acid application in chemical peeling, operative techniques. Plast Reconstr Surg. 1995; 2(2):127–8.

[5]   Camirand A, Doucet J. Needle dermabrasion. Aesthet Plast. Surg. 1997;21(1):48–51.

[6]   Cohen KI, Diegelmann RF, Lindbland WJ. Wound healing: biochemical and clinical aspects. Philadelphia:W.B. Saunders Co; 1992.

[7]   Fabroccini G, Fardella N. Acne scar treatment using skin needling. Clin Exp Dermatol. 2009;34(8):874–9.

[8]   Fernandes D. Minimally invasive percutaneous collagen induction. Oral Maxillofac Surg Clin North Am. 2006;17(1):51–63.

[9]   Fernandes D, Massimo S. Combating photoaging with percutaneuos collagen induction. Clin Dermatol. 2008;26(2):192–9.

[10] Lima E, Lima M, Takano D. Microagulhamento: estudo experimental e classificação da injúria provocada. Surg Cosmet Dermatol. 2013;5(2):110–4.

[11] Lv YG, Liu J, Gao YH, Xu B. Modeling of transdermal drug delivery with a microneedle array. J Micromech Microengim. 2006;16(11):151–4.

[12] Orentreich DS, Orentreich N. Subcutaneous incisionless (subcision) surgery for the correction of depressed scars and wrinkles. Dermatol Surg. 1995;21(6):6543–9.

[13] Vandervoort L, Ludwig A. Microneedles for transdermal drug delivery;- minireview. Front Biosci. 2008; 13(5):1711–5.

[14] Vasconcelos NB, Figueira GM, Fonseca JCM. Estudo comparativo de hemifaces entre peelings de fenol (fórmulas de BakerGordon e de Hetter) para a correção de rítides faciais. Surg Cosmet Dermatol. 2013;5(1):40–4.

第 17 章　美容治疗中的冷冻疗法

Joaquim Mesquita Filho, Francine Papaiordanou

摘要

冷冻治疗或冷冻疗法是一种外科技术，通过低温导致人体细胞的破坏。冷冻疗法的临床应用广泛，可用于治疗良性 / 恶性病变，与常规手术相比，冷冻治疗起效快、成本低、并发症少，可治疗多种皮肤疾病，尤其是日光性角化病、脂溢性角化病和疣。

关键词

冷冻疗法、皮肤科、皮肤外科学、良性病变、恶性病变日光性角化病、脂溢性角化病

目录

1　引言

冷冻治疗或冷冻疗法是一种外科技术，通过将非常低的温度作用于活体组织，导致细胞破坏的一种方法。人们已经开发了多种皮肤病变冷冻疗法，如盐—冰混合物、干冰、一氧化二氮、二甲醚和丙烷等，其中液氮作用更快，温度更低（-196℃），而且液氮易储存，不可燃烧。

冷冻治疗用途广泛，可治疗良性病变和恶性病变，与常规治疗相比，冷冻治疗具有起效快、成本低和并发症少的优点，尤其适用于并发症多的老年和孕妇患者。冷冻治疗的美容效果好，可以在

手术室或门诊进行。冷冻治疗可作为一种首要的治疗方法，也可作为其他治疗的替代性方法。

冷冻疗法可用于治疗多种皮肤病。在美国，冷冻治疗最常用于治疗日光性角化病、脂溢性角化病和疣。在本章中，我们仅讨论冷冻疗法在癌前病变以及损容性良性病变治疗中的作用。

2　基本原理

冷冻治疗的目的是通过零下温度的冻结，导致组织损伤和随后的二期愈合（图 17-1），这一过程伴随细胞结构的改变和细胞的死亡，其原因如下：

- 细胞外冰晶形成和细胞损伤。最初，水通过渗透作用排出细胞，导致细胞内脱水和细胞损伤，冷冻过程中细胞内冰晶形成、细胞破裂，解冻过程中更大的冰晶形成。冻—融循环越多，解冻时间越长；温度越低，细胞损伤越严重。
- 血管收缩、瘀血、缺氧。代偿性血管扩张后，大量自由基产生，导致细胞损伤。
- 免疫效应：抗原成分的释放（目前文献对此仍有争议）。
- pH 改变。
- 稳态功能受损。

理想的冷冻治疗包括重复冻—融循环，即快速冻结和缓慢解冻（解冻时间通常比冻结时间长 2~3 倍）。

坏死通常发生在冷冻治疗区的中心，那里的温度在 -40~-30℃ 之间，周围一定范围内为组织损伤区，在这些区域仍有部分细胞存活，但冷冻损伤会触发该区域细胞发生凋亡。可使用病灶内热电偶或周围电极监测温度，但它们的放置位置很难标准化。在临床应用中，一般并不需要监测温度，这是因为临床研究表明，常见类型皮肤病变的冷冻治疗时间是确定的。

冷冻相应的外周扩散也很重要，它指的是对病变边缘以外组织的冻结，良性病变冷冻外周扩散范围通常需要 2~3mm，恶性病变如基底细胞癌或鳞状细胞癌应至少达到 3~5mm 或更多（如果可能的话）。

黑色素细胞对冷冻最敏感，-7~-4℃ 时黑色素细胞就会被破坏（出现色素脱失，尤其是在肤色较深的患者中）；角质细胞死亡温度需要达到 -30~-20℃；成纤维细胞较为耐受冷冻，需

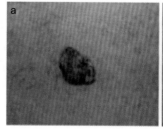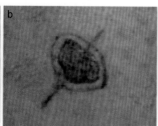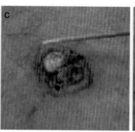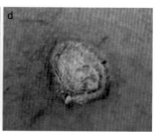

图 17-1　应用开放式冷冻喷射技术治疗基底细胞癌；对于较大的病变，可将其分成更小的治疗区域，以便更有效实施冻—融循环

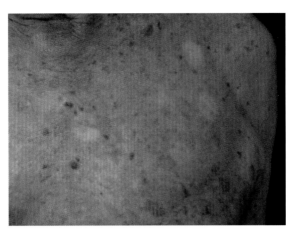

图 17-2　应用液氮冷冻治疗躯干日光性角化病导致的色素减退

要 -35~-30℃的温度才能发生细胞死亡；损毁恶性病变则需要更低的温度，-60℃才行。一般来说，对良性病变的冷冻应浅表一些，宁可治疗不充分，也总比过分冷冻导致色素减退或出现瘢痕要好（图 17-2）。

实施冷冻治疗材料的热传导性决定了最终的冷冻温度，金属是理想的热导体，如铜。

较厚的角化病变热传导性较差，应在冷冻治疗前尽可能清除角化组织，以便于治疗结节性病变或大的肿瘤组织，并避免发生大量出血。

冷冻破坏组织的确切机制目前还不完全清楚，只有一些假说。

3　技术和设备

多年来，冷冻治疗的设备不断发展，从笨重的瓶子发展到高效、低重量、易于使用的设备，常用的液氮罐有 4L、5L、10L、25L、30L、35L 和 50L 的多种容量。

冷冻治疗技术有数种，临床中选用哪种技术主要根据病变类型和医生的偏好。

- 量油尺技术：传统的用棉签浸蘸取杯中液氮的方法，通常冷冻不够充分，不仅速度慢，而且深度浅，是最老的冷冻治疗技术。该方法可用于治疗较小的疣或类似病变。

- 固体二氧化碳（干冰）：干冰冷冻技术不太常用。用一次性毛巾包裹碎干冰，将其浸在丙酮中，轻轻涂抹在病灶上。该方法用于皮肤轻度冷冻和去角质（"泥浆疗法"），治疗寻常痤疮、痤疮囊肿、酒渣鼻和扁平疣。

- 开放式喷射技术：最常用，设备包括一个手持式冷冻治疗装置和一个指尖开关。喷头有不同大小，影响冷冻效率的因素包括喷头尖端的直径、液氮的间歇性释放、喷头尖端到病变的距离。治疗较厚的病变和恶性病变时，喷射时间要长一些；治疗良性的、菲薄的或萎缩性病变时，喷射时间要短一些。喷射可采用间歇或连续的方式，可从距离病灶 1~2cm 处直接喷射。表浅病变的冷冻范围应达病灶周围 2~3mm，恶性和较深病变的冷冻范围应达病灶周围 5mm。喷射治疗可实现的 –40℃的低温，治疗深度达 12mm。

- 闭合式喷射 / 闭合式圆锥：是开放性技术的一种改良方法。在这种技术中，液氮被固定在紧贴皮肤的圆锥体内，可以使用塑料耳镜锥和特殊设计的圆锥（聚碳酸酯）。

- 腔室降温技术：是开放性技术的一种改良方法，液氮通过小孔喷射到牢牢固定在病灶上的金属腔室，液氮在腔室内的湍流运动可进一步降温，由于降温速度很快，因此需要格外小心，该方法通常仅用于恶性肿瘤的治疗。

- 闭合式冷冻探针：铜质冷冻探针（金属尖端预冷）连接到冷冻治疗装置上，金属探针应按压在皮肤病变处实施冷冻。该技术在治疗边界清楚的小病变或位于特定位置的病变时非常有用。接触冷冻的温度可达到 –40℃，但深度仅为 4 mm。

- 冷冻镊子：是冷冻探针技术的一种改良方法，被成功应用于有蒂的病变，如皮赘或疣。

- 病变内冷冻：适用于体积较大或位置较深的肿瘤。将一个或多个无菌套管针插入肿瘤的一侧，沿病灶（从最深点、沿最大轴线）进行间隙性穿插，到达肿瘤的另一侧。将液氮喷入套管，即可在病灶中心形成一个冷冻柱。与前面提到的技术相比，病变内冷冻对皮肤表面的破坏程度最小。

4 术前准备 / 患者筛选

冷冻治疗的一大优点是不需要有特殊的治疗场地，适合用于坐轮椅或不能离开家或护理院的患者，对于有潜在疾病（如心脏病、出血性疾病、代谢性疾病）的患者来说，冷冻治疗比较安全。

如果怀疑有恶性肿瘤，需要在冷冻治疗前进行皮肤活检，必要时还需要进行皮肤镜、超声、X 线和其他影像学检查。冷冻治疗的医生必须在术前明确病变的位置、类型和厚度，以便决定采用哪种技术效果更好。

治疗经验：

- 大多数病变不需要进行预处理。有些情况下，可能需要预先使用角质溶解剂或刮除方法以缩小病变。

- 病变表面不规则时，最好采用开放式冷冻技术（喷射）进行处理。

- 冷冻治疗必须在无血管的部位进行，因为血运会导致局部温度升高，影响冷冻效果。

- 血管性病变，如血管瘤和其他血管畸形，最好用冷冻探针治疗（见"血管病变的激光治疗"）。

- 软骨和骨骼非常抗冻。

- 大多数情况下，不需要进行局部麻醉。如果是儿童患者或严重焦虑的患者，以及进行深度冷冻（腔室、探头和病灶内技术）时，可给予局麻。局麻药应该在术前 30~60min 使用。

- 语言沟通和签署知情同意书非常重要，应告知患者所有术后可能发生的情况，如可能的副作用以及可能出现的美容效果。

- 如果使用冷冻探针，应小心谨慎，避免探针冻结皮肤表面。一旦探针冻结到皮肤上，可用装有温水的小容器进行治疗。
- 对于较大的病灶，分步冷冻可能有助于避免术后发生畸形和挛缩性瘢痕。分步冷冻时，先治疗病变中心，使病变体积缩小（必要时可重复进行），直到肿瘤直径小于 10 mm，然后再实施标准手术。

5　禁忌证

- 缺乏经验的临床医生应该避免采用这种治疗，如果使用不当，会造成很大的伤害。
- 某些皮肤病变最好采用其他治疗方法，例如可疑的恶性侵袭性病变（黑色素瘤）。
- 硬化性、浸润性、结节性或复发性基底细胞癌很少采用冷冻治疗，例如分化不良的鳞状细胞癌。冷冻疗法被视为这类病变的姑息性治疗。
- 不适合冷冻治疗的部位：耳前和鼻唇沟皱褶处的病变冷冻治疗后复发率较高；生发部位可演变为永久性脱发；菲茨帕特里克IV型和V型的皮肤病患者容易出现治疗后色素沉着或色素减退；小腿冷冻治疗后愈合较差，尤其是血液循环不良的患者。
- 合并有可能在冷冻治疗后发生不良反应的疾病，如冷诱导疾病（如冷球蛋白血症、冷性荨麻疹）、雷诺氏病、自身免疫性和胶原蛋白疾病、血小板缺乏和坏疽性脓皮病。

6　适应证

冷冻疗法在皮肤科有一些适应证，我们列出了所有这些适应证，并详细介绍临床中最主要和最常见的适应证。

6.1　良性病变

- 痤疮囊肿：有效的现代药物减少了冷冻治疗在炎症性痤疮治疗中的使用。一些深部痤疮囊肿结节需要 10~20s 的冻—融循环治疗，浅表性囊肿仅需 5~10s 的单次冷冻即可有显著效果。术后可能有暂时性结痂，病灶内注射曲安奈德可提高治疗效果。

软纤维瘤

用弯喷头或小喷嘴进行冷冻喷射治疗是一种快速简便的治疗方法，冷冻镊子是痛苦极小的有效技术，尤其适用于眼睑部位。

血管纤维瘤

血管纤维瘤或皮脂腺腺瘤是结节性硬化症常见的皮肤病变，一些病例报告描述了反复冷冻治疗的良好效果，但是长时间冷冻后，可能会导致色素减退。没有该综合征的患者，血管纤维瘤可被视为较小的病变，对冷冻喷射或接触式探针反应良好。

血管瘤

对于小的血管病变，如老年性血管瘤（樱桃状血管瘤）和蜘蛛痣，可使用冷冻探针使病变缩小，冷冻过程需要 10s。对于大的血管瘤，可在麻醉下采用电离子从根部切除。

良性苔藓样角化病

良性苔藓样角化病也叫扁平苔藓样角化病。通常需要进行活检才能确诊，一旦确诊，对于活检后的残余病变，冷冻治疗是一个有效的治疗选择。

耳轮结节性软骨皮炎

表现为耳郭上的疼痛结节，与耳朵受到的机械压力有关。使用诸如冷冻疗法之类的破坏性治疗方法之前，必须确保结节不是皮肤癌。如果是良性病变，可以用冷冻探针或喷射器冷冻 10~20s，其他治疗方法包括手术切除和病灶内注射类固醇激素。

病毒性疣 / 尖锐湿疣

冷冻治疗仍然是治疗成人病毒性疣的标准治疗方法，幼儿可能无法忍受这种痛苦，应在治疗前 1~2h 使用局部麻醉凝胶。人乳头瘤病毒通常对冷冻治疗敏感，一个疗程治疗即可有显著效果。

如前所述，通过刮除或使用角质溶解剂减少疣体的角蛋白，可提高冷冻效果。另外在冻—融循环之前先湿润治疗区，可增加冷传导性。

在普通疣冷冻治疗中，疣体周围会形成 1~2mm 的冰晕，一般维持 5s。丝状疣可以用冷冻镊子治疗，通过 3 周的间断治疗可达到最佳疗效。需要注意的是，疣的冷冻治疗具有较高的色素改变的风险。

皮肤纤维瘤

冷冻治疗能使皮肤纤维瘤变平，但可能会留下色素减退。研究表明，冷冻喷射至少 30s、冰晕 2mm，可获得显著治疗效果。一些作者认为由于病变的纤维化性质，应采用 60s 的冻—融循环。

指（趾）端黏液性囊肿

冷冻治疗不是该病的金标准治疗方法，如果选择冷冻治疗，需要具有足够的低温，以便使囊肿壁产生纤维化。一般情况下需要给予两个或多个 30s 冻—融循环，治疗中可能有显著的疼痛和肿胀。如果在冷冻前引流出黏性液体，可使用 10~20s 的冻—融循环。

环状肉芽肿

冷冻损伤可缩小或除去环状肉芽肿，建议 5~10s 冻—融循环，以避免术后出现水疱或炎症后色素沉着。

面部肉芽肿

10s 冻—融循环的冷冻可单独治疗面部肉芽肿。若要达到最佳治疗效果，应在冷冻治疗后局部注射皮质类固醇激素。

特发性点状白斑

对于这种病变并没有一个金标准的治疗方法，大多数治疗方案的效果一般。波利桑加姆等报道，给予特发性点状白斑冷冻探针治疗 10s，成功率超过 90.8%。库马拉申河报道，3~5s 冻—融循环可诱导特发性点状白斑的色素再生，但重新复色的确切机制尚未明确，可能机制包括：液氮可以破坏异常黑素细胞、角质细胞，周围正常黑素细胞迁移到色素减退的区域。

血管瘤

对于新生婴儿血管瘤，可通过介质凝胶给予 10~20s 冷冻探针治疗，治疗可能会导致色素沉着和瘢痕。婴儿血管瘤可以接受口服和局部 β 受体阻滞剂治疗，已不再使用冷冻治疗，但如果是成人血管瘤，冷冻治疗依然是一种治疗选择。

瘢痕疙瘩和增生性瘢痕（详见"CO_2 激光治疗瘢痕"）

对于这类病变，冷冻治疗往往是一个很好的治疗手段，但是也可能失败或需要反复治疗数次。冷冻（喷射或探针）治疗增生性瘢痕和瘢痕疙瘩的方法有 4 种：

（1）单一疗法：15s 冻—融循环、1mm 冰晕，必要时每 4~6 周重复 1 次。

（2）冷冻治疗 + 病灶内皮质类固醇注射：研究报告显示该治疗组合有效率达到 86.7%，而单纯冷冻治疗的有效率只有 70%。

（3）手术切除 + 接触冷冻：先进行手术切除，手术不要扩大范围或损及正常皮肤，然后对瘢痕疙瘩的基底部进行接触冷冻治疗。

（4）外科手术 + 贯通冷冻治疗：先进行外科手术切除，术中不要累及正常皮肤，然后利用空心针，将液氮贯通注射到瘢痕疙瘩基底部，实施所谓的贯通冷冻治疗。治疗后，快速出现渗出和肿胀，疼痛和色素减退较轻，有利于缩短治疗间隔。

新生的增生性瘢痕和瘢痕疙瘩对冷冻治疗的反应更迅速、效果更好。埃及的一项临床研究表明，与接触式冷冻治疗相比，病灶内冷冻治疗的效果更好，皮肤平整率高、副作用少。由于病变内治疗对皮肤表面的损伤最小，因此术后的疼痛和瘙痒症状较轻。

淋巴管瘤

虽然冷冻治疗可以缩小淋巴管瘤，但完全治愈的机会很小。

传染性软疣

这是一种常见的病毒感染，病变数量可从一个到数百个不等，并且可以持续数年进行开放式和封闭式冷冻治疗均。用液氮进行冷冻，直到疣体变白、中央凹陷突出，术中液氮应准确喷射到病灶中心，冷冻范围不必超病变边缘。使用冷冻探针可在较短的时间内治疗多个病灶，术后可能有暂时的肿胀，然后疣体收缩，直到脱落。

黏液囊肿

黏液囊肿又称唇黏液囊肿或潴留性囊肿，通常发生在下唇，直径可达 1cm。它们对冷冻治疗反应良好，但对于较大囊肿，应在冷冻治疗前先进行囊液引流，然后用冷冻探针按压病灶 10~20s，放置冷冻探针之前可以使用润滑凝胶，不需要横向扩大冷冻。

珍珠状阴茎丘疹

发生在青春期后阴茎头冠状沟处，常被误诊为疣或皮脂腺增生。冷冻治疗是一种快速有效的治疗方法，通过精细 2 次 10s 的喷射冻—融循环，可取得很好效果，且复发率低。

汗孔角化症

该病没有完全有效的治疗方法。尽管采用冷冻治疗可能造成色素减退，但通常可以接受，建议 5~10s 喷射冷冻即可。

化脓性肉芽肿

对于可疑性化脓性肉芽肿应进行活检。根据病变的大小，冻—融循环为 15~45s 不等，复发性病变有时需要进行多个 20~30s 冻—融循环。为获得更高的治愈率，可先对病变进行修整、病灶刮除和电干燥。

皮脂腺增生

皮脂腺增生一般无须治疗，但为了美容的目的，也可进行治疗。如果怀疑有皮肤基底细胞癌，必须进行活检。冷冻治疗时，可采用冷冻喷射或冷冻微型探针在病变中央凹陷处治疗 5~10s。

脂溢性角化病（SKs）

冷冻治疗对该病有效，但大的和过度角化的病变最好采用刮除或切除治疗，对于厚达数 mm 或有蒂的病变，可使用液氮，冷冻治疗的终点是产生一个 2mm 的冰晕，治疗时间可因病变大小和厚度的不同而调整，通常在 10~20s。冷冻喷射后实施刮除术也是一个不错的选择（图 17-3）。

Er：YAG 激光是一种一次性治疗脂溢性角化病的替代方法，与冷冻疗法相比，具有更好的美容效果。

黑色丘疹性皮肤病（Dermatosis papulosa nigra）是脂溢性角化病的一种特殊类型，主要见于皮肤高菲茨帕特里克分型的患者，如果采用冷冻治疗，会有较高的色素改变风险。对于该病，激光治疗是一个较好的替代方法。

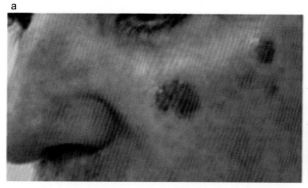 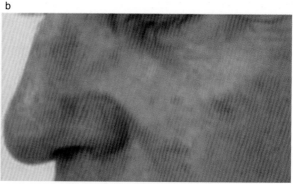

图 17-3 脂溢性角化病：（a）治疗前。（b）治疗 1 次后

晒斑（见"光子嫩肤"）

治疗任何晒斑之前，最重要的是要确定是否有恶性病变的迹象（恶性痣或黑素瘤），如果有任何怀疑，应首先进行活检。

对于良性病变，冷冻治疗是一种快速有效的选择，采用喷射和棉签涂抹均可。由于存在炎症后色素沉着的风险，因此必须在术后防晒。在治疗多个病变之前，可以首先在不太明显的区域进行测试。晒斑绝大多数位置表浅，使用喷射冷冻进行单次冻—融循环就足以导致局部小水疱和病变脱落。

低温喷射可以按之字形的方式治疗 1~5s，并应达到 1mm 冰晕范围。

相比于三氯乙酸剥脱，冷冻治疗能更有效提亮肤色，但冷冻治疗相对痛苦、愈合时间更长，两者色素沉着情况几乎相当。

多发性脂囊瘤

开放式喷射冷冻治疗不是该病的金标准治疗方法，但可作为一种可以接受的替代治疗方法。有报道采用 10s 液氮喷射治疗多发性脂囊瘤，6 个月后囊肿明显变平。

汗管瘤

汗管瘤是个纯粹的美容问题，目前有几种破坏性的治疗方法，如电干燥、激光、局部三氯乙酸和冷冻治疗，所有这些都取得了一定的成功。冷冻治疗可能会导致眼周肿胀和色素减退，在治疗前应先做一下测试，建议冷冻时间为 5s，必须避免液氮进入眼睛。

静脉湖

冷冻探针或低温喷射可能有效，冷冻探针的优点是它可以收缩静脉湖，便于治疗较深部分的病变。根据病变的大小，建议冷冻时间设为 5~15s、1~1.5mm 冰晕范围。

疣状表皮痣

疣状表皮痣是一种错构瘤，由表皮和皮肤附属结构增生形成。冷冻治疗被认为是一种有效的治疗方法，成本低，美容效果好。

帕纳吉奥托普洛斯等冷冻治疗了 12 例疣状表皮痣患者，均给予 2 次开放式喷射冷冻治疗，每次 10~15s，经过 2~5 个疗程，其中 10 名患者成功得到治疗，没有留下瘢痕，1 例患者在 8 个月后复发，还有 1 例患者（菲茨帕特里克 V 型）出现色素缺失性瘢痕，但 6 个月后肤色恢复。

睑黄瘤

睑黄瘤是胆固醇沉积形成的黄色斑块，通常出现在眼睑上，是良性病变，多因美容目的而寻求治疗。治疗上可选择 10%~50% 浓度的三氯乙酸剥脱、冷冻治疗和外科切除等。外科切除是首选。冷冻治疗不可避免地会导致局部肿胀明显，但也可以采用。当选择冷冻治疗时，建议使用封闭式探针冷冻技术，根据病变的大小，进行 15s 的重复冻—融循环。

6.2 癌前病变

日光性角化病（AK）

多发部位是手背、前臂和上脸，有多种形态表现，如普通型、色素型、皮角型。

对于生长迅速的较厚皮损，表现出皮肤鳞状细胞癌特征（角化、出血、疼痛）的病变，疑似黑色素瘤的色素性日光性角化病，冷冻治疗或其他局部治疗失败的日光性角化病，均应进行皮肤组织活检。

日光性角化病通常采用冷冻治疗，治愈率可达 97%，1 年内复发率仅为 2.1%。冷冻治疗的参数可根据病变的大小和厚度选择，时间为 5~10s 不等，1mm 冰晕，冷冻时间过长可导致色素减退。

一项在欧洲进行的前瞻性随机研究采用了局部低剂量 5-FU（6 周内每日局部外用 1 次）和冷冻治疗（6 周内间隔 3 周用 1 次，最多给予 2 次冷冻治疗）两种方法治疗中度 / 重度日光性角化病。对比两者的治疗效果、患者的耐受性和安全性，结果显示：相比冷冻治疗，5-FU 治疗组的病变清除率高，复发率低。

冷冻剥脱是一种弥漫性冷冻治疗方式，可用于日光性角化病和所有光损伤皮肤的治疗。对于广泛日光性角化病，冷冻剥脱治疗简单易行、成本低、愈合时间短、效果明显，冷冻剥脱治疗后鳞状细胞癌的发病率大大降低。

光化性唇炎

光化性唇炎的冷冻治疗可采用单次 5~10s 的冻—融循环（无切缘 / 冰晕），如果第一次治疗后效果不明显，可间隔 3~4 周给予第 2 次冷冻治疗。如果病变对冷冻治疗无效，则需要进行组织活检以排除皮肤基底细胞癌。

鲍温病

鲍温病也称为原位皮肤鳞状细胞癌（SCC），有普通型、角化过度型和生殖器型，建议一定要进行活检，以便发现是否已发展为侵袭性恶性肿瘤。

小而薄的病变适合采用刮除和电外科手术治疗，小而厚的病变最好采用手术切除，另外也可考虑局部应用 5% 的 5-FU、5% 的咪喹莫特乳膏和光动力治疗。

除生殖器区域的鲍温病外，均可应用冷冻喷射技术，可一次性给予 20~30s 的冷冻循环（2mm 冰晕），较大的病变可分为重叠的环形，采用螺旋或喷漆技术进行治疗（20~30s）。

角化过度的病变单纯采用冷冻治疗效果不好，应优先采用切除手术。

对于生殖器鲍温病，建议采用 15~20s 的冻—融循环，通常愈合时间短、功能恢复和美容效果好。

腿部的病变，尤其是老年患者，由于存在潜在的静脉瘀血，愈合过程可能会延迟，而损伤性的冷冻治疗可能会导致局部溃疡。

如果冷冻治疗强度不够，病变细胞会重新迁移到术区，导致病情复发，可给予足量强度的冷冻治疗，术后复发率在 5%~10% 之间。

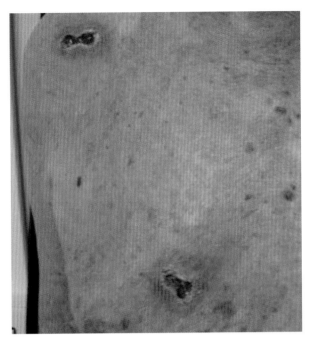

图 17-4　液氮冷冻治疗躯干日光性角化病后，局部结痂

7　术后护理和随访

术后护理方案因病变类型、病变部位及冷冻深度而异，医生应告知患者冷冻治疗的预期愈合时间、副作用和可能发生的并发症，其中最常见并发症包括红斑、不适，甚至疼痛 / 烧灼感。

表浅冷冻后不需要包扎覆盖伤口，深层冷冻后，伤口应该用纱布覆盖 48h，并且可选择使用抗生素软膏，大多数情况下，术后定期用水和肥皂清洗即可。恶性肿瘤术后会有大量渗出，随着伤口愈合，渗出会逐渐减少。这一过程中，应定期用水和肥皂清洗，在大量渗出阶段，清洗次数可增加为 3~4 次 /d，随着伤口愈合，清洗次数可逐渐减少。术后的水疱并不是一种并发症，水疱可以引流也可不引流，术后渗出会持续几天或 10~15 天。如果术后有结痂（图 17-4），将痂皮去除有助于加速创面愈合（但不能除去血管病变治疗后的痂皮）。

发生在腿部和耳部的病变，或者有临床确诊的继发性细菌感染（这种情况很少见），建议口服抗生素。

冻治疗后需要进行短期和长期随访，包括检查伤口，处理可能出现的副作用，必要时可对相同的病变或其他病变，以及复发性病变进行重复治疗。

8　副作用和并发症

冷冻治疗的并发症发生率低，对于发生的并发症，应判断是正常的还是偶发 / 不寻常的、是临时的还是永久的，这一点非常重要（表 17-1）。

表 17-1 预期效果及并发症

可预期的并发症
水肿 / 肿胀
疼痛
皮内出血
色素减退
结痂
小水疱
渗出

偶发的 / 不寻常的 / 暂时的并发症
继发感染
烧灼感
粟丘疹
头痛
晕厥
伤口出血
延迟愈合
化脓性肉芽肿

永久性并发症
色素减退
色素脱失
萎缩
鼻翼或耳郭留下切迹
脱发
指甲营养不良
萎缩性瘢痕
增生性瘢痕
神经病理性疼痛
肌腱损伤
睑外翻
唇部黏液囊肿
头皮糜烂性脓疱疹
诱发白癜风

9 结论

冷冻治疗可广泛应用于良性和恶性病变的治疗，与常规治疗相比，冷冻治疗快捷、成本低、并发症少，适合于孕妇及合并其他疾病的老年患者。冷冻治疗具有良好的美容效果，可以在外科手术室或门诊治疗室进行。冷冻治疗的目的是使组织在零下温度冻结，造成组织损伤及随后的二期愈合。冷冻治疗有多种方法，具体采用哪种方法主要根据病变的情况以及操作者的习惯。缺乏经验的临床医生应该避免开展这种治疗，因为一旦使用不当，会给患者带来很严重的伤害。

10　重点总结

- 冷冻疗法可有效治疗多种皮肤病变。
- 可与化学剥脱、激光等其他疗法联合使用。
- 在特定治疗中可用作表浅麻醉。
- 冷冻剥脱可用于治疗大范围癌前病变。
- 冷冻治疗日光性角化病有很好的美容和治疗效果。

参考文献

[1] Abdel-Meguid AM, Weshahy AH, Sayed DS, Refaiy AE, Awad SM. Intralesional vs. contact cryosurgery in treatment of keloids: a clinical and immunohistochemical study. Int J Dermatol. 2015;54(4):468–75.

[2] Afsar FS, Erkan CD, Karaca S. Clinical practice trends in cryosurgery: a retrospective study of cutaneous lesions. Postepy Dermatol Alergol. 2015;32(2):88–93.

[3] Chiarello SE. Cryopeeling (extensive cryosurgery) for treatment of actinic keratoses: an update and comparison. Dermatol Surg. 2000;26(8):728–32.

[4] Choudhary S, Koley S, Salodkar A. A modified surgical technique for steatocystoma multiplex. J Cutan Aesthet Surg. 2010;3(1):25–8.

[5] Farhangian ME, Snyder A, Huang KE, Doerfler L, Huang WW, Feldman SR. Cutaneous cryosurgery in the United States. J Dermatolog Treat. 2015;24:1–4. [Epub ahead of print].

[6] Gonçalves JC. Fractional cryosurgery for skin cancer.Dermatol Surg. 2009;35(11):1788–96.

[7] Gurel MS, Aral BB. Effectiveness of erbium: YAG laser and cryosurgery in seborrheic keratoses: randomized, prospective intraindividual comparison study. J Dermatolog Treat. 2015;26(5):477–80.

[8] Kuflik EG, Kuflik JH. Cryosurgery. In: Bolognia JL, Lorizo JL, Schaffer JV, editors. Dermatology. 3rd ed. Edinburgh: Elsevier; 2012. p. 2283–9.

[9] Kumarashinghe SPW. Cryotherapy in idiopathic guttate hypomelanosis. J Dermatol. 2004;31:437–9.

[10] Lawrence CM, Tefler NR. Dermatological surgery-cryosurgery. In: Burns T, Breathnach S, Cox N, Griffiths C, editors. Rook's textbook of dermatology, vol. 1., 8th ed. Hoboken: Wiley Blackwell; 2010. p. 77-39–42.

[11] van Leeuwen MC, van der Wal MB, Bulstra AE, Galindo- Garre F, Molier J, van Zuijlen PP, van Leeuwen PA, Niessen FB. Intralesional cryotherapy for treatment of keloid scars: a prospective study. Plast Reconstr Surg. 2015;135(2):580–9.

[12] Panagiotopoulos A, Chasapi V, Nikolaou V, Stavropoulos PG, Kafouros K, Petridis A, Katsambas A. Assessment of cryotherapy for the treatment of verrucous epidermal naevi. Acta Derm Venereol. 2009;89(3):292–4.

[13] Pasquali P, Sebastian GJ, Zouboulis CC. Cryosurgery. In: Robinson JK, Hanke WC, Siegel DM, Fratila A, editors. Surgery of the skin-procedural dermatology. 2nd ed. Edinburgh: Mosby-Elsevier; 2010. p. 153–65.

[14] Pasqualli P. Cryosurgery. In: Nouri K, editor. Dermatologic surgery step by step. West Sussex: Wiley-Blackwell; 2013. p. 51–7.

[15] Petres J, Rampel R, Robins B. Cryosurgery. In: Petres J, Rampel R, Robins B, editors. Dermatologic surgery. Berlin: Springer; 1996. p. 101–5.

[16] Playsangam T, Dee-Ananlap S, Swanprakorn P. Treatment of idiopathic guttate hypomelanosis with liquid nitrogen: light and electron microscopic studies. J Am Acad Dermatol. 1990;4(1):681–3.

[17] Raziee M, Balighi K, Shabanzadeh-Dehkordi H, Robati RM. Efficacy and safety of cryotherapy vs. trichloroacetic acid in the treatment of solar lentigo. J Eur Acad Dermatol Venereol. 2008;22(3):316–9. Epub 2007 Oct 18.

[18] Simon JC, Dominicus R, Karl L, Rodríguez R, Willers C, Dirschka T. A prospective randomized exploratory study comparing the efficacy of once-daily topical 0.5% 5-fluorouracil in combination with 10.0% salicylic acid (5-FU/SA) vs. cryosurgery for the treatment of hyperkeratotic actinic keratosis. J Eur Acad Dermatol Venereol. 2015;29(5):881–9.

[19] Usatine RP, Stulberg DL, Colver GB. Cutaneous cryosur- gery. 4th ed. Boca Raton: CRC Press; 2015.

[20] Vujewich JJ, Goldberg LH. Cryosurgery and electrosurgery. In: Wolff K, Goldsmith LA, Katz ST, Gilchrest BA, Paller AS,

Leffel DJ, editors. Fitzpatrick's dermatology in general medicine. 7th ed. New York: Mc Graw Hill; 2008. p. 2330–5.

[21] Weshahy AH, Abdel HR. Intralesional cryosurgery and intralesional steroid injection: a good combination therapy for treatment of keloids and hypertrophic scars. Dermatol Ther. 2012;25(3):273–6.

[22] Zimmerman EE, Crawford P. Cutaneous cryosurgery. Am Fam Physician. 2012;86(12):1118–24.

第 18 章　电外科美容治疗

Sarita Martins, Emerson Lima, Mariana Lima, Marcio Martins Lobo Jardim

摘要

　　电外科是一个通用术语，包括在手术过程中使用电的所有方法。临床中采用适当的电流输出，可以达到选择性切开、切除、消融或凝固组织的目的。本章详细介绍了电外科的基本知识，例如操作技术、不良反应及其并发症，包括烧伤、爆炸风险、干扰起搏器和产生手术烟雾等。

关键词

　　电外科、高频、电切、电能电流、凝固、切割、电干燥、电灼、肉芽肿、汗管瘤、睑黄瘤、血管瘤、皮脂腺增生症、脂溢性角化病、毛发上皮瘤、基底细胞癌、化脓性汗腺炎、良性肿瘤、痣、粟丘疹、烧伤

目录

1 引言

电外科是一个通用术语，包括在手术过程中使用电的所有方法，电外科利用电能、电流切除或破坏组织。电流通过火花塞、电子管、晶体管或电池供电的电外科设备产生。

皮肤科医生应用电外科已经有 80 多年的历史了，尽管皮肤科医生已经很熟悉这项技术，但其他专业医生并不重视这种技术。该技术的优点包括：耗时少、非常适合门诊和临床皮肤科治疗、需要用到的仪器很少、患者接受度高。当用于合适的病例时，无论是良性病变还是恶性病变，电外科都能产生令人满意的美容效果。经过多年的发展，电外科治疗设备变得越来越复杂和先进。

2 作用机制

为了更好地应用电外科设备，临床医生应该了解设备的工作原理。所有电外科设备的电路都有特定的设计特征，这些特征是产生适宜的电外科电流输出所必需的。首先，标准家用电流需要通过一个变压器，这个变压器能改变电压，为电外科设备各种电路功能提供所需的电流。接下来，电流通过振荡电路，增加其频率，最后电流被输出到治疗电极。电流可通过单极或双极方式应用于患者，双极电外科手术采用大型分散电极，该电极既可以使电外科手术设备接地，又可以通过活性治疗针电极与患者相连，因此，患者被纳入，成为电路的一个组成部分。在单极电外科手术中，患者不是电路的一部分，设备不需要接地，电子从患者身上传导到空气、桌子和地板上。

所有的电外科单元都由一个与活性电极相连的手持装置、一个分散电极（接地板）和一个变压器组成，电流产生后，从电极尖端传导至病变处，然后通过地板返回电外科单元。

3　发展历史

医学实践者从数世纪之前就已经开始利用热能来破坏组织，古埃及和古希腊人使用热烧灼术来治疗肿瘤、脓肿以及止血。然而，直到 19 世纪中叶，电物理学发展到可实际应用的水平时，人们才开始把电产生的热破坏性应用于临床。1875 年，克劳德·帕奎林发明了电烙术。传统的热烧灼法，热的尖端不通过任何电流，直接与组织接触将热量导入组织进行烧灼治疗。电烙术与传统的热烧灼法相似，只不过是通过电产生热量。现代电外科真正的开端来自对高频交流电的认识和利用。1891年，雅克·阿森·达森瓦尔开发了一种可产生高频电流的电路，他发现，10 000Hz 的高频电流可以通过人体，而不会导致疼痛、肌肉收缩或造成明显的身体伤害。

1893 年，乌丁设计了一种在电容电阻和感应电阻之间保持平衡的谐振电路，通过最小化电路电阻，可产生最大化的电流，利用这种共振间隙发生器，可以破坏多种皮肤病变组织。1908 年沃尔特·德基廷·哈特注意到高频电流可以在电极和组织之间产生电火花，他利用这些电火花来破坏皮肤癌组织，从而发展出电灼疗法。1911 年，威廉·克拉克采用非常高的电压和低电流实施单电极组织的破坏，电流直接作用于组织，可导致电接触区域产生明显的干燥，克拉克将这种现象命名为电干燥。1908 年，多恩首先开发出一种新的方法，即在患者身下放置一个大的无差异或分散电极，为患者施加低电压、高电流的电能。1926 年，物理学家威廉·博维与神经外科医生哈维·库兴合作开发了一种高频电外科仪器，该仪器可调节"阻尼"以及电压和电流输出，可在不切割组织的情况下凝固各种粗细、大小的血管，被认为是现代电外科设备的鼻祖和起源。电外科下一个重大事件发生在 1923 年，乔治 A. 惠氏 A 博士记录了一位肿瘤外科医生使用电外科技术切割组织的手术。1932年，伯彻公司推出了基于火花塞的 Hyfrecator™，该技术广泛应用于单极和双极电灼、电干燥和电凝。目前，市面可购买到各种电外科设备。

4　电外科模式

电压、电流、频率和应用方法的变化赋予了每种电外科模式独特的特点，电流的波形也同样重要。电外科一般采用 4 种波形：

- 全过滤波（无阻尼波）：电凝作用很弱，适用于切割（电切）。

- 全整流波（微阻尼波）：适用于同时切割和凝固。

- 部分整流波（中度阻尼波）：适用于凝血。

- 火花塞波（明显的阻尼波）：适用于电灼。

5　电外科的临床应用（表18-1）

各种电外科模式的选择取决于外科医生的偏好和经验，电外科可用于痣切除、表浅病变的部分切除、血管病变如血管瘤或化脓性肉芽肿的切除。

表18-1　电外科的适应证

良性病变：痣、皮脂腺增生、酒渣鼻、软纤维瘤（皮赘）、血管瘤、血管纤维瘤、皮肤雀斑、毛囊炎、角化棘皮瘤、脂溢性角化病、汗管瘤、静脉湖、疣
癌前病变：日光性角化病
恶性病变：基底细胞癌（确诊的、小的、表浅的、原发的、低风险部位的）
美容性病变：皱纹和松弛

6　电干燥

电干燥是皮肤科医生常用的一种治疗技术，通过单极高频电极与组织接触，产生可被组织吸收的微小电火花，造成热损伤，碳化程度低于电灼。

电干燥用于非常表浅的病变，比如仅累及表皮的病变，治疗电极接触组织可导致脱水和凝固。当使用小功率时，主要损伤的是表皮，术后发生瘢痕的风险很小。如果使用高功率，深层组织发生凝固，可能留下瘢痕。因为治疗电极并不总是完全接触组织，并且会出现一定程度的电弧，所以一般来说，电干燥和电灼是组合使用的。

如果电极与组织保持一定距离，则电极和组织之间会产生火花，这种技术称为电灼，其产生的表面碳化可将底层组织与电外科损伤隔离开。当需要对表浅组织进行破坏时，例如治疗脂溢性和日光性角化病、蜘蛛痣、樱桃状血管瘤、血管角化瘤、皮肤软纤维瘤（皮赘）、汗管瘤、足底疣、尖锐湿疣或小表皮痣时，可选择电干燥术，另外还可以对轻微的毛细血管出血进行止血。电干燥术治疗角化病的标准技术：在病变表面缓慢移动电极（针对小病变）或直接插入病变（针对较大病变），给予低功率电流，治疗几秒钟后，表皮与真皮分离，病变处起水疱，用刮匙或简单地用纱布擦拭治疗部位，就可以很容易地将其清除。采用电干燥治疗表皮病变时见到点状出血即可，具体可通过控制电极对组织的压力，使用局部电凝或止血剂（如氯化铝）来实现。如果出血较多提示真皮可能受损，预后出现瘢痕的可能性大。极微小的表浅病灶可以用电灼治疗，对邻近组织造成的损伤最小。

7　电凝

电凝是将双极高频大电流的电外科电极置于组织上或组织附近，使大量电流通过组织，使其发生热凝，特别适合用来破坏深部和范围广泛的组织，以及外科止血（夹持出血点或血管）。以双极方式（同时使用集中电极和分散电极）施加适度衰减的电流，与电干燥相比，电凝电流的强度大、电压低。电极直接接触待治疗的组织，然后缓慢移动穿过病变部位，最终烧焦组织，然后用刮匙清除烧焦的组织。

电凝的主要用途是对较大血管进行止血，可用于治疗疣、特发性血管扩张症、多毛症、化脓性肉芽肿、嵌甲、汗管瘤、睑黄瘤、小血管瘤、黏液囊肿、樱桃状血管瘤、皮脂腺增生、脂溢性角化病、毛上皮瘤等。电凝可治疗特殊部位小而无并发症的原发性基底细胞癌，治疗时应重复电凝 2 次，以保证除去所有小的肿瘤组织。最后一次刮除时，常常需要使用小刮匙清除肿瘤残余的微小"根部"，由于治疗可能导致瘢痕形成，因此必须事先告知患者并进行充分沟通。

实施外科电凝止血时应保持局部干燥，如果局部有血液，电流将通过血液传导并分布到广泛的非治疗区域，导致电凝作用减弱或消失。电凝时功率输出过大，会导致大块的组织发生凝固和碳化，进而脱落并导致迟发性出血，因此应尽可能避免过强地电凝。电凝的另一种替代装置是双极镊子，双极镊子的两个"极"都是交替的活性电极，两个电极之间的组织接受高度集中的强电流，产生热凝固。由于电凝的穿透力强、破坏力强，因此电凝常会造成邻近深层组织的意外损伤和坏死，从而影响伤口愈合和神经功能。

8　电灼

电灼术是一种将单极高频电刀电极保持在离组织表面 3~4mm 的距离，产生穿过组织和电极间隙的电火花，造成组织损伤和碳化的过程。电灼术和电干燥的主要区别是电极位置的不同。电灼术的优点是止血能力强，对组织的损伤以及瘢痕发生率比直接接触电干燥法小。高电流电外科发电机主要用于凝血，不足以产生电灼电流所需要的电压，有些治疗设备在电路中增加了一个次级线圈，以便将电流提升到足以穿透空气间隙的电压水平。电灼造成的热损伤轻微，因此皮肤损伤通常很快愈合。电灼术中火花弧只需要跨过很小的距离即可。临床应用中的一个常见错误是将电外科手术设备的参数设置过高，从而导致产生跨越距离很大的火花弧，强烈的电流会造成组织过度损伤、烧焦和炭化。电灼治疗主要适应证是晒斑、日光性角化病、脂溢性角化病和剥脱。

9　电切（切割）

电切是指使用双极高频强电流电极对组织进行切割，用于切开、剥离或分离组织。电切采用微阻尼电路的双极，电压低、电流高，横向热弥散和组织损伤最小，能同时实现止血和切割作用。使用完全的无阻尼管电流时，横向热扩散极少，导致组织汽化而无止血作用，只有切割作用。利用电切可轻松快速地进行外科切开或切除，且不出血，甚至操作者术中无须手动加压。用最小电流可以获得最大功率密度；功率密度值随着电极曲率半径的减小而增大。电切可以采用多种类型的电极，其中最常见的是细丝环，也可用刀片形电极，但由于需要更大的功率，并且在切割时与组织接触的电极表面积更大，因此容易产生过度的热损伤。线环电极若要产生足够的切割力，所需的电功率大，因此产生的热损伤比直线电极要大。对于第一次使用电切术的人来说，电切术和手术刀切除术的区别非常明显，在适当的功率设置下，电切电极像"热刀穿过黄油"一样平稳地穿过组织。电切过程中应该用湿纱布不断地湿润组织，如果电切过程中出现明显火花，则说明功率设置过高；如果电极"拖拉"，则提示功率设置过低。

与手术刀相比，电切的主要优点是切开过程可以同时止血，然而，如果遇到大血管（＞1mm 直径）时，仍需要进行额外的局部电凝止血。切割电流会导致较大的组织损伤和愈合缓慢，尽管伤口可以正常闭合，但需要较长时间才能达到令人满意的抗拉强度。术中采用过高的能量水平或过慢的切割速度会导致组织过度凝固、组织损伤范围过大，以及伤口愈合不良，切割应以平稳而轻快的速度进行。最佳的切割速度应该是切开过程流畅，碳化轻微或没有碳化（碳化虽然有更好的止血效果，但会造成更广泛的热损伤），电切的速度应足以使组织切开，而不会出现煮熟或烧焦的现象；电极最佳切割速率为每秒 5~10mm。由于少量烧焦的组织可能黏附在切割电极上，从而干扰切割或凝固作用，因此在操作过程中应定期清洁电极，如果电极表面碳渣堆积过多，会导致功率过高或切割速度过慢。

电外科技术在临床中极为有用，可用于头部和大面积病变的相对无血切除，可用来切开组织和刮除病变、治疗酒渣鼻、化脓性汗腺炎和某些痣、切除良性和恶性皮肤肿瘤、皮肤活检、眼睑成形术、头皮缩减术、头皮皮瓣成型、头皮提拉，以及所有可通过二期愈合治疗解决的外科问题。

10　直流电外科疗法

很少有皮肤科医生配置直流电设备，因为在日常实践中，极少用到直流电手术。直流电最常用于电解术，即低电流直流电通过两个电极之间的组织，在其中一个电极尖端发生化学反应，导致组织损伤。直流电解通常用于破坏毛囊（脱毛或永久脱毛），这种方法非常有效，疼痛小，出现瘢痕的风险低，但这是一个耗时的过程。随着脱毛激光设备的出现，直流电解的使用范围仅限于消融单个毛囊。

11　电烙

电烙治疗采用不需要电流传输的产热电极，是一种不再使用的老技术。电干燥可以产生与电烙相同的结果，与电干燥相比，电烙会造成更大的组织损伤和更慢的愈合。目前，电烙已很大程度上被高频设备取代。

12　电极

市场上有很多不同类型、形状和尺寸的电极，有无菌或非无菌包装（图 18-1）。电极的选择取决于波形和病变类型，根据所用电极类型的不同，组织的反应变化很大。电极越大，产生的热弥散就越多，操作所需的功率也就越高；电极越小，产生的热弥散就越少，操作所需的功率也越低。

12.1　电极类型

- 细针电极。

- 不同尺寸的线环电极。

- 球头电极。

- 干燥 – 电灼针电极。

- 金属丝电极。

- 线形电极。

- 刀片电极。

- 金刚石环形电极。

- 椭圆电极。

- 三角形电极。

- 脱毛针。

- 双极镊。

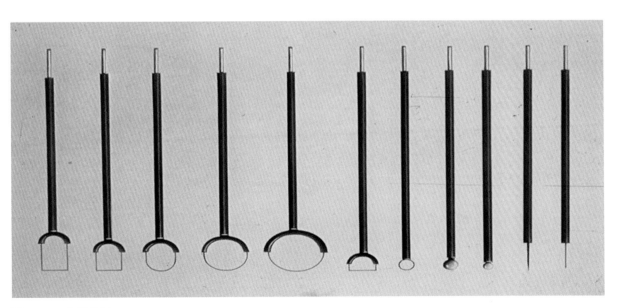

图 18-1　电极类型

● 甲床切开电极。

电极可以是刚性的或可弯曲的。当烧焦的组织堆积在电极表面时，电极的效率就会降低，这时电外科电流的传输变得不再精确，需要设置更高的功率。因此，在电外科手术过程中保持电极头的清洁是非常重要的。

12.2 减少附带热损伤的因素

● 更小的电极直径。

● 较短的电极 – 病变接触时间。

● 较低的功率强度。

● 较高的电流频率。

● 切割波形。

13 电外科手术步骤

市面上有多种电外科设备，每一种都可以提供各种波形，所以任何一种设备都可以使用。我们使用的设备是 Wavetronic 5000 Digital（图 18-2）射频设备（洛克塔尔医疗电子公司，巴西）。

因为电外科手术大多数伴有疼痛，因此需要给患者使用麻醉以便减轻疼痛，麻醉方法包括表面麻醉（2.5% 的利多卡因 +2.5% 的普鲁卡因乳膏）、局部浸润麻醉或神经阻滞麻醉（2% 的利多卡因加或不加肾上腺素）。为保证患者在手术过程感到舒适和安静，我们不太推荐仅采用表面麻醉。麻醉前，应使用聚维酮碘或氯己定溶液（切勿使用酒精，因为有潜在的发生火灾的风险）消毒病变及其周围皮肤。进行电外科手术时，患者应舒适地坐在或躺在手术台上，暴露好术区，照明要充足，电

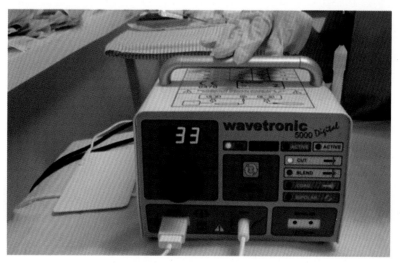

图 18-2 巴西制造的射频设备（Wavetronic 5000 Digital，洛克塔尔医疗电子公司）

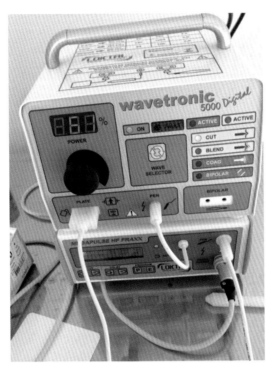

图 18-3　HF Megapulse Fraxx® (Wavetronic 5000 Digital) 是一项新技术，通过先进的电子能量分级系统，控制射频的热效应

极应保持清洁，无焦痂。

需要遵循标准的术后伤口处理，采用半封闭敷料，应警告患者存在延迟出血的可能性，一旦出血，不用担心，只要持续按压伤口 10~30min 即可控制出血，还应告知患者术后可能会出现瘢痕，尽管这种情况通常很少发生。电外科的美容效果通常很好。

最近，洛克塔尔医疗电子公司研发了 HF Megapulse Fraxx（图 18-3），这项新技术通过先进的电子能量分级系统控制射频的热效应，与 Wavetronic 5000 Digital 配合使用，可获得媲美传统 CO_2 点阵激光的精细度和准确度。分布式控制能确保所有微点不会同时通电，而是以预定的随机顺序工作，并按顺序通过 8mm 针柱进行激发，两个相邻的针柱不会顺序激发，避免了热副作用：该设备允许在针柱间选择有功率时间（活化）和静止时间（延迟）。我们利用 60% 的功率、60ms 的活化时间、60ms 的静止时间（延迟）和一个切割波，获得了类似 CO_2 点阵激光的剥脱效果，且热副作用轻微，在真皮上层没有明显的剥脱反应。

治疗技术：对于高光敏性皮肤，应该使用色素抑制剂和防晒霜。如果有面部单纯疱疹病史，应在手术前 5 天预防性使用泛昔洛韦（125mg，每 12h1 次）。热消融治疗会导致疼痛，应重视镇痛，把疼痛减轻到患者感到舒适的程度。口服镇痛药可能有用，例如，术前 10min 舌下含服 10mg 酮咯酸氨丁三醇，或采用局部措施，如冷敷、使用冷却板等。浸润麻醉可选用 2% 的利多卡因 + 肾上腺素混合液，或 30mL 生理盐水（SF）+10mL 2% 的利多卡因 +0.4mL 肾上腺素 +1mL 8.4% 的碳酸氢钠（可选）溶液。

另一个关键措施是，应该使用生理盐水来保持治疗区域的湿度，同时避免湿度过大，其目的是增加电导率，实现均匀而深层的治疗。

为了避免脉冲电治疗区之间存在过大的皮肤间隙，即为保证治疗区的连续，第二个的脉冲治疗区应"紧贴"上一次脉冲治疗区的边缘几毫米处。热效应的深度主要取决于电流的激活时间，电流脉冲激发的密度（通过次数）对热效应有决定性影响。

注意事项：如果治疗头在较薄的皮肤上（眼睑）通过 3 次，就可能导致微溃疡。

术后皮疹和轻度肿胀一般会持续 3 天，如果严重的话，可以使用盐水冷敷、热水或皮肤屏障修复软膏等处理。

抓挠等不良术后习惯会延长恢复时间，导致皮肤后遗症的出现，因此应对患者进行术后教育。在并发症方面，炎症后的色素沉着相对常见，常是暂时性的。HF Megapulse Fraxx® 已被用于治疗妊娠纹、痤疮瘢痕修复、皮肤表面修复、非剥脱性皮肤紧致、改善松弛和减少皱纹。

卡萨本等 2014 年对 20 名下睑下垂的女性进行了部分射频消融的热效应研究。手术是在局部麻醉下进行的，1 个疗程治疗 3 次，治疗前用无菌生理盐水湿润皮肤，使用的设备是与 HF Megapulse Fraxx 相连的 Wavetronic 5000。该电子电路具有分级功率，与一支笔相连，笔上有 64 个 0.2mm 厚、0.8mm 长的微针，分为 8 列，每列 8 根针。使用的设备参数为 60% 功率和切割选项，笔与皮肤垂直接触，重叠 2mm，兆脉冲系统允许以毫秒为单位测量皮肤暴露于 8 针的热量的时间，该时间被称为序列 2，这是通过选择设备上的 P 键和 E 键来完成的。释放的能量按预定顺序在不同针列间随机分配，以保证两次脉冲之间有冷却时间，从而减少热损伤。

利马公司最近开发了 2 个钨针电极和 8 个钨针电极，每个电极直径为 1/200 000mm，重量和长度统一 1.5mm 的钨电极平行排列，可到达同一深度，作用可超出表皮和真皮，刺激皮肤紧缩和胶原蛋白再生。这项技术在皮肤病治疗中用途很广，可以除皱、紧致皮肤、皮肤年轻化，治疗毛孔粗大、萎缩 / 肥厚性瘢痕、妊娠纹、黄褐斑或其他色素沉着。

14　临床应用

参数设置应根据组织电阻、电极尺寸、组织湿度和所用的电子装置的不同而变化，应该记住电流不足会导致组织粘连，并降低手术效率。

14.1　睑黄瘤（图 18-4）

电流选择：混合。

功率设定：35。

电极：切割针。

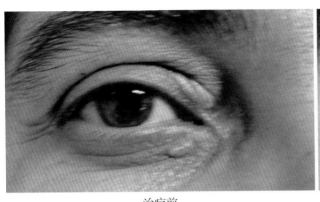
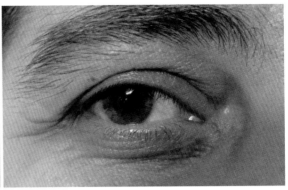

治疗前　　　　　　　　　　　　　　　治疗后

图 18-4　睑黄瘤（参数：电流选择 – 混合；功率设定 –35；电极 – 切割针；技术 – 多次穿刺直到瘤组织被破坏 + 刮除术

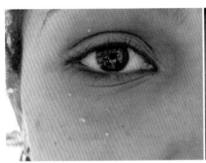
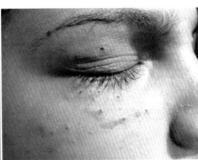
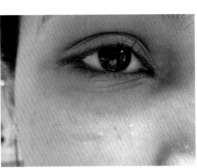

治疗前　　　　　　　　治疗中　　　　　　　　治疗后 1 个月

图 18-5　粟丘疹（参数：电流选择 – 混合；功率设定 –30；电极 – 切割针；技术 – 一次性穿刺）

技术：多次穿刺直到瘤组织被破坏 + 刮除术。

14.2　粟丘疹（图 18-5）

电流选择：混合。

功率设定：30。

电极：切割针。

技术：一次性穿刺。

14.3　汗腺囊瘤（图 18-6）

电流选择：混合。

功率设定：30。

电极：切割针。

技术：多次穿刺。

14.4　脂溢性角化病（图 18-7）

电流选择：凝固。

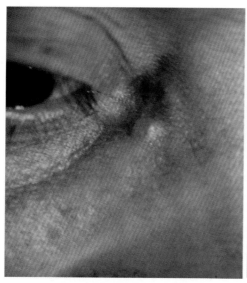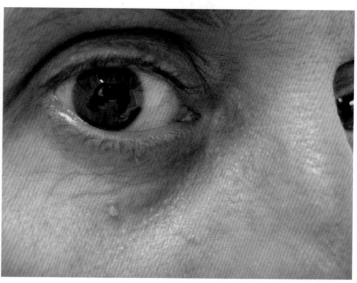

治疗前 治疗后

图 18-6 汗腺囊肿（参数：电流选择 – 混合；功率设定 –30；电极 – 切割针；技术 – 多次穿刺）

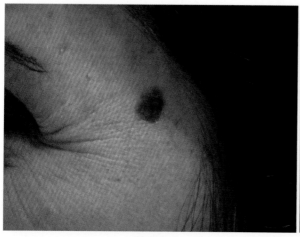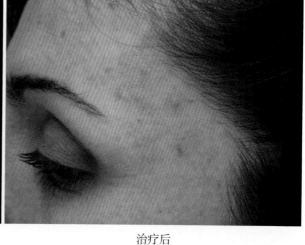

治疗前 治疗后

图 18-7 脂溢性角化病（参数：电流选择 – 凝固；功率设定 –50；电极 – 球头电极；技术 – 轻触病灶，凝固后刮除）

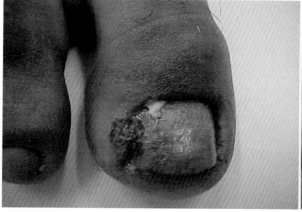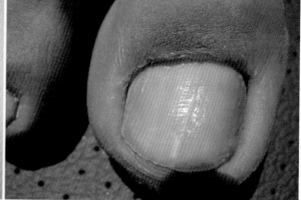

治疗前 治疗后

图 18-8 化脓性肉芽肿（参数：电流选择 – 凝固；功率设定 –60；电极 – 球头电极；技术 – 用力触摸病灶）

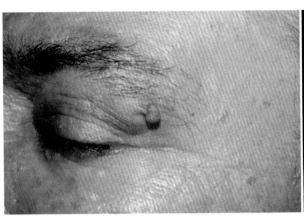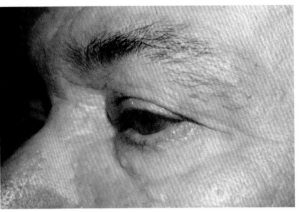

| 治疗前 | 治疗后 |

图 18-9　皮赘或者皮肤软纤维瘤（参数：电流选择 – 混合；功率设定 –35；电极 – 切割针；技术 – 切割蒂部）

功率设定：50。

电极：球头电极。

技术：轻触病灶，凝固后刮除。

14.5　化脓性肉芽肿（图 18-8）

电流选择：凝固。

功率设定：60。

电极：球头电极。

技术：用力接触病灶。

14.6　皮赘（图 18-9）

电流选择：混合。

功率设定：35。

电极：切割针。

技术：切割蒂部。

14.7　酒渣鼻（图 18-10）

电流选择：混合。

功率设定：35。

电极：环形线圈。

技术：削刮。

14.8　疣状痣

电流选择：混合。

功率设定：30。

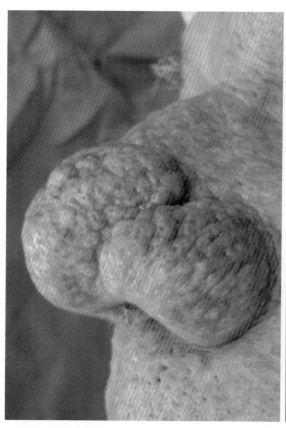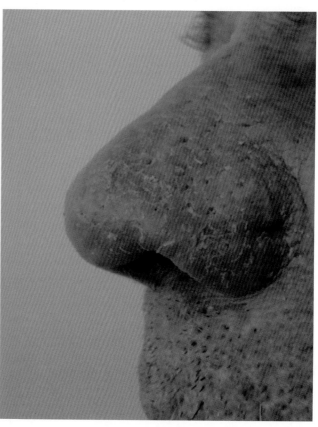

治疗前   治疗后

图 18-10 酒渣鼻（参数：电流选择 – 混合；功率设定 –35；电极 – 环形线圈；技术 – 削刮）

电极：环形线圈。

技术：削刮。

14.9 汗管瘤

电流选择：混合。

功率设定：30。

电极：切割针。

技术：多次穿刺。

14.10 痤疮瘢痕、皮肤皱纹和松弛（图 18-11）

电流选择：切割。

HF Megapulse Fraxx 序列：2。

激活，60ms；延迟，60ms。

功率设定：60。

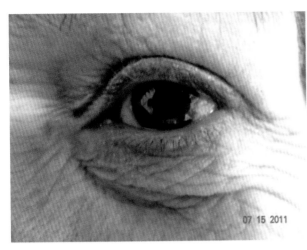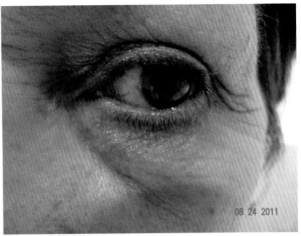

图 18-11　皱纹（参数：电流选择 – 切割；HF Megapulse Fraxx 序列 –2；激活 60ms，延迟 60ms；功率设置 –60；电极 –HF Megapulse Fraxx 尖端；技术 –2 次通过）

15　风险

正确实施电外科手术几乎没有风险，但应了解潜在的危险以便将其最小化。目前人们对治疗过程中外科医生和手术室人员的潜在风险越来越重视。

15.1　烧伤

烧伤可能是由于电极与患者或外科医生的皮肤不小心接触造成的。电外科手术中，最常见的烧伤原因是患者与分散电极板接触不充分，有时，患者或手术医生可能会无意中接触到治疗台上的金属接地元件，导致烧伤或电休克。

15.2　皮肤凹陷

在大多数门诊皮肤外科手术中采用低功率设备，几乎很少导致所谓的皮肤凹陷，使用双极镊子或电外科手术设备往往可以避免皮肤凹陷的出现。

15.3　火灾危险

必须注意易燃或易爆液体或气体的存在，如果在酒精、氧气或肠道气体（甲烷）存在的环境下进行电外科手术，则有引发火灾或爆炸的风险。要特别注意头皮，那里残留的酒精可能不会被注意到，肛周区域也应小心。应使用不可燃的消毒剂，如聚维酮碘或氯己定。

15.4　烟雾

事实证明，电外科手术产生的烟雾和香烟产生的烟雾一样，具有潜在的致癌性。潜在的更大问题是电外科手术过程中，电极上及烟雾 / 飞溅液中可能存在感染性微粒，既往研究事实证明，电干燥治疗后电极头上存在感染性乙型肝炎病毒，因此绝不允许在连续治疗的患者身上使用相同的未经消毒的电极。电干燥治疗中，在电极周围几厘米内存在细微的气溶胶和血液飞溅，一旦吸入气溶胶可能会被传染。疱疹病毒颗粒也可以同样方式分散到周围空气中。电干燥过程中的细菌转移已经在实验室得到了证实，调查发现，CO_2激光和电外科手术中，可在烟雾中发现人乳头瘤病毒（HPV）颗粒。这一研究提示其他病毒，如人类免疫缺陷病毒（HIV）和肝炎病毒，也可能在烟雾中保持完整，并被外科医生或手术室人员吸入。目前还没有实验室或临床证据证明这一点，仍需要进行更多的研究。建议在手术过程中，术区使用排烟器，外科医生应佩戴特殊的面罩。

15.5 心脏起搏器

大多数现代心脏起搏器都采用按需工作模式，需要传感电路和输出电路，这些电路中的任何一个环节都可能受到高频电流的干扰，并对起搏器功能产生不利影响。尽管大多数现代心脏起搏器具有很好地屏蔽和过滤功能，以免受到外界电流的干扰，但仍建议已安装心脏起搏器的患者避免进行高频电外科手术。然而，尽管有零星关于心脏起搏器在电外科术后发生故障的报道，但这种故障的发生率似乎极低，尤其是使用新一代起搏器和植入式心脏除颤器后。

如果没有咨询医生，不能确定起搏器是否会受到高频电干扰的影响，任何接受过起搏器治疗的人都不能接受电外科手术治疗。对于有心脏起搏器的患者，皮肤外科医生在进行电外科治疗时，应采取适当的预防措施，包括正确接地和避免高电流输出，尤其是在采用电流切割程序时，应使用短脉冲和低电压的双极镊子，而且要避免在心脏起搏器或植入式心脏除颤器附近进行电外科手术。对于相对健康的起搏器患者来说，小病灶的局限电干燥治疗可能不会带来风险。另外进行电灼术时没有电流进入患者体内，是一种可接受的替代选择。

16 消毒灭菌

人们已经证明病毒和细菌可通过电极传播，因此治疗电极应进行高压灭菌，以避免交叉污染。如果使用非灭菌电极头，则可能存在患者之间或患者与医生之间的交叉污染和继发感染。可以使用一次性电极，也可以使用一次性金属皮下注射针作为电极的适配器。门诊环境中另一个重要的潜在污染源是电外科笔的手柄和电线，虽然可以更换电极，但手柄可能会受到污染，应使用一次性塑料护套包裹好电外科手柄。

17 优点

- 操作简单。
- 愈合快。
- 出血少或者无出血。

- 治疗后瘢痕美观。
- 手术时间短。
- 便于进行外科标本的病理学检查。
- 手术风险小、并发症少。
- 花费少。
- 可以在门诊完成。

18　缺点

- 导致较大组织损伤。
- 在伤口处产生坏死组织。
- 伤口愈合延迟。
- 不能在任何安装了非屏蔽心脏起搏器的人附近使用。
- 可能会产生烟雾和难闻的气味。

19　术后护理

　　手术后，建议患者保持伤口清洁干燥，愈合过程取决于伤口的大小和其他因素，至少需要几周或更长时间。值得注意的是，对于经验不足的电外科医生，术后痂皮下的坏死组织有可能有脓液和感染。大而松散潮湿的结痂最好及时去除，但干燥附着的结痂应保持原状。术后保持局部干燥有助于伤口愈合，除非出于保护或美容的目的才覆盖术区。伤口可以每天清洗，然后涂抹抗生素软膏，为新组织的生长提供一个潮湿的环境，伤口可以用普通的黏性绷带包扎。

20　不良反应

　　电外科手术最大的危险与治疗技术和过度组织破坏有关。愈合缓慢和组织坏死会导致增生性瘢痕的出现。医生实施电外科手术时，应小心避免损伤术区邻近区域的组织。电凝会对较大的神经和血管造成极大的损伤，有时会因血管壁的意外损伤而导致迟发性出血。随着痂皮的脱落，术后可能发生迟发性出血，应事先指导患者采用直接按压的方法来控制出血。

21　并发症

　　并发症包括偶发性色素减退、治疗部位萎缩、增生性瘢痕（尤其是背部和胸部）和睑外翻（例如眼睑电切术后）。过度应用电干燥或电凝电流会造成组织破坏，破坏范围远远超出实际治疗部位。

深部病变的破坏可能导致上唇和鼻翼挛缩、鼻尖凹陷以及耳缘轮切迹。当在眼睛附近操作时，应使用特殊防护罩来保护角膜。

22　重点总结

- 治疗之前必须计划好治疗步骤。
- 浸润麻醉优于表面麻醉。
- 在手术前一定要病变部位湿润。
- 接触皮肤前先激活电极。
- 电流不足会导致组织粘连。
- 清除电极上的碎屑。
- 等待组织冷却。
- 医生和外科人员应始终佩戴口罩。

参考文献

[1] Bezerra SMC, Jardim MML (2013). Electrosurgery. In: Tosti A, Hexsel D, editors. Update in cosmetic dermatology. New York: Springer. Chapter 11.

[2] Bezerra SMCB, Lima EA, Jardim MML. Eletrocirurgia. In: Kadunc B, Palermo E, Addor F, Metsavaht L, Rabello L, Matos R, et al., editors. Tratado de Cirurgia Dermatologica, Cosmiatria e Laser da SociedadeB- rasileira de Dermatologia. Elsevier R de JC (2013);47.

[3] Bennett RG, KraffertCA. Bacterial transference during electrodesiccation and electrocoagulation. Arch Dermatol.1990 Jun;126(6):751–5. http://www.ncbi.nlm, nih.gov/pubmed/2346319. Accessed 27 Nov 2016.

[4] Blankenship ML. Physical modalities: electrosurgery, electrocautery and electrolysis. Int J Dermatol. 1979;18(6): 443–52.

[5] Bougthon RS, Spencer SK, Hanover. Electrosurgical fun- damentals. J Am Acad Dermatol. 1987;16:862–7.

[6] Casabona G, Presti C, Manzini M, Machado Filho CD. Radiofrequenciaablativafracionada: um estudo-piloto com 20 casos para rejuvenescimento da pálpebra inferior. Surgic Cosmet Dermatol. 2014;6(1):1–8.

[7] Chiarello SE. Radiovaporization: radiofrequency cutting current to vaporize and sculpt skin lesions. Dermatol Surg. 2003;29:755–8.

[8] Fewkes JL, Cheney ML, Pollack SV (1992) Electrosurgery. In: Illustrated atlas of cutaneous surgery. Phila- delphia: J. B Lippincott. Chapter 9.

[9] Goodman MM. Principles of electrosurgery. In: Wheeland RG, editor. Cutaneous surgery. Philadelphia:W.B. Saunders Company; 1994. p. 206–19.

[10] Hainer BL. Electrosurgery for cutaneous lesions. Am Fam Physician. 2002;66(7):1259–66.

[11] Lima EA, Martins S. Pequenosprocedimentosemconsultório. In: Santos OLR. Rotinas de diagnóstico e tratamento da SociedadeBrasileira de Dermatologia, chapter 61. AC Farmaceutica. 2010; pp. 378–384.

[12] Matzle TJ, Christenson LJ, Aatanashova N, et al. Pacemakers and implantable cardiac defibrillators in dermatologic surgery. Dermatol Surg. 2006;32:1155–62.

[13] Pollack SV. Electrosurgery of the skin. New York: Churchill Livingstone; 1991.

[14] Pollack SV. The history of electrosurgery. Dermatol Surg.2000;26:904–8.

[15] Pollack SV. In: Bolognia JL, Jorizzo JL, Rapini RP. Dermatologia 2a. Ed. Rio de Janeiro: Elsevier; 2011.

[16] Popkin GL. Electrosurgery. In: Epstein E, Epstein Jr E, editors. Skin surgery. Philadelphia: W.B. Saunders; 1987. pp 164–183.

[17] Sampaio SAP, Piazza CD. Eletrocirurgiaconvencional e Eletroncirurgia. In: Gadelha ar, Costa IMC. Cirurgia-DermatológicaemConsultório. São Paulo: Ed. Atheneu; 2009. pp. 339–347.

[18] Sebben JE. Electrosurgery principles: cutting current and cutaneous surgery – part I. Dermatol Surg Oncol. 1988;14(2):147–50.

[19] Sebben JE. Electrosurgery. In: Ratz JL, editor. Textbook of dermatologic surgery. Berlin: Lippincott-Raven Publishers; 1998. p. 457–73.

[20] Sebben JE. Electrosurgery principles: cutting current and cutaneous surgery – part II. Dermatol Surg. 2000; 26(2):142–5.

[21] Sebben JE, Davis. The status of electrosurgery in dermatologic practice. J Am Acad Dermatol. 1988;19: 542–9.

[22] Shaw DH, Kalkwarf KL, Krejci RF, et al. Self-sterilization of the electrosurgery electrode. J Am Acad Dermatol. 1988;19(3):542–9.

[23] Taheri A, Mansoori P, Sandoval LF, Feldman SR, Pearce D, Williford P. Electrosurgery: part I. Basics and principles. J Am Acad Dermatol 2014;70(4):591. e1-14.

[24] Weber PJ, Moody BR, Foster JA. Electrosurgical suspension apparatus. Dermatol Surg. 2000;26:142–5.